T. Wiegand, L. Froschauer, C. Lutz

EMS – Arbeitsbuch *Konzentriertes und sorgfältiges Arbeiten*

Tim Wiegand, Leon Froschauer, Constantin Lutz

EMS

Arbeitsbuch
Konzentriertes und sorgfältiges Arbeiten

1. Auflage

ELSEVIER

Elsevier GmbH, Bernhard-Wicki-Str. 5, 80636 München, Deutschland
Wir freuen uns über Ihr Feedback und Ihre Anregungen an kundendienst@elsevier.com

ISBN 978-3-437-44359-6

Wichtiger Hinweis
Die medizinischen Wissenschaften unterliegen einem sehr schnellen Wissenszuwachs. Der stetige Wandel von Methoden, Wirkstoffen und Erkenntnissen ist allen an diesem Werk Beteiligten bewusst. Sowohl der Verlag als auch die Autorinnen und Autoren und alle, die an der Entstehung dieses Werkes beteiligt waren, haben große Sorgfalt darauf verwandt, dass die Angaben zu Methoden, Anweisungen, Produkten, Anwendungen oder Konzepten dem aktuellen Wissensstand zum Zeitpunkt der Fertigstellung des Werkes entsprechen.
Der Verlag kann jedoch keine Gewähr für Angaben zu Dosierung und Applikationsformen übernehmen. Es sollte stets eine unabhängige und sorgfältige Überprüfung von Diagnosen und Arzneimitteldosierungen sowie möglicher Kontraindikationen erfolgen. Jede Dosierung oder Applikation liegt in der Verantwortung der Anwenderin oder des Anwenders. Die Elsevier GmbH, die Autorinnen und Autoren und alle, die an der Entstehung des Werkes mitgewirkt haben, können keinerlei Haftung in Bezug auf jegliche Verletzung und/ oder Schäden an Personen oder Eigentum, im Rahmen von Produkthaftung, Fahrlässigkeit oder anderweitig übernehmen.

Für die Vollständigkeit und Auswahl der aufgeführten Medikamente übernimmt der Verlag keine Gewähr.
Geschützte Warennamen (Warenzeichen) werden in der Regel besonders kenntlich gemacht (®). Aus dem Fehlen eines solchen Hinweises kann jedoch nicht automatisch geschlossen werden, dass es sich um einen freien Warennamen handelt.

Bibliografische Information der Deutschen Nationalbibliothek
Die Deutsche Nationalbibliothek verzeichnet diese Publikation in der Deutschen Nationalbibliografie; detaillierte bibliografische Daten sind im Internet über https://www.dnb.de abrufbar.

22 23 24 25 26 5 4 3 2 1

In ihren Veröffentlichungen verfolgt die Elsevier GmbH das Ziel, genderneutrale Formulierungen für Personengruppen zu verwenden. Um jedoch den Textfluss nicht zu stören sowie die gestalterische Freiheit nicht einzuschränken, wurden bisweilen Kompromisse eingegangen. Selbstverständlich sind **immer alle Geschlechter** gemeint.

Planung: Veronika Rojacher, München
Projektmanagement: Elisabeth Märtz, München
Redaktion und Herstellung: Hildegard Graf, Germering
Datenaufbereitung: abavo GmbH, Buchloe
Satz: STRAIVE, Puducherry/Indien
Druck und Bindung: Drukarnia Dimograf Sp. z o. o., Bielsko-Biała/Polen
Umschlaggestaltung: Stefan Hilden, HildenDesign.de; SpieszDesign, Neu-Ulm
Covermotiv: © HildenDesign unter Verwendung eines Motivs von Shutterstock.com/Christina Desitriviantie

Aktuelle Informationen finden Sie im Internet unter www.elsevier.de

Inhaltsverzeichnis

Fehler gefunden?

An unsere Inhalte haben wir sehr hohe Ansprüche. Trotz aller Sorgfalt kann es jedoch passieren, dass sich ein Fehler einschleicht oder fachlich-inhaltliche Aktualisierungen notwendig geworden sind.

Sobald ein relevanter Fehler entdeckt wird, stellen wir eine Korrektur zur Verfügung.
Mit diesem QR-Code gelingt der schnelle Zugriff.

http://else4.de/978-3-437-44359-6

Wir sind dankbar für jeden Hinweis, der uns hilft, dieses Werk zu verbessern. Bitte richten Sie Ihre Anregungen, Lob und Kritik an folgende E-Mail-Adresse: kundendienst@elsevier.com

Die Aufgabengruppe *Konzentriertes und sorgfältiges Arbeiten*

Dieses Arbeitsbuch beinhaltet Übungsaufgaben zur Aufgabengruppe *Konzentriertes und sorgfältiges Arbeiten* für den EMS in der Schweiz. Insgesamt 36 originalgetreue Simulationen können in diesem Arbeitsbuch bearbeitet werden.

Die Aufgabengruppe *Konzentriertes und sorgfältiges Arbeiten* ist ein Teilbereich des TMS/EMS, der sich sehr gut üben lässt. Hierbei werden in erster Linie visuelles Erkennen, Schnelligkeit und Konzentrationsfähigkeit abgeprüft Der Test besteht aus 40 Zeilen mit jeweils 40 Zeichen, also insgesamt 1600 Zeichen. Man hat 8 Minuten Zeit, um 400 Zeichen, also 10 pro Zeile, zu markieren. Die zu markierenden Zeichen folgen dabei einem gewissen Muster, z. B. „Markieren Sie jedes p, das auf ein q folgt." Neben Buchstaben können die Tests auch aus Zahlen oder verschiedenen Symbolen bestehen.

Die Schwierigkeit der Aufgabengruppe besteht darin, 8 Minuten lang eine recht eintönige und repetitive Aufgabe zu erfüllen und dabei möglichst konzentriert und schnell zu sein. Hierzu ist es notwendig, sämtliche irrelevante Gedanken und Störfaktoren auszublenden.

Insbesondere das häufige Üben ist entscheidend. Auf ausgefallene Strategien kann man nämlich nur bedingt zurückgreifen. Sinnvoll ist jedoch, nicht jede Zeile links zu beginnen, sondern mäanderförmig vorzugehen (d. h. Zeile 1 von links nach rechts zu bearbeiten, Zeile 2 von rechts nach links, Zeile 3 von links nach rechts usw.). Hierdurch spart man sich bei jeder Zeile ein paar Sekunden.

In unserem Kursbuch gehen wir noch tiefer auf die Bearbeitungsstrategien der jeweiligen Aufgabentypen sowie auf den TMS und EMS im Allgemeinen ein. Für ein umfangreiches Verständnis lohnt es sich, unser Kursbuch genau durchzulesen.

Wir wünschen dir viel Spaß bei der Bearbeitung der Übungsaufgaben, hohe Resilienz, langes Durchhaltevermögen und natürlich viel Erfolg beim Test!

HIER GEHT'S ZUM STRATEGIEVIDEO

Dieses Arbeitsbuch bietet auch ein Video mit einem Überblick über die Aufgabengruppe, Bearbeitungsstrategien und Beispielen – bequem zu erreichen über diesen QR-Code:

https://else4.de/x2g

HIER GEHT'S ZU DEN LÖSUNGEN

Zum einfachen Abgleich deiner angestrichenen Zeichen haben wir die Lösungen jeweils auf der Rückseite spiegelverkehrt abgedruckt. Wenn Du die Seiten gegen das Licht hältst, siehst Du ganz einfach die fetten schwarzen Zeichen durchscheinen.

Zusätzlich haben wir dir die Lösung noch in korrekter Ausrichtung – also nicht spiegelverkehrt – online bereit gestellt: einfach mithilfe des QR-Codes aufrufen, ausdrucken und vergleichen.

https://else4.de/zld

KAPITEL

1 Aufgaben

EMS 1600 Zeichen (40 Zeilen á 40 Zeichen), von denen 400 zu markieren sind, 8 Minuten

Übung 1 (8 Minuten)

Markieren Sie jedes p, auf das ein q folgt: ~~p~~ q ~~p~~ q q ~~p~~ q p

1	q	p	p	q	p	q	q	p	q	p	q	q	q	p	q	q	q	q	p	p	p	q	q	p	p	q	q	q	q	q	q	q	p	q	p	q	p	p	p	q
2	p	q	p	q	q	p	p	q	p	p	q	q	q	q	q	q	p	p	q	q	p	p	q	q	q	p	p	p	q	p	q	p	p	q	p	p	q	p	q	q
3	p	q	p	p	q	q	q	p	q	q	q	p	p	q	p	p	p	p	p	p	p	p	p	q	p	q	p	p	p	q	q	p	q	p	p	q	p	q	p	p
4	p	p	q	p	p	p	q	p	q	p	p	q	p	q	p	q	q	q	p	p	p	q	q	p	p	q	p	p	q	q	q	p	p	p	q	p	p	p	q	q
5	p	p	p	q	p	p	q	p	q	p	q	p	q	q	p	q	p	p	p	p	p	q	q	p	p	q	q	p	p	p	p	p	q	p	p	q	q	q	q	p
6	p	q	p	p	p	q	q	p	q	q	p	q	p	p	q	q	p	p	p	q	q	p	p	p	q	q	p	p	q	p	p	p	q	p	p	p	q	p	p	p
7	p	p	p	q	p	q	q	q	p	p	q	q	q	q	q	p	p	q	p	q	q	p	q	p	p	q	q	p	q	p	p	p	p	q	q	q	q	p	q	p
8	p	q	p	p	p	p	p	p	q	q	q	p	q	p	q	q	p	p	q	q	q	p	q	q	p	q	p	q	q	q	p	q	p	q	q	q	q	p	p	p
9	p	p	p	q	p	p	p	q	q	q	p	q	q	q	q	q	p	q	p	q	p	q	p	q	p	p	p	q	p	q	q	q	q	q	p	q	q	p	p	p
10	p	p	q	q	p	p	q	q	p	q	p	p	q	q	p	q	q	q	q	p	q	q	p	q	q	p	q	q	q	q	q	q	q	p	q	q	p	p	q	p
11	p	p	p	p	p	p	p	q	p	q	q	p	p	q	p	p	p	q	q	q	q	q	p	q	q	p	p	q	p	q	p	p	q	p	q	q	p	p	q	p
12	q	p	p	p	p	q	p	q	q	q	p	p	p	q	q	p	q	q	p	q	p	q	p	q	q	p	p	q	p	q	p	p	p	p	p	p	p	p	p	q
13	q	q	p	p	p	p	q	q	q	q	p	q	p	q	q	p	p	q	q	p	q	q	p	q	q	p	p	q	q	q	q	q	p	q	p	q	p	p	q	q
14	q	p	p	q	p	p	q	p	q	q	q	q	q	p	q	q	p	q	p	q	p	p	p	p	p	p	q	q	q	q	q	p	q	q	q	p	q	q	p	p
15	q	q	q	q	p	q	q	p	q	q	p	p	q	q	p	q	q	p	q	p	p	q	q	q	q	q	p	p	q	p	q	q	p	p	p	p	q	p	p	q
16	q	q	p	p	p	p	p	p	p	q	q	p	q	p	p	q	p	q	p	p	q	p	p	p	p	q	p	p	q	q	p	p	p	q	p	q	p	p	q	q
17	p	p	q	p	q	q	p	q	p	q	q	q	p	q	p	p	p	q	q	p	p	p	q	q	q	p	q	p	q	q	p	p	q	q	q	p	q	q	q	q
18	p	p	p	q	q	q	q	q	p	p	q	q	p	q	p	p	q	p	p	p	q	p	p	q	p	p	q	q	p	p	q	p	p	p	q	p	p	q	p	p
19	q	q	p	p	p	p	q	q	p	p	p	p	p	p	q	p	q	p	p	p	q	p	p	p	q	q	q	p	p	q	q	p	p	p	q	p	q	p	q	p
20	p	p	q	p	q	q	q	q	p	q	p	p	p	q	q	p	q	q	p	p	q	p	q	q	p	q	q	p	p	p	q	p	p	p	q	q	q	p	q	q
21	q	q	p	p	q	q	q	p	q	p	p	p	q	q	q	p	q	q	p	p	q	p	q	p	q	q	p	q	p	p	p	p	p	p	q	q	q	p	p	q
22	p	p	p	p	q	q	q	p	q	q	q	q	q	q	p	q	p	p	q	p	q	p	p	q	q	p	q	q	q	q	q	q	p	q	p	q	p	q	p	p
23	p	p	p	q	q	q	q	q	p	p	p	q	p	q	q	p	p	q	p	q	p	p	p	q	q	p	q	p	p	q	q	p	q	q	q	q	q	p	q	p
24	q	p	q	q	q	p	p	q	q	p	q	p	p	p	q	p	q	p	p	q	q	q	q	q	q	p	p	q	p	p	q	q	q	p	q	q	q	q	p	q
25	p	p	q	q	p	p	p	q	p	p	q	q	p	p	q	p	q	p	p	q	p	q	q	p	p	p	q	q	p	q	q	q	p	p	p	q	q	q	p	q
26	q	q	q	p	p	p	q	p	p	q	p	q	q	q	p	q	q	p	p	q	q	q	p	p	p	q	p	q	p	p	p	p	p	q	q	p	q	q	q	p
27	p	q	p	p	p	p	p	q	q	q	p	q	p	p	p	p	q	q	p	q	p	q	p	p	q	p	p	q	p	p	q	q	p	q	q	p	p	p	q	q
28	q	p	q	p	p	q	p	q	q	q	q	q	q	p	q	p	p	p	p	p	q	p	q	p	q	q	q	q	q	p	q	q	p	q	p	p	p	p	q	q
29	p	p	p	q	p	q	q	q	q	p	p	p	p	q	q	p	q	q	p	p	q	p	q	p	q	p	p	p	q	p	q	q	p	q	q	q	q	q	q	p
30	p	p	p	p	q	q	q	q	q	p	q	p	p	q	p	p	p	q	p	q	q	p	q	p	p	p	q	p	p	q	q	q	p	p	p	q	p	p	q	p
31	q	q	p	p	p	q	p	p	p	q	p	q	q	q	q	p	q	p	p	q	q	q	p	p	q	p	p	p	q	p	p	q	p	p	q	q	p	p	p	q
32	p	q	p	q	q	q	q	p	p	p	q	q	p	q	q	p	q	p	q	q	q	p	q	q	q	p	p	p	q	q	p	p	q	q	q	p	p	q	p	q
33	q	p	p	q	p	q	p	p	q	q	p	p	p	q	p	p	p	q	q	p	q	q	q	p	q	q	p	p	p	p	p	q	p	p	p	q	p	q	q	q
34	q	q	q	p	p	q	q	p	p	q	p	p	q	p	q	q	q	q	p	p	q	p	p	p	p	p	p	p	q	q	p	q	q	q	p	q	p	q	q	p
35	p	q	p	q	q	q	q	q	q	p	p	q	p	p	q	p	p	p	p	q	q	q	q	p	q	p	q	p	p	q	p	p	q	p	p	p	p	q	q	p
36	p	p	q	p	p	q	q	p	p	q	q	q	q	q	q	q	p	q	q	q	p	q	p	q	q	p	p	q	p	p	p	q	q	p	q	p	p	q	p	q
37	p	q	p	q	q	q	p	p	q	q	q	p	q	p	p	q	p	p	q	q	p	p	p	p	q	q	p	q	q	q	q	p	q	q	p	q	p	p	q	q
38	p	p	q	q	q	p	p	q	p	q	q	p	q	q	q	q	q	q	p	q	p	q	q	p	p	q	p	p	q	p	p	p	q	q	q	p	q	p	p	q
39	q	p	p	q	q	p	q	q	q	p	q	q	q	p	q	q	q	p	q	p	q	q	p	p	q	q	p	p	p	p	p	q	p	q	q	p	p	p	p	p
40	p	q	q	q	q	p	p	q	q	q	q	q	p	p	q	q	q	q	q	q	p	q	p	p	q	p	q	q	q	p	p	q	p	q	q	p	q	p	q	p

Lösung 1

Markieren Sie jedes p, auf das ein q folgt: ~~p~~ q ~~p~~ q q ~~p~~ q p

1	p	**q**	q	q	p	**q**	p	**q**	p	p	p	p	p	p	p	**q**	q	p	p	**q**	q	q	p	p	p	p	**q**	p	p	p	**q**	p	**q**	p	p	**q**	p	**q**	q	p
2	p	p	**q**	p	**q**	q	p	**q**	q	p	**q**	p	**q**	q	q	p	p	p	**q**	q	p	p	**q**	q	p	p	p	p	p	p	**q**	q	p	**q**	q	p	p	**q**	p	**q**
3	q	q	p	**q**	p	**q**	q	p	**q**	p	p	**q**	q	q	p	**q**	p	**q**	q	q	q	q	q	q	q	q	p	**q**	q	p	p	p	**q**	p	p	p	**q**	q	p	**q**
4	p	p	**q**	q	q	p	**q**	q	q	p	p	p	**q**	q	p	**q**	q	p	p	**q**	q	q	p	p	p	**q**	p	**q**	p	**q**	q	p	**q**	p	**q**	q	q	p	**q**	q
5	q	p	p	p	p	**q**	q	p	**q**	q	q	q	q	p	p	**q**	q	p	p	**q**	q	q	q	q	p	**q**	p	p	**q**	p	**q**	p	**q**	p	**q**	q	p	**q**	q	q
6	q	q	q	p	**q**	q	q	p	**q**	q	q	p	**q**	q	p	p	**q**	q	q	p	p	**q**	q	q	p	p	**q**	q	p	**q**	p	p	**q**	p	p	**q**	q	q	p	**q**
7	q	p	**q**	p	p	p	p	**q**	q	q	q	p	**q**	p	p	**q**	q	p	**q**	p	p	**q**	p	**q**	q	p	p	p	p	p	**q**	q	p	p	p	**q**	p	**q**	q	q
8	q	q	q	p	p	p	p	**q**	p	**q**	p	p	p	**q**	p	**q**	p	p	**q**	p	p	p	**q**	q	p	p	**q**	p	**q**	p	p	p	**q**	q	q	q	q	q	p	**q**
9	q	q	q	p	p	**q**	p	p	p	p	p	**q**	p	**q**	q	q	p	**q**	p	**q**	p	**q**	p	**q**	p	p	p	p	p	**q**	p	p	p	**q**	q	q	p	**q**	q	q
10	q	p	**q**	q	p	p	**q**	p	p	p	p	p	p	p	**q**	p	p	**q**	p	p	**q**	p	p	p	p	**q**	p	p	**q**	q	p	**q**	p	p	**q**	q	p	p	**q**	q
11	q	p	**q**	q	p	p	**q**	p	**q**	q	p	**q**	p	**q**	q	p	p	**q**	p	p	p	p	p	**q**	q	q	p	**q**	q	p	p	**q**	p	**q**	q	q	q	q	q	q
12	p	**q**	q	q	q	q	q	q	q	q	p	**q**	p	**q**	q	p	p	**q**	p	**q**	p	**q**	p	p	**q**	p	p	**q**	q	q	p	p	p	p	**q**	p	**q**	q	q	p
13	p	p	**q**	q	p	**q**	p	**q**	p	p	p	p	p	**q**	q	p	p	**q**	p	p	**q**	p	p	**q**	q	p	p	**q**	p	**q**	p	p	p	p	**q**	q	q	q	p	p
14	q	q	p	p	**q**	p	p	p	**q**	p	p	p	p	p	**q**	q	q	q	q	q	p	**q**	p	**q**	p	p	**q**	p	p	p	p	p	**q**	p	**q**	q	p	**q**	q	p
15	p	**q**	q	p	**q**	q	q	q	p	p	**q**	p	**q**	q	p	p	p	p	p	**q**	q	p	**q**	p	p	**q**	p	p	**q**	q	p	p	**q**	p	p	**q**	p	p	p	p
16	p	p	**q**	q	p	**q**	p	**q**	q	q	p	p	**q**	q	p	**q**	q	q	q	p	**q**	q	p	**q**	p	**q**	q	p	**q**	p	p	**q**	q	q	q	q	q	q	p	p
17	p	p	p	p	**q**	p	p	p	**q**	q	p	p	**q**	p	**q**	p	p	p	**q**	q	q	p	p	**q**	q	q	p	**q**	p	p	p	**q**	p	**q**	p	p	**q**	p	**q**	q
18	q	q	p	**q**	q	p	**q**	q	q	p	**q**	q	p	p	**q**	q	p	**q**	q	p	**q**	q	q	p	**q**	q	p	**q**	p	p	**q**	q	p	p	p	p	p	**q**	q	q
19	q	p	**q**	p	**q**	p	**q**	q	q	p	p	**q**	q	p	p	p	**q**	q	q	p	**q**	q	q	p	**q**	p	**q**	q	q	q	q	q	p	p	**q**	q	q	q	p	p
20	p	p	**q**	p	p	p	**q**	q	q	p	**q**	q	q	p	p	**q**	p	p	**q**	p	**q**	q	p	p	**q**	p	p	**q**	q	q	p	**q**	p	p	p	p	**q**	p	**q**	q
21	p	**q**	q	p	p	p	**q**	q	q	q	q	q	p	**q**	p	p	**q**	p	**q**	p	**q**	q	p	p	**q**	p	p	p	**q**	q	q	p	**q**	p	p	p	**q**	q	p	p
22	q	q	p	**q**	p	**q**	p	**q**	p	p	p	p	p	p	**q**	p	p	**q**	q	p	**q**	p	**q**	q	p	**q**	p	p	p	p	p	p	**q**	p	p	p	**q**	q	q	q
23	q	p	**q**	p	p	p	p	p	**q**	p	p	**q**	q	p	**q**	p	p	**q**	q	q	p	**q**	p	**q**	q	p	p	**q**	p	**q**	q	q	p	p	p	p	p	**q**	q	q
24	p	**q**	p	p	p	p	**q**	p	p	p	**q**	q	p	**q**	q	p	p	p	p	p	p	**q**	q	p	**q**	p	**q**	q	q	p	**q**	p	p	**q**	q	p	p	p	**q**	p
25	p	**q**	p	p	p	**q**	q	q	p	p	p	**q**	p	p	**q**	q	q	p	p	**q**	p	**q**	q	p	**q**	p	**q**	q	p	p	**q**	q	p	**q**	q	q	p	p	**q**	q
26	q	p	p	p	**q**	p	p	**q**	q	q	q	q	p	**q**	p	**q**	q	q	p	p	p	**q**	q	p	p	**q**	p	p	p	**q**	p	**q**	q	p	**q**	q	q	p	p	p
27	p	p	**q**	q	q	p	p	**q**	p	p	**q**	q	p	**q**	q	p	**q**	q	p	**q**	p	**q**	p	p	**q**	q	q	q	p	**q**	p	p	p	**q**	q	q	q	q	p	**q**
28	p	p	**q**	q	q	q	p	**q**	p	p	**q**	p	p	p	p	p	**q**	p	**q**	p	**q**	q	q	q	q	p	**q**	p	p	p	p	p	p	**q**	p	**q**	q	p	**q**	p
29	q	p	p	p	p	p	p	**q**	p	p	**q**	p	**q**	q	q	p	**q**	p	**q**	p	**q**	q	p	p	**q**	p	p	**q**	q	q	q	p	p	p	p	**q**	p	**q**	q	q
30	q	p	**q**	q	p	**q**	q	q	p	p	p	**q**	q	p	**q**	q	q	p	**q**	p	p	**q**	p	**q**	q	q	p	**q**	q	p	**q**	p	p	p	p	p	**q**	q	q	q
31	p	**q**	q	q	p	p	**q**	q	p	**q**	q	p	**q**	q	q	p	**q**	q	p	p	p	**q**	q	p	**q**	p	p	p	p	**q**	p	**q**	q	q	p	**q**	q	q	p	p
32	p	**q**	p	**q**	q	p	p	p	**q**	q	p	p	**q**	q	q	p	p	p	**q**	p	p	p	**q**	p	**q**	p	p	**q**	p	p	**q**	q	q	p	p	p	p	**q**	p	**q**
33	p	p	p	**q**	p	**q**	q	q	p	**q**	q	q	q	q	p	p	**q**	p	p	p	**q**	p	p	**q**	q	q	p	**q**	q	q	p	p	**q**	q	p	**q**	p	**q**	q	p
34	q	p	p	**q**	p	**q**	p	p	p	**q**	p	p	**q**	q	q	q	q	q	q	p	**q**	q	p	p	p	p	**q**	p	**q**	q	p	**q**	q	p	p	**q**	q	p	p	p
35	q	p	p	**q**	q	q	q	p	**q**	q	p	**q**	q	p	**q**	p	**q**	p	p	p	p	**q**	q	q	q	p	**q**	q	p	**q**	q	p	p	p	p	p	p	**q**	p	**q**
36	p	**q**	p	**q**	q	p	**q**	p	p	**q**	q	q	p	**q**	q	p	p	**q**	p	**q**	p	p	p	**q**	p	p	p	p	p	p	p	**q**	q	p	p	**q**	q	p	**q**	q
37	p	p	**q**	q	p	**q**	p	p	**q**	p	p	p	p	**q**	p	p	**q**	q	q	q	p	p	**q**	q	p	**q**	q	p	**q**	p	p	p	**q**	q	p	p	p	**q**	p	**q**
38	p	**q**	q	p	**q**	p	p	p	**q**	q	q	p	**q**	q	p	**q**	q	p	p	**q**	p	**q**	p	p	p	p	p	p	**q**	p	p	**q**	p	**q**	q	p	p	p	**q**	q
39	q	q	q	q	q	p	p	**q**	p	**q**	q	q	q	q	p	p	**q**	q	p	p	**q**	p	**q**	p	p	p	**q**	p	p	p	**q**	p	p	p	**q**	p	p	**q**	q	p
40	q	p	**q**	p	**q**	p	p	**q**	p	**q**	q	p	p	p	**q**	p	**q**	q	p	**q**	p	p	p	p	p	p	**q**	q	p	p	p	p	p	**q**	q	p	p	p	p	**q**

Übung 2 (8 Minuten)

Markieren Sie jedes p, das auf ein q folgt: p q p q q p q p

1	p	p	q	p	q	p	q	p	p	q	p	p	q	q	p	p	p	p	p	p	p	q	p	p	p	q	p	p	q	p	q	p	p	q	q	p	q	q	q	q
2	p	q	q	q	q	p	q	p	p	q	p	q	q	p	q	p	p	q	p	q	q	p	q	q	q	q	q	q	q	p	p	q	q	q	q	p	q	q	p	p
3	p	q	q	p	q	q	p	p	p	q	q	q	p	q	q	q	p	q	p	q	q	p	p	q	p	q	p	p	p	q	q	q	q	q	p	q	p	p	p	q
4	p	q	q	q	p	p	q	p	q	p	p	q	p	q	q	q	p	p	q	q	p	q	p	p	p	q	p	q	q	q	q	q	p	q	q	q	p	p	q	q
5	p	q	q	p	p	q	p	p	p	p	p	q	p	p	q	p	p	q	q	p	p	p	q	p	p	q	p	p	q	p	p	q	q	q	p	q	p	p	p	q
6	q	p	q	p	p	p	q	q	p	q	p	p	p	q	p	p	q	p	q	q	q	p	p	p	p	p	p	q	q	p	p	q	q	p	p	p	p	q	p	q
7	q	q	p	q	p	p	p	p	p	p	q	p	p	q	q	q	p	q	q	q	p	p	q	q	q	p	q	p	p	q	p	p	p	q	p	p	q	p	p	p
8	p	q	q	q	q	q	q	p	q	p	p	q	q	p	q	p	q	q	p	p	p	q	p	q	p	q	q	q	q	p	p	q	q	q	p	q	q	p	p	p
9	q	p	p	p	q	q	q	p	q	p	q	p	q	q	q	p	p	q	q	q	q	q	p	p	q	p	q	q	p	p	q	p	p	p	p	q	q	p	q	q
10	p	p	q	p	q	q	q	q	p	p	p	q	p	p	q	p	q	q	q	p	q	p	p	p	q	q	p	p	q	p	p	q	p	p	p	p	q	p	p	q
11	p	p	p	q	q	q	p	q	p	q	q	p	q	p	p	q	p	p	q	p	q	p	q	p	p	q	q	p	p	p	q	q	p	p	p	p	p	p	q	q
12	q	p	q	p	q	q	p	q	p	p	p	p	p	p	p	q	p	p	p	q	p	p	q	p	q	q	q	p	q	p	p	p	q	q	q	p	p	p	p	p
13	p	p	q	q	q	p	q	p	p	q	p	q	q	q	q	p	q	p	p	p	q	q	p	p	q	q	p	q	q	q	p	q	q	q	p	p	p	q	p	q
14	p	p	p	q	p	p	p	q	p	q	p	p	q	p	q	q	q	q	q	p	q	q	q	q	q	p	q	p	q	q	q	p	p	q	q	p	q	p	p	q
15	p	q	p	p	q	q	q	p	q	q	q	p	p	q	q	p	p	q	q	p	q	p	p	q	p	p	p	q	q	p	q	q	q	p	p	p	p	q	p	p
16	p	q	p	q	p	q	p	q	p	q	q	p	p	q	q	q	p	q	q	p	p	p	p	p	p	q	q	p	p	q	q	q	q	q	p	q	q	p	q	q
17	q	q	p	q	p	p	p	q	q	p	q	p	p	q	p	q	q	q	q	p	p	q	p	p	p	q	p	p	q	q	p	q	q	q	q	p	q	q	q	q
18	p	p	p	p	p	q	p	q	p	p	q	p	q	q	p	p	q	p	p	p	q	p	q	p	p	q	p	p	p	q	q	q	q	q	q	p	q	q	p	p
19	q	p	q	q	p	q	q	q	p	p	q	q	q	p	p	q	q	p	q	q	p	p	q	q	p	q	q	q	p	p	q	q	q	p	q	p	p	p	p	q
20	q	p	p	q	p	q	p	q	p	p	p	p	p	q	q	q	q	p	p	q	p	q	p	p	p	q	p	p	p	p	q	p	q	q	q	q	p	p	p	p
21	q	q	q	q	q	q	p	q	p	p	q	p	q	p	p	q	q	q	q	q	q	p	q	p	p	p	q	p	q	q	p	p	p	p	p	q	p	p	q	p
22	p	q	q	p	q	q	q	q	q	q	p	q	p	p	p	p	p	q	p	p	p	q	p	q	p	p	q	p	q	p	p	q	p	p	p	q	q	q	p	p
23	p	p	p	p	p	q	p	q	p	q	p	p	q	q	p	p	q	q	q	q	q	q	p	q	p	q	q	p	q	q	q	p	q	q	q	q	p	q	q	p
24	q	q	p	q	q	q	p	q	q	p	q	q	q	q	p	p	q	q	p	q	q	q	p	p	p	q	p	p	p	q	q	p	q	q	p	q	p	q	q	q
25	p	p	p	p	p	p	q	p	q	q	q	p	q	p	q	q	p	q	p	p	p	p	p	q	p	q	q	q	p	q	q	p	p	q	p	p	q	p	p	p
26	q	p	p	p	q	p	p	p	p	q	p	q	q	q	q	q	q	p	p	p	p	q	q	p	q	q	q	p	q	q	q	p	p	q	p	q	p	q	q	p
27	p	p	p	q	p	q	p	q	q	p	p	p	q	p	q	p	q	p	p	q	p	q	q	q	q	p	p	p	q	p	p	q	q	q	p	p	p	p	p	p
28	p	p	q	p	p	q	q	p	q	q	p	q	q	q	p	q	q	p	q	p	q	q	p	q	q	q	p	p	p	q	q	q	q	p	q	q	p	q	q	q
29	q	p	q	q	p	q	q	p	p	q	p	q	q	q	q	p	p	p	q	p	q	q	p	p	p	p	q	q	p	q	q	p	q	q	q	q	q	p	p	p
30	p	p	q	q	q	p	p	q	q	p	q	q	p	p	q	p	q	p	p	p	q	q	q	q	p	p	q	p	q	q	p	q	q	q	q	q	p	q	p	q
31	p	p	p	p	q	q	p	q	q	q	q	p	q	q	q	q	p	p	p	q	p	p	q	p	q	p	p	p	q	q	p	q	p	p	q	p	p	q	p	q
32	q	p	p	p	p	q	p	q	q	p	p	q	p	p	q	q	p	p	q	q	q	p	p	p	q	q	q	q	p	p	p	q	q	p	q	p	q	q	p	q
33	q	p	p	p	q	q	p	p	q	p	p	p	p	p	p	q	p	p	p	q	p	p	q	q	p	p	q	p	q	p	q	p	q	q	q	q	q	p	p	q
34	q	q	p	q	p	p	p	p	q	p	p	q	q	q	p	p	q	q	p	p	p	p	p	q	q	q	p	p	q	p	q	p	q	q	q	p	q	p	q	q
35	q	p	q	q	q	p	p	p	q	p	p	p	q	p	q	q	p	p	p	p	p	q	q	p	q	q	q	q	p	p	q	q	p	q	q	p	q	p	q	q
36	q	q	p	p	p	q	q	q	q	p	q	q	q	p	q	p	q	q	q	p	q	q	q	p	q	q	q	q	p	q	p	q	p	p	p	q	p	p	q	q
37	p	p	p	q	p	p	q	p	q	p	p	p	p	q	q	p	q	p	q	q	q	p	p	q	q	p	q	q	p	q	q	p	q	q	q	q	p	p	p	q
38	q	p	p	p	q	q	q	q	p	q	p	q	q	q	p	p	q	q	q	q	p	p	q	p	q	q	p	q	q	p	p	p	p	q	q	q	p	q	p	p
39	p	p	q	q	p	q	q	p	q	p	p	q	p	p	q	p	q	q	p	p	p	q	q	q	q	q	q	q	q	p	q	p	p	q	p	p	q	p	p	p
40	p	q	q	q	q	p	p	q	p	q	q	q	p	p	p	q	p	q	q	p	p	q	p	q	p	q	q	q	q	q	p	q	p	q	q	q	q	q	p	p

Lösung 2

Markieren Sie jedes p, das auf ein q folgt: p q ~~p~~ q q ~~p~~ q ~~p~~

1	p	p	p	p	**q**	p	p	q	**q**	p	**q**	p	q	**q**	p	q	q	**q**	p	q	q	q	q	q	q	**q**	p	p	q	**q**	p	q	**q**	p	**q**	p	**q**	p	q	q
2	q	**q**	p	p	**q**	p	p	p	p	q	**q**	p	p	p	p	p	p	p	**q**	p	p	**q**	p	q	**q**	p	**q**	p	p	**q**	p	q	**q**	p	**q**	p	p	p	p	q
3	p	q	q	**q**	p	**q**	p	p	p	p	p	q	q	**q**	p	**q**	p	q	**q**	p	p	**q**	p	**q**	p	p	p	**q**	p	p	p	q	q	**q**	p	p	**q**	p	p	q
4	p	p	q	**q**	p	p	p	**q**	p	p	p	p	p	**q**	p	q	q	**q**	p	**q**	p	p	q	**q**	p	p	p	**q**	p	q	**q**	p	**q**	p	q	**q**	p	p	p	q
5	p	q	q	**q**	p	**q**	p	p	p	q	**q**	p	q	**q**	p	q	**q**	p	q	q	**q**	p	p	q	**q**	p	q	**q**	p	q	q	q	q	**q**	p	q	**q**	p	p	q
6	p	**q**	p	q	q	q	**q**	p	p	q	**q**	p	p	q	q	q	q	q	**q**	p	p	p	**q**	p	q	**q**	p	q	q	**q**	p	**q**	p	p	q	q	**q**	p	**q**	p
7	q	q	**q**	p	q	**q**	p	q	q	**q**	p	q	**q**	p	**q**	p	p	p	q	**q**	p	p	p	**q**	p	p	p	q	**q**	p	q	q	q	q	q	**q**	p	**q**	p	p
8	q	q	**q**	p	p	**q**	p	p	p	q	**q**	p	p	p	p	**q**	p	**q**	p	q	q	**q**	p	p	**q**	p	**q**	p	p	q	**q**	p	**q**	p	p	p	p	p	p	q
9	p	p	**q**	p	p	q	q	q	**q**	p	q	**q**	p	p	**q**	p	q	**q**	p	p	p	p	p	q	**q**	p	p	p	**q**	p	**q**	p	**q**	p	p	p	q	q	**q**	p
10	p	q	**q**	p	q	q	q	**q**	p	q	**q**	p	q	**q**	p	p	q	q	**q**	p	**q**	p	p	p	**q**	p	q	**q**	p	q	q	**q**	p	p	p	p	**q**	p	q	q
11	p	p	q	q	q	q	q	**q**	p	p	q	q	**q**	p	p	q	**q**	p	**q**	p	**q**	p	q	**q**	p	q	**q**	p	**q**	p	p	**q**	p	**q**	p	p	p	q	q	q
12	q	q	q	q	**q**	p	p	p	q	q	**q**	p	**q**	p	p	p	**q**	p	q	**q**	p	q	q	**q**	p	q	q	q	q	q	q	**q**	p	**q**	p	p	**q**	p	**q**	p
13	p	**q**	p	q	q	**q**	p	p	p	**q**	p	p	p	**q**	p	p	q	**q**	p	p	q	q	**q**	p	**q**	p	p	p	p	**q**	p	q	**q**	p	**q**	p	p	p	q	q
14	p	q	**q**	p	**q**	p	p	q	**q**	p	p	p	**q**	p	**q**	p	p	p	p	p	**q**	p	p	p	p	p	**q**	p	q	**q**	p	**q**	p	q	q	**q**	p	q	q	q
15	q	**q**	p	q	q	q	**q**	p	p	p	**q**	p	p	q	q	**q**	p	q	**q**	p	**q**	p	p	q	**q**	p	p	q	**q**	p	p	p	**q**	p	p	p	q	**q**	p	q
16	p	p	**q**	p	p	**q**	p	p	p	p	p	q	**q**	p	p	q	q	q	q	q	**q**	p	p	**q**	p	p	p	q	**q**	p	p	**q**	p	**q**	p	**q**	p	**q**	p	q
17	p	p	p	p	**q**	p	p	p	p	**q**	p	p	q	**q**	p	q	q	**q**	p	q	**q**	p	p	p	p	**q**	p	q	**q**	p	**q**	p	p	q	q	**q**	p	**q**	p	p
18	q	**q**	p	p	**q**	p	p	p	p	p	p	q	q	**q**	p	q	**q**	p	**q**	p	q	q	**q**	p	q	**q**	p	p	**q**	p	q	**q**	p	**q**	p	q	q	q	q	q
19	p	q	q	q	**q**	p	**q**	p	p	p	q	**q**	p	p	p	**q**	p	p	q	**q**	p	p	**q**	p	p	q	**q**	p	p	p	q	**q**	p	p	p	**q**	p	p	**q**	p
20	q	q	q	**q**	p	p	p	p	**q**	p	q	q	q	**q**	p	q	q	**q**	p	**q**	p	q	**q**	p	p	p	p	q	q	q	q	**q**	p	**q**	p	**q**	p	q	**q**	p
21	**q**	p	q	**q**	p	q	q	q	q	**q**	p	p	**q**	p	q	q	**q**	p	**q**	p	p	p	p	p	p	q	**q**	p	**q**	p	q	**q**	p	**q**	p	p	p	p	p	p
22	q	**q**	p	p	p	q	q	**q**	p	q	**q**	p	**q**	p	q	**q**	p	**q**	p	q	q	**q**	p	q	q	q	q	**q**	p	**q**	p	p	p	p	p	p	**q**	p	p	q
23	**q**	p	p	**q**	p	p	p	p	**q**	p	p	p	**q**	p	p	**q**	p	**q**	p	p	p	p	p	p	q	**q**	p	p	q	**q**	p	**q**	p	**q**	p	q	q	q	q	q
24	p	p	p	**q**	p	**q**	p	p	**q**	p	p	q	q	**q**	p	q	q	**q**	p	p	p	**q**	p	p	q	**q**	p	p	p	p	**q**	p	p	**q**	p	p	p	**q**	p	p
25	q	q	**q**	p	q	**q**	p	q	**q**	p	p	**q**	p	p	p	**q**	p	q	q	q	q	**q**	p	**q**	p	p	**q**	p	**q**	p	p	p	**q**	p	q	q	q	q	q	q
26	**q**	p	p	**q**	p	**q**	p	q	**q**	p	p	p	**q**	p	p	p	**q**	p	p	q	q	q	**q**	p	p	p	p	p	p	**q**	p	q	q	q	**q**	p	q	q	**q**	p
27	q	q	q	q	q	**q**	p	p	p	q	**q**	p	q	q	**q**	p	p	p	p	**q**	p	q	**q**	p	**q**	p	**q**	p	q	q	**q**	p	p	**q**	p	**q**	p	q	q	q
28	p	p	p	**q**	p	p	**q**	p	p	p	p	q	q	**q**	p	p	p	**q**	p	p	**q**	p	**q**	p	p	**q**	p	p	p	**q**	p	p	**q**	p	p	q	**q**	p	q	q
29	q	q	**q**	p	p	p	p	p	**q**	p	p	**q**	p	p	q	q	q	**q**	p	p	**q**	p	q	q	**q**	p	p	p	p	**q**	p	q	**q**	p	p	**q**	p	p	**q**	p
30	p	**q**	p	**q**	p	p	p	p	p	**q**	p	p	**q**	p	q	**q**	p	p	p	p	q	q	**q**	p	**q**	p	q	**q**	p	p	**q**	p	p	q	**q**	p	p	p	q	q
31	p	**q**	p	q	**q**	p	q	**q**	p	**q**	p	p	q	q	**q**	p	**q**	p	q	**q**	p	q	q	**q**	p	p	p	p	**q**	p	p	p	p	**q**	p	p	q	q	q	q
32	p	**q**	p	p	**q**	p	**q**	p	p	q	q	**q**	p	p	p	p	q	q	**q**	p	p	p	q	**q**	p	p	q	**q**	p	q	**q**	p	p	**q**	p	q	q	q	**q**	p
33	p	q	**q**	p	p	p	p	p	**q**	p	**q**	p	**q**	p	q	**q**	p	p	q	**q**	p	q	q	**q**	p	q	q	q	q	q	**q**	p	q	**q**	p	p	q	q	**q**	p
34	p	p	**q**	p	**q**	p	p	p	**q**	p	**q**	p	q	**q**	p	p	p	q	q	q	q	**q**	p	p	q	**q**	p	p	p	q	**q**	p	q	q	q	**q**	p	**q**	p	p
35	p	p	**q**	p	**q**	p	p	**q**	p	p	q	**q**	p	p	p	p	**q**	p	p	q	q	q	q	**q**	p	p	**q**	p	q	q	**q**	p	q	q	**q**	p	p	p	**q**	p
36	p	p	q	**q**	p	q	q	**q**	p	**q**	p	**q**	p	p	p	p	**q**	p	p	p	**q**	p	p	p	**q**	p	**q**	p	p	p	**q**	p	p	p	p	q	q	**q**	p	p
37	p	q	q	**q**	p	p	p	p	**q**	p	p	**q**	p	p	**q**	p	p	q	**q**	p	p	p	**q**	p	**q**	p	p	q	q	q	**q**	p	**q**	p	q	**q**	p	q	q	q
38	q	**q**	p	**q**	p	p	p	q	q	q	**q**	p	p	**q**	p	p	**q**	p	q	**q**	p	p	p	p	q	**q**	p	p	p	**q**	p	**q**	p	p	p	p	q	q	**q**	p
39	q	q	**q**	p	q	**q**	p	q	**q**	p	**q**	p	p	p	p	p	p	p	p	q	q	**q**	p	p	**q**	p	q	**q**	p	q	**q**	p	**q**	p	p	**q**	p	p	q	q
40	q	**q**	p	p	p	p	p	**q**	p	**q**	p	p	p	p	p	**q**	p	**q**	p	q	**q**	p	p	**q**	p	q	q	**q**	p	p	p	**q**	p	q	**q**	p	p	p	p	q

Übung 3 (8 Minuten)

Markieren Sie jedes p, auf das ein q folgt: ~~p~~ q ~~p~~ q q ~~p~~ q p

1	q	p	q	q	p	p	q	q	q	q	p	p	q	q	q	q	p	q	p	p	q	q	q	q	p	q	q	p	p	p	p	q	p	q	q	q	p	q	p	q
2	p	p	p	q	p	p	q	p	p	q	p	p	p	q	q	q	q	p	p	q	q	p	p	q	p	p	p	q	q	q	q	q	p	q	q	p	p	q	p	q
3	q	p	p	q	q	q	q	q	p	q	p	q	q	q	q	p	q	p	q	q	p	q	q	q	q	p	p	p	q	q	p	p	q	p	p	q	p	q	q	q
4	p	q	q	p	p	q	q	p	q	p	p	p	q	p	p	p	p	p	q	q	p	q	q	p	p	p	p	q	q	q	p	q	p	p	p	p	q	p	p	q
5	q	q	p	q	q	p	p	q	p	p	q	q	q	q	q	q	p	p	q	q	p	q	p	p	p	q	q	p	q	q	p	q	p	q	q	q	p	p	q	p
6	q	q	q	p	q	q	q	q	p	q	p	q	p	p	q	p	p	q	q	q	p	q	q	p	p	q	p	q	q	p	q	p	p	q	q	q	p	p	p	p
7	p	q	q	p	q	p	p	q	p	p	p	p	q	p	q	p	q	q	p	p	p	p	q	q	q	p	p	q	p	p	p	p	q	p	p	p	q	q	p	p
8	p	p	p	q	p	q	q	q	p	p	q	q	p	p	q	p	p	q	p	p	q	p	q	p	p	q	q	p	p	p	p	q	q	p	p	p	q	q	p	p
9	q	p	p	q	q	q	p	q	p	p	p	p	q	p	q	p	q	q	q	q	p	q	p	q	p	p	q	p	q	q	q	q	q	q	q	q	p	q	q	p
10	q	p	p	q	p	p	p	q	q	q	p	p	p	p	q	q	p	q	q	p	p	p	q	p	p	q	p	q	p	p	q	p	q	q	q	q	p	q	q	p
11	q	p	p	q	q	p	p	p	p	q	q	p	q	p	q	q	p	p	p	p	q	p	p	p	p	q	q	p	p	q	p	q	p	p	q	p	p	p	p	q
12	p	q	q	p	p	p	p	q	p	q	p	q	q	q	p	p	q	q	q	q	q	p	p	q	p	p	q	p	p	p	p	q	q	q	p	p	q	p	q	q
13	q	p	p	p	q	p	q	q	q	p	p	p	q	p	q	q	q	q	p	p	q	p	p	q	q	p	q	q	q	p	p	p	q	p	p	q	p	p	p	q
14	q	q	p	q	q	p	q	p	q	p	q	p	p	p	p	q	q	q	q	q	p	q	p	p	q	q	q	q	q	p	q	p	p	q	q	q	p	q	p	p
15	p	p	p	p	q	q	q	p	p	q	q	p	p	p	p	q	p	q	p	p	q	p	p	p	q	p	q	q	q	p	q	p	p	q	p	p	p	p	p	q
16	p	q	q	q	p	p	p	q	q	p	p	p	q	q	q	q	q	p	q	p	p	q	q	q	q	p	q	p	p	q	p	p	q	q	p	p	p	q	p	q
17	p	p	p	q	q	q	p	p	q	p	q	q	q	q	p	p	p	q	q	p	p	q	q	p	q	p	q	p	q	p	p	p	q	q	p	q	p	p	p	p
18	p	q	p	p	p	q	q	q	q	p	q	q	p	q	q	p	q	p	q	p	q	q	p	p	p	p	q	q	q	q	q	p	p	q	q	q	p	q	q	p
19	q	q	p	p	q	p	q	p	q	p	p	q	q	q	q	q	p	p	q	q	p	q	p	p	p	q	q	p	q	q	q	p	p	q	q	p	p	q	p	p
20	p	p	p	q	q	q	p	p	p	p	q	p	p	q	q	q	q	q	p	p	p	p	q	p	p	q	q	p	p	q	p	q	p	q	q	p	q	p	p	q
21	q	p	p	p	p	q	p	q	p	q	q	q	q	q	q	q	q	p	q	q	p	q	p	q	p	q	q	q	p	p	p	q	q	q	p	q	q	q	p	q
22	q	q	p	q	p	p	q	q	q	q	p	q	q	p	q	p	p	p	q	q	p	q	q	p	p	p	q	p	q	p	q	q	p	q	q	q	q	q	q	p
23	p	q	q	p	q	q	p	p	p	q	q	q	q	q	q	q	p	q	p	p	q	q	p	q	p	q	q	p	q	q	p	q	q	q	q	p	p	q	p	p
24	p	p	p	p	p	q	p	q	q	q	p	p	p	q	p	q	p	q	p	q	q	q	p	q	p	p	p	q	p	p	p	p	q	p	p	p	p	q	q	p
25	p	q	p	p	q	q	p	q	q	p	p	p	q	p	q	q	q	q	q	q	p	p	p	q	p	p	q	q	p	q	q	p	p	p	p	p	q	p	q	p
26	q	q	q	p	q	p	q	q	q	q	q	q	q	q	p	q	p	p	q	p	p	q	p	p	q	q	p	q	q	p	p	q	q	p	q	p	q	q	p	p
27	q	p	q	q	q	q	p	q	p	p	p	p	p	p	p	p	p	q	p	q	q	q	q	q	p	q	p	q	p	q	p	q	q	p	q	p	p	q	q	q
28	q	q	p	q	p	q	p	q	p	p	q	q	p	p	q	q	p	q	q	q	q	q	q	p	p	p	q	q	p	p	q	p	q	q	p	p	p	q	q	p
29	p	p	p	p	q	p	p	p	q	q	q	q	p	q	q	q	q	q	p	q	p	q	p	q	p	q	q	p	p	q	q	p	q	q	q	p	q	q	p	p
30	p	p	q	q	q	q	p	q	q	q	p	q	p	p	p	q	p	p	p	p	q	q	p	p	p	q	p	q	q	q	p	q	q	p	q	q	p	q	q	q
31	q	p	p	p	p	q	q	q	p	p	p	q	p	q	p	q	p	p	q	p	q	q	q	q	p	p	p	p	q	p	p	q	q	p	q	q	q	q	p	q
32	p	q	q	p	p	q	q	q	q	q	q	q	p	q	p	q	p	q	q	q	q	q	p	p	q	p	q	q	q	p	p	q	q	p	q	q	p	p	p	q
33	q	q	q	q	q	p	p	p	p	q	p	q	q	p	p	p	p	q	p	p	p	p	p	p	q	p	q	p	q	p	q	p	q	p	p	p	q	q	p	q
34	q	q	p	p	p	p	p	p	p	q	q	p	q	p	p	q	p	p	q	q	p	q	p	q	p	p	p	q	q	p	q	q	q	p	q	q	p	p	q	p
35	q	q	p	q	p	q	q	q	p	q	p	p	q	q	p	p	q	p	p	p	q	p	p	p	q	p	q	q	q	p	q	q	q	q	q	p	q	q	q	p
36	q	p	p	q	q	q	q	p	q	q	p	q	p	q	p	q	q	q	q	p	p	q	p	p	q	q	p	p	q	p	p	p	q	q	q	q	p	q	q	p
37	p	p	p	q	p	q	p	q	q	p	q	p	p	p	p	p	q	q	p	q	q	p	p	q	p	p	q	p	q	q	p	p	q	q	q	q	q	q	q	p
38	p	p	q	q	p	p	q	p	p	p	p	p	p	q	p	p	p	q	p	q	p	p	p	p	p	q	p	q	q	q	p	p	p	q	p	q	q	q	p	q
39	p	p	q	q	q	q	q	p	p	q	q	p	p	q	p	p	q	p	q	p	p	p	q	q	q	q	p	q	q	q	p	q	p	q	p	p	q	q	q	q
40	q	q	p	q	q	p	p	q	q	p	p	q	q	p	q	q	p	p	p	p	q	p	q	q	p	q	p	q	p	p	q	q	q	q	p	q	q	q	q	q

Lösung 3

Markieren Sie jedes p, auf das ein q folgt: ~~p~~ q ~~p~~ q q ~~p~~ q p

1	p	**q**	p	**q**	p	p	p	**q**	p	**q**	q	q	q	p	p	**q**	p	p	p	p	**q**	q	p	**q**	p	p	p	p	**q**	q	p	p	p	p	**q**	q	p	p	**q**	p
2	p	**q**	p	**q**	q	p	p	**q**	p	p	p	p	p	**q**	q	q	p	**q**	q	p	p	**q**	q	p	p	p	p	**q**	q	q	p	**q**	q	p	**q**	q	p	**q**	q	q
3	p	p	p	**q**	p	**q**	q	p	**q**	q	p	p	**q**	q	q	p	p	p	p	**q**	p	p	**q**	p	**q**	p	p	p	p	**q**	p	**q**	p	p	p	p	p	**q**	q	p
4	p	**q**	q	p	**q**	q	q	q	p	**q**	p	p	p	**q**	q	q	q	p	p	**q**	p	p	**q**	q	q	q	q	p	**q**	q	q	p	**q**	p	p	**q**	q	p	p	**q**
5	q	p	**q**	q	p	p	p	**q**	p	**q**	p	p	**q**	p	p	**q**	q	q	p	**q**	p	p	**q**	q	p	p	p	p	p	p	**q**	q	p	**q**	q	p	p	**q**	p	p
6	q	q	q	q	p	p	p	**q**	q	p	**q**	p	p	**q**	p	**q**	q	p	p	**q**	p	p	p	**q**	q	p	**q**	q	p	**q**	p	**q**	p	p	p	p	**q**	p	p	p
7	q	q	p	p	**q**	q	q	p	**q**	q	q	q	p	**q**	q	p	p	p	**q**	q	q	q	p	p	**q**	p	**q**	p	**q**	q	q	q	p	**q**	q	p	**q**	p	p	**q**
8	q	q	p	p	**q**	q	q	p	p	**q**	q	q	q	p	p	**q**	q	p	**q**	p	**q**	q	p	**q**	q	p	**q**	q	p	p	**q**	q	p	p	p	**q**	p	**q**	q	q
9	q	p	p	**q**	p	p	p	p	p	p	p	p	**q**	p	**q**	q	p	**q**	p	**q**	p	p	p	p	**q**	p	**q**	p	**q**	q	q	q	p	**q**	p	p	p	**q**	q	p
10	q	p	p	**q**	p	p	p	p	**q**	p	**q**	q	p	**q**	p	**q**	q	p	**q**	q	q	p	p	**q**	p	p	**q**	q	q	q	p	p	p	**q**	q	q	p	**q**	q	p
11	p	**q**	q	q	q	p	**q**	q	p	**q**	p	**q**	q	p	p	**q**	q	q	q	p	**q**	q	q	q	p	p	**q**	p	**q**	p	p	**q**	q	q	q	p	p	**q**	q	p
12	p	p	**q**	p	**q**	q	p	p	p	**q**	q	q	q	p	**q**	q	p	**q**	q	p	p	p	p	p	**q**	q	p	p	p	**q**	p	**q**	p	**q**	q	q	q	p	p	**q**
13	p	**q**	q	q	p	**q**	q	p	**q**	q	q	p	p	p	**q**	p	p	**q**	q	p	**q**	q	p	p	p	p	**q**	p	**q**	q	q	p	p	p	**q**	p	**q**	q	q	p
14	q	q	p	**q**	p	p	p	**q**	q	p	**q**	p	p	p	p	p	**q**	q	p	**q**	p	p	p	p	p	**q**	q	q	q	p	**q**	p	**q**	p	**q**	p	p	**q**	p	p
15	p	**q**	q	q	q	q	p	**q**	q	p	**q**	p	p	p	**q**	p	**q**	q	q	p	**q**	q	p	**q**	p	**q**	q	q	q	p	p	**q**	q	p	p	p	**q**	q	q	q
16	p	**q**	p	**q**	q	q	p	p	**q**	q	p	**q**	q	p	**q**	p	p	p	p	**q**	q	p	**q**	p	p	p	p	p	**q**	q	q	p	p	**q**	q	q	p	p	p	**q**
17	q	q	q	q	p	**q**	p	p	**q**	q	q	p	**q**	p	**q**	p	**q**	p	p	**q**	q	p	p	**q**	q	q	p	p	p	p	**q**	p	**q**	q	p	p	p	**q**	q	q
18	q	p	p	**q**	p	p	p	**q**	q	p	p	p	p	p	**q**	q	q	q	p	p	**q**	p	**q**	p	**q**	p	p	**q**	p	p	**q**	p	p	p	p	**q**	q	q	p	**q**
19	q	q	p	**q**	q	p	p	**q**	q	p	p	p	**q**	p	p	**q**	q	q	p	**q**	p	p	**q**	q	p	p	p	p	p	**q**	q	p	**q**	p	**q**	p	**q**	q	p	p
20	p	**q**	q	p	**q**	p	p	**q**	p	**q**	p	**q**	q	p	p	**q**	q	p	**q**	q	q	q	p	p	p	p	p	**q**	q	p	**q**	q	q	q	p	p	p	**q**	q	q
21	p	**q**	p	p	p	**q**	p	p	p	**q**	q	q	p	p	p	**q**	p	**q**	p	**q**	p	p	**q**	p	p	p	p	p	p	p	p	**q**	p	**q**	p	**q**	q	q	q	p
22	q	p	p	p	p	p	p	**q**	p	p	**q**	p	**q**	p	**q**	q	q	p	p	**q**	p	p	**q**	q	q	p	**q**	p	p	**q**	p	p	p	p	**q**	q	p	**q**	p	p
23	q	q	p	**q**	q	p	p	p	p	**q**	p	p	**q**	p	p	**q**	p	**q**	p	p	**q**	q	p	**q**	p	p	p	p	p	p	p	**q**	q	q	p	p	**q**	p	p	**q**
24	q	p	p	**q**	q	q	q	p	**q**	q	q	q	p	**q**	q	q	p	**q**	p	p	p	**q**	p	**q**	p	**q**	p	**q**	q	q	p	p	p	**q**	p	**q**	q	q	q	q
25	q	p	**q**	p	**q**	q	q	q	q	p	p	**q**	p	p	**q**	q	p	**q**	q	q	p	p	p	p	p	p	**q**	p	**q**	q	q	p	p	**q**	p	p	**q**	q	p	**q**
26	q	q	p	p	**q**	p	**q**	p	p	**q**	q	p	p	**q**	p	p	**q**	q	p	**q**	q	p	**q**	q	p	**q**	p	p	p	p	p	p	p	p	**q**	p	**q**	p	p	p
27	p	p	p	**q**	q	p	**q**	p	p	**q**	p	**q**	p	**q**	p	**q**	p	p	p	p	p	**q**	p	**q**	q	q	q	q	q	q	q	q	p	**q**	p	p	p	p	**q**	p
28	q	p	p	**q**	q	q	p	p	**q**	p	**q**	q	p	p	**q**	q	q	p	p	p	p	p	p	**q**	p	p	**q**	q	p	p	**q**	q	p	**q**	p	**q**	p	**q**	p	p
29	q	q	p	p	**q**	p	p	p	**q**	p	p	**q**	q	p	p	**q**	p	**q**	p	**q**	p	**q**	p	p	p	p	p	**q**	p	p	p	p	**q**	q	q	p	**q**	q	q	q
30	p	p	p	**q**	p	p	**q**	p	p	**q**	p	p	p	**q**	p	**q**	q	q	p	p	**q**	q	q	q	p	**q**	q	q	p	**q**	p	p	p	**q**	p	p	p	p	**q**	q
31	p	**q**	p	p	p	p	**q**	p	p	**q**	q	p	**q**	q	q	q	p	p	p	p	**q**	p	**q**	q	p	**q**	p	**q**	p	**q**	q	q	p	p	p	**q**	q	q	q	p
32	p	**q**	q	q	p	p	**q**	p	p	**q**	q	p	p	p	**q**	p	**q**	q	p	p	p	p	p	**q**	p	**q**	p	**q**	p	p	p	p	p	p	p	**q**	q	p	p	**q**
33	p	**q**	p	p	**q**	q	q	p	**q**	p	**q**	p	**q**	p	**q**	p	**q**	q	q	q	q	q	p	**q**	q	q	q	p	p	**q**	p	**q**	q	q	q	p	p	p	p	p
34	q	p	**q**	q	p	p	**q**	p	p	p	**q**	p	p	**q**	q	q	p	**q**	p	**q**	p	p	**q**	q	p	**q**	q	p	**q**	p	p	**q**	q	q	q	q	q	q	p	p
35	q	p	p	p	**q**	p	p	p	p	p	**q**	p	p	p	**q**	p	**q**	q	q	p	**q**	q	q	p	**q**	q	p	p	**q**	q	p	**q**	p	p	p	**q**	p	**q**	p	p
36	q	p	p	**q**	p	p	p	p	**q**	q	q	p	**q**	q	p	p	**q**	q	p	**q**	q	p	p	p	p	**q**	p	**q**	p	**q**	p	p	**q**	p	p	p	p	**q**	q	p
37	q	p	p	p	p	p	p	p	**q**	q	p	p	**q**	p	**q**	q	p	**q**	q	p	p	**q**	p	p	**q**	q	q	q	q	p	**q**	p	p	**q**	p	**q**	p	**q**	q	q
38	p	**q**	p	p	p	**q**	p	**q**	q	q	p	p	p	**q**	p	**q**	q	q	q	q	p	**q**	p	**q**	q	q	p	**q**	q	q	q	q	q	p	**q**	q	p	p	**q**	q
39	p	p	p	p	**q**	q	p	**q**	p	**q**	p	p	p	**q**	p	p	p	p	**q**	q	q	p	**q**	p	**q**	q	p	**q**	q	p	p	**q**	q	p	p	p	p	p	**q**	q
40	p	p	p	p	p	**q**	p	p	p	p	**q**	q	p	**q**	p	**q**	p	p	**q**	p	**q**	q	q	q	p	p	**q**	p	p	**q**	q	p	p	**q**	q	p	p	**q**	p	p

Übung 4 (8 Minuten)

Markieren Sie jedes q, das auf ein p folgt: p ~~q~~ q p p ~~q~~ p ~~q~~

1	p	q	p	q	q	p	q	q	p	p	p	q	q	q	q	p	q	q	q	q	q	p	p	q	q	p	q	q	p	q	q	p	p	p	q	q	p	q	p	p
2	q	p	q	q	q	q	p	q	p	p	q	p	q	q	p	p	p	p	p	p	q	p	p	q	p	q	p	p	q	p	p	q	p	p	p	q	q	q	q	q
3	q	p	q	q	q	p	p	p	p	q	q	p	q	p	p	p	q	p	p	q	q	p	q	q	p	q	q	p	p	q	p	p	p	q	p	p	p	q	p	p
4	p	q	q	p	p	q	p	p	q	p	p	p	p	p	p	p	p	q	q	p	q	p	q	p	q	p	q	q	q	q	p	p	p	p	p	q	p	q	p	p
5	p	p	p	q	p	p	q	q	p	p	q	p	q	p	q	p	p	q	p	p	q	q	p	p	p	p	p	p	q	q	q	q	p	q	q	q	q	p	q	q
6	q	p	q	q	q	p	q	q	q	p	p	p	q	p	q	p	p	p	p	p	q	q	p	p	p	p	q	p	p	p	p	q	p	q	p	q	p	p	q	q
7	q	p	p	q	p	p	p	q	p	p	q	q	p	p	p	p	q	p	q	q	q	q	p	p	p	q	p	q	q	p	q	p	p	p	p	q	p	p	q	p
8	q	q	p	q	q	q	q	p	p	q	p	q	p	q	p	q	p	q	p	q	q	p	p	p	q	p	p	p	p	q	q	q	q	q	q	q	p	q	p	p
9	q	q	q	q	p	p	q	p	q	q	q	p	q	q	q	q	q	q	p	q	p	p	q	q	p	p	q	q	q	p	p	q	p	q	p	q	p	p	q	q
10	p	q	p	p	p	p	p	q	q	q	q	p	q	p	q	q	q	q	p	p	p	p	p	q	p	q	p	p	p	q	p	q	p	q	p	q	p	p	p	p
11	q	p	p	p	q	q	q	p	q	p	p	p	p	p	p	q	p	p	q	p	p	p	p	q	p	q	p	q	q	q	p	p	p	q	p	p	q	q	p	q
12	p	p	p	q	p	p	p	p	q	p	p	q	q	q	p	q	q	q	q	p	q	p	p	q	p	p	p	p	p	q	q	q	p	p	q	p	q	q	p	q
13	q	q	p	p	q	p	q	p	p	q	q	q	p	p	q	q	p	q	q	p	p	q	p	p	q	q	q	q	q	q	q	q	p	p	p	q	p	q	p	q
14	p	p	q	q	q	q	p	q	p	p	q	p	q	q	q	q	q	p	q	q	q	q	q	q	p	q	q	p	p	q	p	p	q	q	p	p	q	p	q	q
15	p	q	p	p	p	p	p	q	q	q	p	p	p	q	p	q	p	p	q	q	p	q	q	q	q	q	p	p	p	q	q	q	p	q	p	q	p	q	q	q
16	p	q	p	p	p	q	q	q	p	p	p	p	p	q	q	p	q	p	p	p	p	p	q	q	p	q	p	q	q	p	q	p	q	p	q	q	q	q	p	p
17	p	p	q	q	q	q	p	p	q	q	p	q	q	q	q	q	p	q	p	q	q	q	q	q	p	q	q	q	p	q	p	p	p	p	p	q	p	q	p	q
18	p	q	q	q	p	p	q	p	p	q	p	q	p	p	p	p	p	q	q	q	p	p	q	q	p	q	p	p	p	q	q	q	p	p	q	p	q	q	p	p
19	q	q	q	p	q	q	p	q	p	p	q	p	q	q	p	q	p	p	q	q	q	p	q	q	q	p	q	q	p	q	q	p	p	p	p	q	q	q	q	q
20	p	q	q	q	p	p	p	p	q	p	q	p	q	p	q	q	q	q	p	p	p	q	q	p	p	p	p	p	q	q	q	p	q	p	q	q	p	q	p	p
21	q	p	q	q	p	p	q	p	q	q	p	q	q	q	p	p	p	p	p	q	p	q	p	q	q	p	q	p	q	q	q	q	q	p	p	p	q	p	p	p
22	p	p	p	p	p	q	q	q	p	p	q	q	q	p	q	q	p	p	q	q	p	q	q	q	p	q	q	q	q	q	p	q	p	q	p	p	q	q	p	q
23	p	q	p	q	p	p	q	p	p	q	q	p	p	p	p	q	p	p	q	p	p	q	q	p	q	q	p	p	p	p	p	p	p	q	q	p	q	q	q	q
24	q	p	p	p	q	q	q	p	p	q	p	q	p	p	p	p	p	q	p	q	q	p	q	q	p	q	p	p	p	q	q	p	p	q	q	p	q	q	q	q
25	p	q	p	q	p	p	q	q	p	q	q	q	p	p	p	p	q	q	q	p	p	p	p	q	p	p	q	q	p	p	p	p	p	q	p	q	p	p	p	q
26	p	p	p	q	p	p	p	p	p	q	p	q	q	p	q	q	q	q	p	q	q	q	p	p	q	q	p	p	p	q	p	p	q	p	q	p	p	p	q	p
27	p	q	q	q	p	p	p	q	q	p	q	p	p	p	q	p	p	q	p	q	q	q	p	p	p	p	p	q	q	p	q	p	p	q	p	p	p	p	q	p
28	q	q	p	q	p	q	p	q	q	q	p	q	p	p	p	q	q	q	q	p	p	q	q	p	p	p	q	p	q	q	q	q	p	p	q	q	p	p	q	p
29	q	p	q	p	p	q	p	q	p	p	q	q	p	p	p	q	p	p	q	q	q	p	q	p	p	p	p	q	p	p	p	q	q	q	p	p	q	q	q	p
30	q	q	p	q	q	p	q	p	p	p	p	q	p	p	p	p	q	q	p	q	q	q	p	q	p	q	p	q	q	p	p	q	q	q	q	p	p	q	q	p
31	q	p	p	p	p	q	q	q	q	q	p	p	p	q	q	q	q	p	q	p	p	q	p	q	q	q	p	q	p	q	p	p	q	q	p	p	q	q	p	q
32	p	q	q	q	p	q	q	q	q	p	p	p	p	q	p	q	p	q	p	p	q	p	p	p	p	p	q	q	p	p	q	q	q	p	p	q	q	p	q	q
33	p	p	q	p	p	q	p	p	q	q	q	p	p	q	p	p	p	q	q	p	q	p	q	q	p	p	p	p	q	q	p	p	p	q	p	q	q	q	q	p
34	q	p	p	p	q	p	p	p	p	q	p	p	p	p	q	p	q	p	p	q	p	q	p	q	p	p	q	q	p	p	p	p	p	p	q	q	q	q	p	q
35	p	p	p	p	p	p	q	q	p	p	p	p	q	q	p	q	q	q	p	q	p	q	p	q	q	q	p	q	p	q	p	q	p	p	p	q	q	q	q	q
36	q	q	q	q	q	p	q	p	p	q	p	q	q	p	p	p	q	p	q	p	p	p	q	q	q	p	p	p	p	p	p	q	q	p	q	p	q	p	q	p
37	p	p	p	q	q	q	q	p	q	p	q	q	q	p	q	p	q	p	q	q	q	p	p	q	q	q	p	p	p	p	q	q	q	p	q	p	q	q	q	p
38	q	p	p	q	q	p	q	p	p	q	p	q	q	q	q	p	q	p	p	p	q	q	p	q	p	p	p	q	p	p	p	q	q	q	q	p	p	q	q	p
39	q	p	q	p	p	q	p	p	p	q	q	q	p	q	p	p	q	q	p	q	q	q	q	p	q	q	p	p	p	q	q	q	p	q	q	q	q	p	p	q
40	p	q	q	p	p	q	p	p	q	p	q	p	q	q	q	q	q	p	p	q	q	q	p	q	p	p	p	q	p	q	q	q	p	p	q	q	q	p	p	p

Lösung 4

Markieren Sie jedes q, das auf ein p folgt: p ~~q~~ q p p ~~q~~ p ~~q~~

1	q	q	**p**	q	p	**p**	q	q	q	p	**p**	q	p	**p**	q	p	**p**	q	q	p	p	p	p	**p**	q	p	p	p	**p**	q	q	q	p	**p**	q	p	**p**	q	**p**	q
2	p	p	p	p	**p**	q	q	q	**p**	q	q	**p**	q	q	**p**	q	**p**	q	q	**p**	q	q	q	q	q	q	p	**p**	q	**p**	q	q	**p**	q	p	p	p	**p**	q	p
3	q	q	**p**	q	q	q	**p**	q	q	q	**p**	q	q	p	**p**	q	p	**p**	q	p	**p**	q	q	**p**	q	q	q	**p**	q	p	**p**	q	q	q	q	p	p	**p**	q	p
4	q	q	**p**	q	**p**	q	q	q	q	q	p	p	p	**p**	q	**p**	q	**p**	q	**p**	q	p	**p**	q	q	q	q	q	q	q	q	**p**	q	q	**p**	q	q	p	**p**	q
5	p	**p**	q	p	p	p	**p**	q	p	p	p	**p**	q	q	q	q	q	q	p	**p**	q	q	**p**	q	q	**p**	q	**p**	q	**p**	q	q	p	**p**	q	q	**p**	q	q	q
6	p	**p**	q	q	**p**	q	**p**	q	**p**	q	q	q	q	**p**	q	q	q	q	p	**p**	q	q	q	q	q	**p**	q	**p**	q	q	q	p	p	**p**	q	p	p	**p**	q	p
7	q	**p**	q	q	**p**	q	q	q	q	**p**	q	p	**p**	q	**p**	q	q	q	p	p	p	**p**	q	**p**	q	q	q	q	p	**p**	q	q	**p**	q	q	q	**p**	q	q	p
8	q	q	**p**	q	p	p	p	p	p	p	**p**	q	q	q	q	**p**	q	q	q	p	**p**	q	**p**	q	**p**	q	**p**	q	**p**	q	**p**	q	q	p	p	p	**p**	q	p	p
9	p	**p**	q	q	**p**	q	**p**	q	**p**	q	q	p	p	**p**	q	q	p	**p**	q	q	**p**	q	p	p	p	p	p	**p**	q	p	p	**p**	q	**p**	q	q	p	p	p	p
10	q	q	q	q	**p**	q	**p**	q	**p**	q	**p**	q	q	q	**p**	q	**p**	q	q	q	q	q	p	p	p	**p**	q	**p**	q	p	p	p	**p**	q	q	q	q	q	**p**	q
11	**p**	q	p	**p**	q	q	**p**	q	q	q	p	p	**p**	q	**p**	q	**p**	q	q	q	q	**p**	q	q	**p**	q	q	q	q	q	q	**p**	q	p	p	**p**	q	q	q	p
12	**p**	q	p	**p**	q	**p**	q	q	p	p	**p**	q	q	q	q	q	**p**	q	q	**p**	q	p	p	p	**p**	q	p	p	**p**	q	q	**p**	q	q	q	q	**p**	q	q	q
13	**p**	q	**p**	q	**p**	q	q	q	p	p	p	p	p	p	p	**p**	q	q	**p**	q	q	p	**p**	q	p	**p**	q	q	p	p	**p**	q	q	**p**	q	**p**	q	q	p	p
14	p	**p**	q	**p**	q	q	p	**p**	q	q	**p**	q	q	p	**p**	q	p	p	p	p	p	**p**	q	p	p	p	p	**p**	q	**p**	q	q	**p**	q	p	p	p	**p**	q	q
15	p	p	**p**	q	**p**	q	**p**	q	p	p	**p**	q	q	q	p	p	p	p	**p**	q	p	**p**	q	q	**p**	q	**p**	q	q	q	p	p	**p**	q	q	q	q	q	**p**	q
16	q	q	p	p	p	**p**	q	**p**	q	**p**	q	p	**p**	q	**p**	q	p	**p**	q	q	q	q	q	**p**	q	p	**p**	q	q	q	q	q	p	p	**p**	q	q	q	**p**	q
17	**p**	q	**p**	q	**p**	q	q	q	q	q	**p**	q	p	p	**p**	q	p	p	p	p	**p**	q	**p**	q	p	p	p	p	**p**	q	p	**p**	q	q	p	p	p	**p**	q	q
18	q	q	p	**p**	q	**p**	q	q	p	p	**p**	q	q	q	**p**	q	p	**p**	q	q	p	p	**p**	q	q	q	q	q	**p**	q	**p**	q	q	**p**	q	q	p	p	**p**	q
19	p	p	p	p	**p**	q	q	q	q	p	**p**	q	p	**p**	q	p	p	**p**	q	p	p	**p**	q	q	**p**	q	p	**p**	q	**p**	q	q	**p**	q	p	**p**	q	p	p	p
20	q	q	**p**	q	p	**p**	q	**p**	q	p	p	**p**	q	q	q	q	q	p	**p**	q	q	q	p	p	p	**p**	q	**p**	q	**p**	q	**p**	q	q	q	q	p	p	**p**	q
21	q	q	q	**p**	q	q	q	p	p	p	p	**p**	q	**p**	q	p	**p**	q	**p**	q	**p**	q	q	q	q	q	p	p	**p**	q	p	**p**	q	**p**	q	q	p	**p**	q	p
22	**p**	q	p	**p**	q	q	**p**	q	**p**	q	p	p	p	p	**p**	q	p	p	**p**	q	p	**p**	q	q	p	**p**	q	p	p	**p**	q	q	p	p	**p**	q	q	q	q	q
23	p	p	p	**p**	q	p	**p**	q	q	q	q	q	q	q	p	**p**	q	p	**p**	q	q	**p**	q	q	**p**	q	q	q	q	p	**p**	q	q	**p**	q	q	**p**	q	**p**	q
24	p	p	p	**p**	q	p	**p**	q	q	p	**p**	q	q	q	**p**	q	p	**p**	q	p	**p**	q	**p**	q	q	q	q	q	**p**	q	**p**	q	q	p	p	**p**	q	q	q	p
25	**p**	q	q	q	**p**	q	**p**	q	q	q	q	q	p	**p**	q	q	**p**	q	q	q	q	p	p	**p**	q	q	q	q	p	p	**p**	q	p	**p**	q	q	**p**	q	**p**	q
26	q	**p**	q	q	q	**p**	q	**p**	q	q	**p**	q	q	q	p	**p**	q	q	p	p	**p**	q	p	p	p	**p**	q	p	**p**	q	**p**	q	q	q	q	q	**p**	q	q	q
27	q	**p**	q	q	q	q	**p**	q	q	**p**	q	p	**p**	q	q	q	q	q	p	p	**p**	q	**p**	q	q	**p**	q	q	q	**p**	q	p	**p**	q	q	q	p	p	**p**	q
28	q	**p**	q	q	p	**p**	q	q	p	p	p	**p**	q	**p**	q	q	q	p	**p**	q	q	p	p	p	**p**	q	q	q	**p**	q	p	p	**p**	q	**p**	q	**p**	q	p	p
29	q	p	p	**p**	q	q	p	p	**p**	q	q	q	**p**	q	q	q	q	**p**	q	p	p	**p**	q	q	**p**	q	q	q	p	**p**	q	q	**p**	q	**p**	q	q	**p**	q	p
30	q	p	**p**	q	q	p	p	p	**p**	q	q	p	**p**	q	**p**	q	**p**	q	p	p	**p**	q	p	**p**	q	q	q	q	**p**	q	q	q	q	**p**	q	p	**p**	q	p	p
31	**p**	q	p	**p**	q	q	p	**p**	q	q	**p**	q	**p**	q	p	p	**p**	q	**p**	q	q	**p**	q	p	p	p	**p**	q	q	q	p	p	p	p	**p**	q	q	q	q	p
32	p	**p**	q	p	**p**	q	q	p	p	**p**	q	q	p	**p**	q	q	q	q	q	**p**	q	q	**p**	q	**p**	q	**p**	q	q	q	q	p	p	p	**p**	q	p	p	**p**	q
33	q	p	p	p	**p**	q	**p**	q	q	q	p	**p**	q	q	q	q	p	**p**	q	**p**	q	p	**p**	q	q	q	**p**	q	q	p	p	**p**	q	q	**p**	q	q	**p**	q	q
34	**p**	q	p	p	p	**p**	q	q	q	q	q	q	p	**p**	q	q	**p**	q	**p**	q	**p**	q	q	**p**	q	**p**	q	q	q	q	**p**	q	q	q	q	**p**	q	q	q	p
35	p	p	p	p	**p**	q	q	q	**p**	q	**p**	q	**p**	q	p	p	**p**	q	**p**	q	**p**	q	p	p	**p**	q	p	**p**	q	q	q	q	p	**p**	q	q	q	q	q	q
36	q	**p**	q	**p**	q	**p**	q	p	**p**	q	q	q	q	q	q	p	p	**p**	q	q	q	**p**	q	**p**	q	q	q	p	**p**	q	**p**	q	q	**p**	q	p	p	p	p	p
37	q	p	p	**p**	q	**p**	q	p	p	**p**	q	q	q	q	p	p	**p**	q	q	p	p	**p**	q	**p**	q	**p**	q	p	p	**p**	q	**p**	q	p	p	p	**p**	q	q	q
38	q	p	**p**	q	q	p	p	p	**p**	q	q	q	**p**	q	q	q	**p**	q	p	**p**	q	q	q	**p**	q	p	p	p	**p**	q	**p**	q	q	**p**	q	p	**p**	q	q	p
39	**p**	q	q	p	p	p	**p**	q	p	p	**p**	q	q	q	p	**p**	q	p	p	p	**p**	q	p	**p**	q	q	**p**	q	p	p	**p**	q	q	q	**p**	q	q	**p**	q	p
40	q	q	q	p	p	**p**	q	q	p	p	**p**	q	**p**	q	q	q	**p**	q	p	p	**p**	q	q	p	p	p	p	**p**	q	**p**	q	**p**	q	q	**p**	q	q	p	**p**	q

Übung 5 (8 Minuten)

Markieren Sie jedes q, das auf ein p folgt: p ~~q~~ q p p ~~q~~ p ~~q~~

1	p	p	q	q	q	p	q	p	q	p	p	p	p	p	q	q	q	p	p	p	q	q	p	p	q	p	p	q	p	q	p	p	q	q	q	q	p	q	p	p
2	p	p	q	p	q	q	q	q	p	p	q	q	p	q	q	p	q	q	q	p	p	p	q	q	q	q	p	p	q	q	q	q	q	p	q	p	q	q	p	q
3	p	q	p	p	q	p	p	p	q	q	q	q	p	q	p	p	q	p	p	q	q	p	p	p	q	q	q	p	q	q	q	q	p	q	p	p	p	q	p	p
4	p	p	p	q	q	q	p	q	p	q	q	p	p	p	q	q	q	p	q	q	p	p	p	p	q	q	p	q	q	p	p	p	q	p	p	q	p	q	q	q
5	p	p	p	q	p	p	p	q	p	q	q	p	p	q	p	p	p	p	p	q	p	p	p	p	p	q	p	q	p	p	q	p	q	q	q	q	q	q	p	q
6	p	p	p	p	q	p	q	q	p	q	q	q	p	q	q	p	q	p	p	p	q	p	q	p	p	p	q	q	p	p	p	q	q	p	p	p	p	p	q	p
7	q	q	p	p	q	q	p	p	p	q	p	p	q	q	p	q	p	p	q	p	p	p	q	p	p	q	p	p	q	p	q	q	q	p	p	p	p	p	p	q
8	q	q	p	p	q	p	q	p	q	p	p	q	q	q	q	p	p	p	q	q	q	p	p	q	q	p	q	q	p	q	q	q	p	p	p	q	q	q	p	q
9	p	p	p	q	p	p	p	p	q	p	q	p	q	q	q	q	q	q	p	p	q	p	q	q	q	p	p	q	p	p	q	p	p	p	q	p	p	p	q	p
10	p	p	q	p	q	p	p	p	p	p	q	p	p	q	p	q	q	p	q	p	p	q	q	p	p	p	p	p	p	p	p	q	p	p	q	q	q	p	q	q
11	p	q	p	q	q	q	q	p	q	p	q	p	q	q	q	q	p	p	q	q	q	q	p	p	q	q	q	q	p	q	p	q	p	q	q	p	p	p	p	p
12	q	q	q	p	p	q	p	p	p	q	p	q	p	q	p	p	q	p	p	q	p	p	p	p	p	p	q	p	p	p	p	q	p	p	p	q	q	q	p	q
13	q	p	p	p	p	q	q	p	q	p	p	q	q	p	q	p	p	q	q	p	q	q	q	q	q	p	q	q	q	p	p	q	p	p	q	p	q	p	p	p
14	q	p	q	p	p	q	q	p	q	p	p	q	p	p	p	p	p	q	p	p	p	p	q	p	q	p	p	p	p	q	p	p	p	p	q	p	q	q	q	q
15	p	p	p	p	q	p	q	q	p	p	q	q	p	p	q	p	p	q	p	p	q	p	q	q	q	q	p	q	p	p	q	q	p	p	p	q	q	p	p	p
16	q	q	p	q	p	p	p	p	p	p	p	q	p	p	q	q	p	q	p	p	p	p	q	p	q	p	p	p	q	q	p	q	p	q	q	p	p	q	q	p
17	p	q	q	p	p	p	q	p	p	p	p	q	q	q	q	p	p	q	p	q	p	q	p	q	q	q	p	p	q	p	p	q	p	p	q	p	p	p	p	p
18	q	q	q	q	q	q	p	p	q	p	q	p	p	q	p	p	q	p	q	p	p	p	q	q	p	q	q	p	p	q	p	p	q	q	p	p	p	q	p	p
19	p	p	p	q	p	q	p	q	p	q	p	q	q	p	p	p	p	q	p	p	p	q	p	q	q	q	q	p	p	q	q	q	q	p	p	q	q	q	q	q
20	q	p	p	q	p	q	q	q	q	q	p	q	p	p	p	p	p	p	p	q	p	q	p	q	q	p	p	p	p	p	q	q	p	p	p	q	p	q	p	q
21	q	q	p	q	q	p	q	p	p	p	q	p	p	p	q	p	p	p	p	q	q	p	p	p	q	p	p	q	p	p	p	q	p	q	q	p	p	q	q	q
22	p	p	p	p	q	p	q	p	p	q	q	q	q	p	q	p	p	q	p	p	p	q	p	q	q	q	p	p	p	q	q	p	q	q	q	p	p	p	q	p
23	p	p	q	q	q	p	q	p	p	p	q	q	q	q	p	q	q	p	p	q	q	q	p	q	q	q	p	p	q	q	p	q	q	q	q	p	p	q	p	q
24	q	q	q	p	q	p	q	q	q	q	p	p	q	p	p	q	p	q	q	q	p	p	p	q	q	q	q	p	q	p	p	q	q	p	q	p	p	p	q	q
25	p	q	q	p	p	q	q	p	q	q	p	q	p	q	q	p	p	q	p	q	q	q	q	p	q	q	q	p	p	p	q	q	q	q	p	p	q	q	q	q
26	p	q	q	q	p	p	q	p	p	p	q	p	q	q	p	q	p	q	p	p	p	p	q	q	q	p	p	q	p	p	p	p	q	p	p	q	q	p	p	p
27	q	q	p	p	p	p	p	p	p	q	q	q	p	q	p	q	q	p	q	q	p	p	q	p	p	q	p	p	q	p	q	p	q	q	q	p	q	q	q	p
28	q	q	q	q	p	q	q	p	q	p	q	q	q	p	p	p	q	p	q	p	p	q	p	q	p	q	q	q	q	p	p	p	q	q	p	q	q	q	p	p
29	q	p	q	p	q	q	q	p	p	q	p	q	q	p	p	q	q	q	q	q	p	q	p	p	q	p	q	q	p	p	p	q	q	q	q	p	p	q	q	q
30	q	q	p	q	q	q	p	q	p	p	q	p	p	p	q	p	p	p	q	q	p	p	q	p	p	p	p	p	q	q	q	p	p	q	p	q	q	p	q	q
31	q	q	p	p	p	q	p	q	q	q	p	p	p	p	q	q	p	p	q	p	q	q	q	q	q	p	q	p	p	q	q	p	q	p	q	q	p	q	p	p
32	q	p	p	q	q	q	p	q	p	p	q	p	q	q	q	q	q	q	p	p	p	q	q	p	q	p	p	p	q	q	p	q	q	p	q	q	p	p	p	q
33	p	p	p	p	q	q	q	p	q	q	p	q	p	q	p	q	q	q	p	q	q	q	p	q	q	q	q	q	p	p	q	q	q	q	p	q	q	p	p	q
34	q	q	p	p	p	q	q	p	p	p	p	q	p	q	q	p	q	p	p	q	q	p	q	q	q	p	q	p	p	q	q	q	q	q	p	p	q	p	q	q
35	p	p	q	p	q	q	q	q	p	q	p	p	q	q	q	p	p	q	p	p	p	q	p	p	q	q	p	p	q	q	p	q	q	p	q	q	q	q	q	p
36	p	p	q	q	p	q	q	q	p	p	p	p	q	q	q	q	p	p	q	p	p	p	p	p	p	q	p	q	p	p	q	p	q	q	p	q	p	p	q	q
37	q	p	q	p	q	p	p	p	p	q	p	p	q	p	p	p	q	q	p	p	q	q	q	q	p	q	p	p	q	p	p	p	p	q	q	q	p	p	q	q
38	p	p	p	q	q	p	q	q	q	p	q	p	p	p	q	q	p	p	q	q	p	p	q	p	p	q	p	q	p	p	p	q	p	p	q	q	q	q	p	p
39	q	p	p	q	p	p	p	q	q	p	p	q	q	p	p	p	q	p	p	p	p	p	q	p	q	p	p	q	p	q	q	p	p	q	p	p	p	q	q	p
40	p	p	p	p	q	p	q	p	q	p	q	q	q	p	p	q	p	q	p	q	p	p	q	q	p	p	p	p	p	p	q	p	p	p	p	q	q	q	q	p

Lösung 5

Markieren Sie jedes q, das auf ein p folgt: p ~~q~~ q p p ~~q~~ p ~~q~~

1	q	q	**p**	q	p	p	p	**p**	q	q	**p**	q	**p**	q	q	**p**	q	q	p	**p**	q	q	q	p	p	**p**	q	q	q	q	q	**p**	q	**p**	q	p	p	**p**	q	q
2	**p**	q	p	**p**	q	**p**	q	p	p	p	p	**p**	q	q	p	p	p	**p**	q	q	q	p	p	**p**	q	p	**p**	q	p	**p**	q	q	p	p	p	**p**	q	**p**	q	q
3	q	q	**p**	q	q	q	**p**	q	p	p	p	**p**	q	p	p	**p**	q	q	q	p	**p**	q	q	**p**	q	q	**p**	q	p	p	p	**p**	q	q	q	**p**	q	q	**p**	q
4	p	p	**p**	q	**p**	q	q	**p**	q	q	q	p	**p**	q	p	**p**	q	q	q	q	p	**p**	q	p	p	**p**	q	q	q	p	**p**	q	**p**	q	p	p	**p**	q	q	q
5	**p**	q	p	p	p	p	p	**p**	q	**p**	q	q	**p**	q	**p**	q	q	q	q	q	**p**	q	q	q	q	q	**p**	q	q	p	**p**	q	**p**	q	q	q	**p**	q	q	q
6	q	**p**	q	q	q	q	q	p	**p**	q	q	q	p	**p**	q	q	q	**p**	q	**p**	q	q	q	**p**	q	p	**p**	q	p	p	**p**	q	p	**p**	q	**p**	q	q	q	q
7	**p**	q	q	q	q	q	q	p	p	**p**	q	**p**	q	q	**p**	q	q	**p**	q	q	q	**p**	q	q	**p**	q	p	**p**	q	q	**p**	q	q	q	p	**p**	q	q	p	p
8	**p**	q	p	p	**p**	q	q	q	p	p	**p**	q	p	**p**	q	p	**p**	q	q	p	p	**p**	q	q	q	p	p	p	**p**	q	q	**p**	q	**p**	q	**p**	q	q	p	p
9	q	**p**	q	q	q	**p**	q	q	q	**p**	q	q	**p**	q	q	p	p	**p**	q	**p**	q	q	p	p	p	p	p	**p**	q	**p**	q	**p**	q	q	q	q	**p**	q	q	q
10	p	**p**	q	p	p	**p**	q	q	**p**	q	q	q	q	q	q	q	q	p	**p**	q	q	**p**	q	p	**p**	q	**p**	q	q	**p**	q	q	q	q	q	**p**	q	**p**	q	q
11	q	q	q	q	q	p	**p**	q	**p**	q	**p**	q	p	p	p	**p**	q	q	p	p	p	**p**	q	q	p	p	p	**p**	q	**p**	q	**p**	q	p	p	p	**p**	q	**p**	q
12	**p**	q	p	p	**p**	q	q	q	**p**	q	q	q	q	**p**	q	q	q	q	q	q	**p**	q	q	**p**	q	q	**p**	q	**p**	q	**p**	q	q	q	**p**	q	q	p	p	p
13	q	q	q	**p**	q	**p**	q	q	**p**	q	q	p	p	**p**	q	p	p	p	p	**p**	q	p	**p**	q	q	**p**	q	p	**p**	q	q	**p**	q	p	**p**	q	q	q	q	p
14	p	p	p	**p**	q	**p**	q	q	q	q	**p**	q	q	q	q	**p**	q	**p**	q	q	q	q	**p**	q	q	q	q	q	**p**	q	q	**p**	q	p	**p**	q	q	**p**	q	p
15	q	q	q	p	**p**	q	q	q	p	**p**	q	q	**p**	q	p	p	p	**p**	q	**p**	q	q	**p**	q	q	**p**	q	q	p	**p**	q	q	p	**p**	q	**p**	q	q	q	q
16	q	p	**p**	q	q	p	**p**	q	**p**	q	p	**p**	q	q	q	**p**	q	**p**	q	q	q	q	**p**	q	p	**p**	q	q	**p**	q	q	q	q	q	q	q	**p**	q	p	p
17	q	q	q	q	q	**p**	q	q	**p**	q	q	**p**	q	q	p	p	**p**	q	**p**	q	**p**	q	**p**	q	q	p	p	p	**p**	q	q	q	q	**p**	q	q	q	p	**p**	q
18	q	q	**p**	q	q	q	p	**p**	q	q	**p**	q	q	p	**p**	q	p	**p**	q	q	q	**p**	q	**p**	q	q	**p**	q	q	**p**	q	**p**	q	q	p	p	p	p	p	p
19	p	p	p	p	**p**	q	q	p	p	p	**p**	q	q	p	p	p	**p**	q	**p**	q	q	q	**p**	q	q	q	q	p	**p**	q	**p**	q	**p**	q	**p**	q	**p**	q	q	q
20	**p**	q	**p**	q	**p**	q	q	q	p	**p**	q	q	q	q	q	p	**p**	q	**p**	q	**p**	q	q	q	q	q	q	q	**p**	q	p	p	p	p	**p**	q	**p**	q	q	p
21	p	p	**p**	q	q	p	**p**	q	**p**	q	q	q	**p**	q	q	**p**	q	q	q	p	**p**	q	q	q	q	**p**	q	q	q	**p**	q	q	q	**p**	q	p	**p**	q	p	p
22	q	**p**	q	q	q	p	p	**p**	q	p	**p**	q	q	q	p	p	**p**	q	**p**	q	q	q	**p**	q	q	**p**	q	p	p	p	**p**	q	q	**p**	q	**p**	q	q	q	q
23	**p**	q	**p**	q	q	p	p	p	**p**	q	p	**p**	q	q	p	p	**p**	q	p	p	**p**	q	q	p	**p**	q	p	p	p	**p**	q	q	q	**p**	q	p	p	**p**	q	q
24	p	**p**	q	q	q	**p**	q	p	**p**	q	q	**p**	q	p	p	p	**p**	q	q	q	p	p	**p**	q	**p**	q	q	**p**	q	q	p	p	p	**p**	q	**p**	q	p	p	p
25	p	p	p	**p**	q	q	p	p	p	**p**	q	q	q	p	p	**p**	q	p	p	p	**p**	q	**p**	q	q	p	**p**	q	**p**	q	p	**p**	q	p	**p**	q	q	p	**p**	q
26	q	q	q	p	**p**	q	q	**p**	q	q	q	q	**p**	q	q	p	p	**p**	q	q	q	q	**p**	q	**p**	q	p	**p**	q	**p**	q	q	q	**p**	q	q	p	p	**p**	q
27	q	p	p	**p**	q	p	p	**p**	q	**p**	q	**p**	q	q	**p**	q	q	**p**	q	q	p	**p**	q	p	**p**	q	**p**	q	p	p	**p**	q	q	q	q	q	q	q	p	p
28	q	q	p	p	**p**	q	p	**p**	q	q	q	p	p	p	**p**	q	**p**	q	**p**	q	q	**p**	q	**p**	q	q	q	p	p	**p**	q	**p**	q	p	**p**	q	p	p	p	p
29	p	p	**p**	q	q	p	p	p	**p**	q	q	q	p	**p**	q	**p**	q	q	**p**	q	p	p	p	p	**p**	q	q	p	**p**	q	**p**	q	q	p	p	**p**	q	**p**	q	p
30	p	**p**	q	p	**p**	q	**p**	q	q	p	p	**p**	q	q	q	q	q	**p**	q	q	p	**p**	q	q	q	**p**	q	q	q	**p**	q	q	**p**	q	p	p	**p**	q	p	p
31	q	q	**p**	q	p	**p**	q	**p**	q	p	**p**	q	q	**p**	q	p	p	p	p	**p**	q	**p**	q	q	p	**p**	q	q	q	q	p	p	**p**	q	**p**	q	q	q	p	p
32	**p**	q	q	q	p	**p**	q	p	**p**	q	p	**p**	q	q	q	**p**	q	p	**p**	q	q	q	p	p	p	p	p	**p**	q	**p**	q	q	**p**	q	p	p	**p**	q	q	p
33	**p**	q	q	p	**p**	q	p	p	p	**p**	q	q	p	p	p	p	**p**	q	p	p	**p**	q	p	p	**p**	q	**p**	q	**p**	q	p	**p**	q	p	p	**p**	q	q	q	q
34	p	**p**	q	**p**	q	q	p	p	p	p	**p**	q	q	**p**	q	p	p	**p**	q	p	**p**	q	q	**p**	q	p	**p**	q	**p**	q	q	q	q	p	**p**	q	q	q	p	p
35	q	p	p	p	p	**p**	q	p	**p**	q	p	**p**	q	q	p	**p**	q	q	**p**	q	q	q	**p**	q	q	p	p	**p**	q	q	**p**	q	p	p	p	**p**	q	**p**	q	q
36	p	**p**	q	q	**p**	q	p	**p**	q	**p**	q	q	**p**	q	**p**	q	q	q	q	q	q	**p**	q	q	p	p	p	**p**	q	q	q	q	p	p	**p**	q	p	**p**	q	q
37	p	**p**	q	q	p	p	**p**	q	q	q	q	**p**	q	q	**p**	q	p	p	p	**p**	q	q	p	**p**	q	q	q	**p**	q	q	**p**	q	q	q	q	**p**	q	**p**	q	p
38	q	q	p	p	p	**p**	q	q	**p**	q	q	q	**p**	q	**p**	q	q	**p**	q	q	p	**p**	q	q	p	**p**	q	q	q	**p**	q	p	p	**p**	q	p	**p**	q	q	q
39	q	p	**p**	q	q	q	**p**	q	q	p	**p**	q	**p**	q	q	**p**	q	**p**	q	q	q	q	q	**p**	q	q	q	p	**p**	q	q	p	**p**	q	q	q	**p**	q	q	p
40	q	p	p	p	**p**	q	q	q	q	**p**	q	q	q	q	q	q	p	**p**	q	q	**p**	q	**p**	q	**p**	q	q	p	p	**p**	q	**p**	q	**p**	q	**p**	q	q	q	q

Übung 6 (8 Minuten)

Markieren Sie jedes q, das auf ein p folgt: q q p p q p q p

1	q	p	q	q	q	q	p	q	q	q	q	p	q	q	q	p	p	p	q	q	p	q	p	p	q	q	p	p	q	p	p	q	p	p	q	q	q	q	p	q
2	p	q	q	p	q	p	p	p	p	p	q	q	p	p	p	p	q	p	p	p	p	q	p	q	p	q	q	p	p	p	q	q	p	q	p	p	q	q	p	p
3	q	q	p	p	p	q	p	p	p	q	q	q	q	p	q	q	p	q	q	p	p	q	q	p	q	q	p	q	p	p	p	q	q	p	p	p	p	p	q	p
4	p	q	p	q	q	q	p	q	q	q	q	q	p	p	q	q	q	q	p	p	q	p	q	p	p	q	p	q	p	p	q	q	p	p	p	p	q	q	q	p
5	q	q	q	p	q	q	p	p	p	q	q	p	q	p	q	q	p	p	q	q	q	p	p	q	q	p	p	q	q	q	q	p	q	q	p	q	q	q	p	q
6	p	q	q	p	p	p	q	q	q	q	q	p	p	q	p	p	q	q	p	q	p	q	q	p	q	p	p	p	p	p	p	q	p	q	p	p	p	q	q	p
7	p	q	q	p	p	p	p	q	p	q	p	p	p	q	p	p	q	q	q	q	q	p	p	p	q	p	p	q	q	p	q	q	p	q	q	q	q	p	q	p
8	q	p	q	q	p	p	p	q	p	q	p	p	q	q	q	q	q	q	p	p	q	q	q	p	p	p	q	p	p	p	q	q	q	q	p	q	q	p	q	p
9	q	q	q	q	q	p	q	p	p	q	p	q	q	p	p	p	p	p	q	p	p	p	q	p	p	p	p	p	q	q	q	p	q	p	q	q	p	q	p	q
10	q	p	q	q	q	p	p	q	q	p	p	q	q	p	q	q	p	p	p	p	p	p	q	q	p	q	q	p	p	p	q	p	q	q	p	p	p	q	p	p
11	q	q	q	p	q	p	q	q	p	p	q	p	p	q	p	q	q	p	q	q	q	q	q	q	q	q	q	p	q	q	q	p	q	p	p	p	p	p	q	p
12	q	q	q	q	q	p	q	q	q	p	p	p	q	p	q	p	p	p	q	p	p	q	p	q	p	p	q	p	p	p	q	q	p	q	q	p	q	q	q	q
13	q	p	p	p	q	p	p	q	p	q	p	p	p	p	q	q	p	p	q	p	p	q	p	p	p	p	p	q	q	p	p	p	q	q	q	q	p	q	p	q
14	p	q	p	p	q	q	p	p	q	p	q	q	p	q	q	q	q	q	q	p	p	q	p	q	q	q	q	q	q	q	p	q	p	p	q	p	q	q	p	p
15	p	p	p	p	q	p	q	q	q	q	q	p	p	p	p	q	p	q	q	q	q	p	q	p	p	p	q	q	p	p	q	p	p	q	p	q	p	p	q	p
16	p	p	q	q	p	q	q	p	q	p	p	p	q	q	q	p	q	q	p	q	p	p	q	p	q	q	q	q	q	q	q	p	p	p	q	q	p	q	q	p
17	q	p	p	q	p	q	q	p	p	q	q	p	p	q	q	q	p	p	p	p	q	p	q	q	p	q	q	q	p	p	p	q	q	p	p	p	p	p	q	p
18	p	p	q	p	q	p	p	p	p	q	p	q	p	q	q	q	q	p	q	q	q	q	p	q	q	q	p	q	q	q	p	p	q	q	q	p	p	p	q	p
19	p	q	p	p	q	q	q	p	q	q	q	p	q	p	q	p	p	p	q	q	q	q	q	p	q	q	q	q	q	p	p	p	p	p	q	p	q	p	q	p
20	p	p	q	p	q	p	q	p	q	q	p	p	q	q	p	p	p	p	p	q	p	q	p	q	q	p	p	q	q	p	p	p	p	p	p	q	p	p	q	q
21	p	q	p	q	p	q	p	p	p	q	q	p	q	p	q	q	q	p	p	q	p	q	q	q	q	q	q	q	p	p	p	p	p	p	q	q	q	p	q	p
22	p	p	p	q	p	p	q	p	q	p	q	p	q	p	q	q	q	p	p	q	p	p	q	q	p	q	q	p	p	p	p	p	q	p	p	p	q	q	q	q
23	q	p	p	q	q	p	q	p	p	q	q	q	q	p	q	q	q	p	p	p	q	p	p	p	q	q	q	q	q	q	q	p	q	q	p	q	p	q	p	p
24	p	p	p	q	p	p	q	q	q	p	q	q	p	q	p	q	p	p	q	p	q	q	q	p	p	p	p	q	q	q	p	q	p	p	p	p	q	q	p	p
25	p	p	p	p	q	q	p	q	p	q	p	p	p	p	p	q	p	q	p	p	q	q	q	p	q	p	p	q	p	q	q	p	p	q	q	p	p	p	q	q
26	q	p	q	q	p	p	q	p	q	p	p	p	q	q	p	p	q	q	p	p	q	q	q	q	p	p	p	p	p	p	p	q	p	p	q	p	p	q	q	p
27	q	p	q	p	q	q	q	q	p	q	q	q	q	p	q	q	q	p	p	p	q	p	p	q	p	p	p	p	q	p	p	p	q	p	p	p	q	p	p	q
28	q	p	p	p	p	q	q	q	p	p	q	q	p	q	q	p	q	q	p	q	q	p	p	p	q	q	p	q	q	q	p	p	q	p	q	q	p	p	q	q
29	p	q	q	q	p	p	q	q	p	p	p	p	q	q	p	p	q	p	p	q	q	q	q	q	p	q	p	q	p	q	p	q	q	q	p	q	p	p	p	q
30	q	q	q	p	p	p	p	q	q	p	q	p	p	p	q	q	q	p	p	q	q	p	q	q	p	q	p	p	p	q	p	p	p	q	q	p	p	q	p	q
31	p	q	q	p	q	q	p	q	q	q	p	q	q	q	q	p	q	q	p	q	q	q	p	p	q	p	p	q	p	q	q	q	q	p	p	q	p	p	q	q
32	q	q	p	q	p	q	p	p	q	p	p	q	p	p	q	p	q	q	q	q	p	q	q	q	p	q	q	p	q	q	q	q	q	p	p	p	p	p	q	q
33	q	p	q	p	q	p	q	q	q	p	p	p	p	q	p	q	p	p	p	q	p	p	p	p	p	p	p	q	q	p	q	p	p	q	q	p	p	p	p	p	q
34	p	p	q	p	q	p	p	p	p	q	q	q	p	p	p	p	p	q	q	q	p	q	p	q	q	p	p	q	p	p	q	q	q	p	q	p	p	q	p	p
35	p	q	q	q	q	p	p	q	p	p	q	p	q	p	p	q	q	q	q	p	p	q	p	p	q	q	q	q	p	q	p	q	p	q	q	p	p	p	p	p
36	q	q	p	q	q	q	p	p	q	q	q	p	q	p	p	q	p	p	p	q	p	q	q	q	p	q	p	p	p	p	q	p	p	p	p	q	q	q	p	p
37	q	p	p	p	q	q	q	q	q	p	q	p	q	p	p	p	q	p	p	p	p	p	q	p	p	q	q	p	p	p	q	p	q	p	p	p	q	p	p	p
38	q	p	p	q	p	p	p	p	p	p	q	q	p	p	p	q	p	p	p	p	q	p	q	p	q	q	q	q	q	p	q	p	q	p	p	p	p	q	q	p
39	q	p	p	p	q	p	p	p	q	p	q	q	p	p	p	p	p	p	p	q	q	q	p	q	q	p	p	q	q	q	p	p	q	p	q	q	p	q	q	p
40	p	p	p	q	p	p	p	p	p	q	q	q	q	q	q	q	p	p	p	q	p	p	q	p	q	q	p	q	q	p	q	p	q	p	q	p	q	q	p	p

Lösung 6

Markieren Sie jedes q, das auf ein p folgt: q q p p ~~q~~p ~~q~~p

1	**p**	q	p	p	p	**p**	q	q	**p**	q	q	**p**	q	q	p	**p**	q	q	**p**	q	p	**p**	q	q	q	p	p	**p**	q	p	p	p	**p**	q	p	p	p	**p**	q	p
2	q	q	p	**p**	q	q	**p**	q	p	**p**	q	q	q	p	**p**	q	**p**	q	**p**	q	q	q	q	**p**	q	q	q	q	p	**p**	q	q	q	q	q	**p**	q	p	**p**	q
3	q	**p**	q	q	q	q	q	p	**p**	q	q	q	**p**	q	p	**p**	q	p	**p**	q	q	p	**p**	q	p	**p**	q	p	p	p	**p**	q	q	q	**p**	q	q	q	p	p
4	q	p	p	**p**	q	q	q	q	p	**p**	q	q	**p**	q	**p**	q	q	**p**	q	**p**	q	q	p	p	p	**p**	q	q	p	p	p	p	**p**	q	p	p	**p**	q	**p**	q
5	**p**	q	p	p	**p**	q	p	**p**	q	p	p	p	**p**	q	q	p	**p**	q	q	p	p	**p**	q	q	p	**p**	q	**p**	q	p	**p**	q	q	q	p	**p**	q	p	p	p
6	q	p	**p**	q	q	q	**p**	q	**p**	q	q	q	q	q	q	**p**	q	p	**p**	q	**p**	q	p	**p**	q	q	**p**	q	q	p	p	p	p	**p**	q	q	q	p	**p**	q
7	q	**p**	q	p	p	p	**p**	q	p	**p**	q	p	**p**	q	q	**p**	q	q	q	p	p	p	p	**p**	q	q	**p**	q	q	q	**p**	q	**p**	q	q	q	q	p	**p**	q
8	q	**p**	q	p	**p**	q	p	p	p	**p**	q	q	q	**p**	q	q	q	p	p	**p**	q	q	p	p	p	p	p	**p**	q	q	**p**	q	**p**	q	q	q	p	**p**	q	p
9	**p**	q	**p**	q	p	**p**	q	**p**	q	p	p	**p**	q	q	q	q	q	**p**	q	q	q	**p**	q	q	q	q	q	p	**p**	q	**p**	q	q	**p**	q	p	p	p	p	p
10	q	q	**p**	q	q	q	p	**p**	q	**p**	q	q	q	p	**p**	q	p	**p**	q	q	q	q	q	q	p	**p**	q	p	**p**	q	q	p	**p**	q	q	p	p	**p**	q	p
11	q	**p**	q	q	q	q	q	**p**	q	p	p	**p**	q	p	p	p	p	p	p	p	p	**p**	q	p	**p**	q	**p**	q	q	**p**	q	q	p	**p**	q	**p**	q	p	p	p
12	p	p	p	**p**	q	p	**p**	q	p	**p**	q	q	q	**p**	q	q	**p**	q	**p**	q	q	**p**	q	q	q	**p**	q	**p**	q	q	q	p	p	**p**	q	p	p	p	p	p
13	**p**	q	**p**	q	p	p	p	**p**	q	q	q	p	**p**	q	q	q	q	q	**p**	q	q	**p**	q	q	p	**p**	q	q	q	q	**p**	q	**p**	q	q	**p**	q	q	q	p
14	q	q	p	**p**	q	**p**	q	q	**p**	q	p	p	p	p	p	p	**p**	q	**p**	q	q	p	p	p	p	p	**p**	q	p	**p**	q	**p**	q	q	p	**p**	q	q	**p**	q
15	q	**p**	q	q	**p**	q	**p**	q	q	**p**	q	q	p	**p**	q	q	q	**p**	q	p	p	p	**p**	q	**p**	q	q	q	q	p	p	p	p	**p**	q	**p**	q	q	q	q
16	q	p	**p**	q	p	**p**	q	q	q	p	p	p	p	p	p	**p**	q	**p**	q	q	**p**	q	p	**p**	q	p	p	**p**	q	q	q	**p**	q	p	**p**	q	p	**p**	q	q
17	q	**p**	q	q	q	q	q	p	**p**	q	q	q	p	p	**p**	q	p	**p**	q	**p**	q	q	q	q	p	p	**p**	q	q	p	**p**	q	q	p	**p**	q	**p**	q	q	p
18	q	**p**	q	q	q	p	p	**p**	q	q	p	p	**p**	q	p	p	**p**	q	p	p	p	**p**	q	p	p	p	**p**	q	**p**	q	**p**	q	q	q	q	**p**	q	**p**	q	q
19	q	**p**	q	**p**	q	**p**	q	q	q	q	q	p	p	p	p	**p**	q	p	p	p	p	**p**	q	q	q	**p**	q	**p**	q	p	p	**p**	q	p	p	**p**	q	q	**p**	q
20	p	**p**	q	q	**p**	q	q	q	q	q	q	p	**p**	q	q	p	**p**	q	**p**	q	**p**	q	q	q	q	q	p	**p**	q	q	p	**p**	q	**p**	q	**p**	q	**p**	q	q
21	q	**p**	q	p	p	**p**	q	q	q	q	q	q	p	p	p	p	p	p	**p**	q	**p**	q	q	p	p	**p**	q	**p**	q	p	**p**	q	q	q	**p**	q	**p**	q	**p**	q
22	p	p	p	**p**	q	q	q	**p**	q	q	q	q	q	p	**p**	q	p	**p**	q	q	**p**	q	q	p	p	**p**	q	**p**	q	**p**	q	**p**	q	**p**	q	q	**p**	q	q	q
23	q	q	**p**	q	**p**	q	p	**p**	q	p	p	p	p	p	p	**p**	q	q	q	**p**	q	q	q	p	p	**p**	q	p	p	p	**p**	q	q	**p**	q	p	**p**	q	q	p
24	q	q	p	**p**	q	q	q	q	**p**	q	p	p	**p**	q	q	q	q	p	p	**p**	q	**p**	q	q	**p**	q	**p**	q	p	**p**	q	p	p	**p**	q	q	**p**	q	q	q
25	p	**p**	q	q	q	p	**p**	q	q	p	**p**	q	**p**	q	q	**p**	q	p	p	**p**	q	q	**p**	q	**p**	q	q	q	q	q	**p**	q	**p**	q	p	**p**	q	q	q	q
26	q	p	**p**	q	q	**p**	q	q	**p**	q	q	q	q	q	q	q	p	p	p	**p**	q	q	p	**p**	q	q	p	**p**	q	q	q	**p**	q	**p**	q	q	q	p	**p**	q	p
27	**p**	q	q	**p**	q	q	q	**p**	q	q	q	**p**	q	q	q	q	**p**	q	q	**p**	q	q	q	p	p	**p**	q	p	p	p	**p**	q	p	p	p	**p**	q	**p**	q	p
28	p	**p**	q	q	p	**p**	q	**p**	q	q	p	p	**p**	q	p	**p**	q	q	q	p	**p**	q	p	**p**	q	p	**p**	q	p	**p**	q	q	p	p	**p**	q	q	q	q	p
29	**p**	q	q	q	**p**	q	p	p	**p**	q	**p**	q	**p**	q	**p**	q	p	p	p	p	**p**	q	q	**p**	q	q	p	**p**	q	q	q	q	p	**p**	q	q	p	p	**p**	q
30	**p**	q	**p**	q	q	p	**p**	q	q	q	**p**	q	q	q	**p**	q	p	**p**	q	p	**p**	q	q	p	p	**p**	q	q	q	**p**	q	p	**p**	q	q	q	q	p	p	p
31	p	**p**	q	q	**p**	q	q	p	p	p	**p**	q	**p**	q	q	**p**	q	q	p	p	**p**	q	p	**p**	q	p	p	p	**p**	q	p	p	**p**	q	p	**p**	q	p	**p**	q
32	p	**p**	q	q	q	q	q	p	p	p	p	**p**	q	p	**p**	q	p	p	**p**	q	p	p	p	**p**	q	**p**	q	q	**p**	q	q	**p**	q	q	**p**	q	**p**	q	p	p
33	**p**	q	q	q	q	q	p	**p**	q	q	**p**	q	p	**p**	q	q	q	q	q	q	**p**	q	q	q	**p**	q	**p**	q	q	q	q	p	p	**p**	q	**p**	q	**p**	q	p
34	q	q	**p**	q	q	**p**	q	p	p	**p**	q	q	**p**	q	q	p	**p**	q	**p**	q	p	p	**p**	q	q	q	q	q	p	p	**p**	q	q	q	q	**p**	q	**p**	q	q
35	q	q	q	q	q	p	**p**	q	**p**	q	**p**	q	p	p	p	**p**	q	q	**p**	q	q	p	p	p	**p**	q	q	**p**	q	**p**	q	q	**p**	q	q	p	p	p	**p**	q
36	q	q	p	p	**p**	q	q	q	q	**p**	q	q	q	q	**p**	q	p	p	**p**	q	**p**	q	q	q	**p**	q	q	**p**	q	p	p	**p**	q	q	p	p	**p**	q	p	p
37	q	q	q	**p**	q	q	q	**p**	q	**p**	q	q	q	p	**p**	q	q	**p**	q	q	q	q	q	**p**	q	q	q	**p**	q	**p**	q	p	p	p	p	**p**	q	q	q	p
38	q	p	**p**	q	q	q	**p**	q	**p**	q	p	p	p	p	p	**p**	q	**p**	q	**p**	q	q	q	q	**p**	q	q	q	p	**p**	q	q	q	q	q	q	**p**	q	q	p
39	q	p	**p**	q	p	**p**	q	**p**	q	q	p	p	**p**	q	q	p	**p**	q	p	p	**p**	q	q	q	q	q	q	q	p	**p**	q	**p**	q	q	q	**p**	q	q	q	p
40	q	q	p	**p**	q	**p**	q	**p**	q	**p**	q	p	**p**	q	p	**p**	q	**p**	q	q	**p**	q	q	q	p	p	p	p	p	p	**p**	q	q	q	q	q	**p**	q	q	q

Übung 7 (8 Minuten)

Markieren Sie jedes d, das auf ein b folgt: d b ~~d~~ d b ~~d~~ b ~~d~~

1	d	d	d	b	d	b	b	d	b	b	b	d	b	d	d	b	b	b	d	b	b	d	b	d	d	b	b	d	b	d	d	b	b	b	b	b	d	d	d	d
2	b	d	b	d	b	b	d	b	d	d	b	d	b	b	b	b	b	d	d	d	b	d	d	d	d	d	b	b	b	d	b	b	b	b	b	d	b	d	b	b
3	d	d	b	b	d	b	b	b	d	b	d	d	b	d	d	b	b	b	d	b	d	b	b	d	b	b	d	b	d	d	b	d	d	b	b	b	b	b	b	b
4	b	d	d	b	b	b	d	d	d	d	b	b	d	d	b	b	d	d	d	b	d	d	b	b	d	b	b	d	b	b	b	d	b	d	d	d	d	b	d	b
5	d	b	b	d	d	d	d	b	b	b	b	b	d	b	d	b	d	d	d	d	b	d	d	d	d	b	b	d	b	b	d	b	d	d	d	b	d	d	b	d
6	b	d	d	d	b	b	d	b	b	d	b	d	d	b	b	b	b	b	d	b	b	d	d	b	b	b	d	d	d	d	d	b	b	d	b	d	d	b	b	d
7	d	d	b	d	b	b	b	b	b	d	d	b	b	b	d	b	b	d	b	b	d	d	b	b	d	b	b	d	d	d	b	b	d	b	d	b	d	d	b	b
8	d	b	d	b	d	b	d	b	d	d	d	d	b	d	d	b	b	d	b	d	d	d	b	b	d	d	d	d	d	b	b	d	d	b	d	b	b	b	b	b
9	b	b	d	d	b	d	b	d	b	b	d	d	d	d	d	d	b	b	d	b	d	d	b	b	b	d	d	b	d	d	d	b	d	d	b	b	b	b	d	d
10	d	b	d	b	d	d	d	d	b	b	b	b	d	d	b	b	b	d	b	d	b	d	d	d	d	b	d	b	d	d	d	b	d	d	b	b	b	d	d	d
11	b	b	b	d	d	b	b	b	d	d	b	d	d	d	b	d	b	b	d	d	d	d	d	d	b	d	b	b	d	b	d	b	d	d	b	d	d	d	d	b
12	b	d	b	d	b	b	d	d	b	d	d	b	d	b	d	d	d	b	d	d	b	b	d	d	d	d	d	d	d	d	d	d	b	b	d	b	b	d	d	b
13	d	b	d	d	d	b	d	b	d	d	b	d	b	b	d	d	b	b	b	d	d	d	b	d	d	d	b	b	b	b	b	b	b	d	d	b	d	b	d	b
14	b	b	d	b	b	b	b	d	d	d	b	d	b	b	d	d	b	b	d	b	d	d	b	b	d	b	d	d	b	d	d	b	b	b	b	b	d	b	b	b
15	d	b	d	d	b	d	b	d	d	b	b	b	b	d	b	b	b	d	b	b	d	b	b	b	b	b	d	b	b	b	d	b	b	b	b	d	b	d	d	d
16	b	b	d	b	b	b	b	d	d	b	b	d	d	d	d	b	d	b	d	d	b	d	b	d	b	b	b	b	d	b	b	b	b	d	b	b	b	d	b	b
17	b	d	b	b	d	d	b	d	d	d	d	b	b	d	d	b	d	b	b	b	b	b	b	b	d	b	b	b	b	d	b	b	d	b	d	d	d	b	d	b
18	d	d	b	b	b	d	b	d	d	d	d	b	d	b	d	b	b	d	b	b	b	d	b	b	d	d	b	b	d	b	b	d	d	d	b	b	b	b	b	d
19	b	b	b	d	b	b	d	d	d	d	d	d	b	d	b	b	d	b	b	b	b	d	d	d	b	d	b	d	d	b	b	b	d	b	d	b	d	d	b	b
20	b	b	d	d	b	b	d	d	b	d	d	d	d	d	b	d	d	d	b	d	d	d	b	d	b	d	b	b	b	d	d	d	d	b	d	b	b	b	d	d
21	b	d	b	d	d	b	d	d	b	d	d	d	b	b	d	d	d	d	b	b	d	b	b	b	d	d	b	b	b	b	b	b	d	d	b	d	b	d	d	b
22	d	b	b	d	d	d	b	d	d	d	b	d	b	d	b	b	b	b	b	b	b	d	b	d	b	b	b	d	b	d	d	b	b	d	b	b	d	d	d	d
23	b	b	b	d	d	b	d	b	b	d	d	d	d	b	d	b	d	b	b	b	d	d	d	b	d	b	d	d	b	b	d	d	b	d	d	d	d	d	d	b
24	b	b	b	b	d	d	b	d	d	b	d	b	d	d	d	d	b	b	d	b	d	d	b	d	b	d	d	b	d	d	b	d	d	d	d	d	d	d	b	b
25	d	d	d	b	b	b	b	b	d	b	d	b	d	b	b	d	d	b	b	b	d	d	d	b	d	b	d	d	d	b	d	b	d	d	d	d	b	d	d	d
26	d	d	b	b	d	b	d	b	d	d	d	b	b	d	b	b	b	d	b	d	d	b	d	b	b	b	b	d	d	d	b	b	d	d	d	d	d	b	d	b
27	b	d	b	d	d	b	b	b	b	b	b	d	b	b	b	d	b	d	d	b	b	b	b	b	b	d	b	d	b	d	d	d	d	b	d	b	d	d	d	d
28	d	b	b	b	b	b	d	b	b	b	d	d	d	b	b	b	b	d	b	d	d	b	d	b	b	b	b	d	b	d	d	b	b	d	b	d	b	b	b	d
29	b	d	b	b	b	b	d	b	b	d	b	b	b	b	b	d	d	d	b	b	b	b	d	b	d	b	d	d	d	b	b	d	b	b	d	b	d	d	b	b
30	b	d	b	d	d	d	d	d	b	b	d	d	d	d	b	d	d	b	b	d	b	b	b	b	d	b	d	b	d	b	d	b	b	b	b	b	b	d	d	d
31	d	d	b	d	b	d	b	b	b	d	b	d	b	b	d	d	b	b	d	b	d	d	d	d	b	b	d	d	d	d	d	b	b	b	b	b	d	b	d	d
32	d	d	b	d	b	d	b	b	b	d	b	b	b	d	d	d	b	b	b	d	d	b	b	d	b	b	d	b	b	d	d	b	b	d	d	b	b	b	d	b
33	b	b	b	b	b	b	b	d	b	b	d	b	d	b	b	d	d	d	b	b	d	b	d	b	d	d	b	b	d	d	b	d	d	b	d	b	b	b	b	b
34	d	d	b	b	b	d	d	d	d	b	b	d	d	d	d	b	d	d	d	d	b	d	d	b	d	b	d	b	d	d	d	b	d	b	d	d	b	b	b	d
35	b	b	d	d	b	b	d	d	d	b	b	b	d	d	d	b	b	d	b	b	d	b	b	b	d	d	b	d	d	d	b	b	b	d	b	b	d	d	b	d
36	d	d	b	d	b	d	b	b	b	d	d	b	d	d	d	b	d	b	b	b	b	b	b	b	d	d	d	b	d	b	d	b	b	d	d	b	b	d	d	d
37	b	d	b	d	d	b	b	b	b	b	d	d	b	b	d	b	d	d	d	b	b	b	d	b	b	b	b	b	b	d	d	b	d	b	b	d	b	d	d	b
38	b	b	d	b	d	d	d	b	d	b	b	b	b	b	b	b	b	d	b	b	d	d	b	b	d	b	d	d	d	b	b	b	d	d	b	d	b	b	d	d
39	b	b	b	b	b	b	b	b	b	d	d	b	b	b	d	b	b	b	d	b	d	d	b	d	b	b	d	b	b	d	b	d	b	d	b	d	d	d	d	b
40	b	d	b	b	b	d	d	d	b	d	d	d	b	d	b	d	d	b	b	b	b	b	b	b	b	d	d	d	d	b	d	b	d	b	b	d	b	d	d	d

Lösung 7

Markieren Sie jedes d, das auf ein b folgt: d b ~~d~~ d b ~~d~~ b ~~d~~

1	b	b	b	**b**	d	d	d	d	d	b	**b**	d	**b**	d	d	b	**b**	d	**b**	d	d	**b**	d	d	d	b	**b**	d	**b**	d	d	d	**b**	d	d	**b**	d	b	b	b
2	d	d	**b**	d	**b**	d	d	d	d	d	**b**	d	d	d	b	b	b	b	**b**	d	b	b	**b**	d	d	d	d	d	**b**	d	b	**b**	d	**b**	d	d	**b**	d	**b**	d
3	d	d	d	d	d	d	d	b	**b**	d	b	**b**	d	**b**	d	d	**b**	d	d	**b**	d	**b**	d	d	d	b	**b**	d	b	**b**	d	**b**	d	d	d	**b**	d	d	b	b
4	d	**b**	d	b	b	b	**b**	d	**b**	d	d	d	**b**	d	d	**b**	d	d	b	**b**	d	b	b	**b**	d	d	b	**b**	d	d	b	b	b	**b**	d	d	d	b	**b**	d
5	**b**	d	b	**b**	d	b	b	**b**	d	**b**	d	d	**b**	d	d	b	b	b	**b**	d	b	b	b	**b**	d	**b**	d	**b**	d	d	d	d	d	b	b	b	**b**	d	d	b
6	**b**	d	d	b	**b**	d	**b**	d	d	b	b	b	b	**b**	d	d	d	b	**b**	d	d	**b**	d	d	d	d	d	b	**b**	d	**b**	d	d	**b**	d	d	b	b	**b**	d
7	d	d	b	**b**	d	**b**	d	**b**	d	d	b	b	**b**	d	d	**b**	d	d	b	**b**	d	d	**b**	d	d	**b**	d	d	d	b	**b**	d	d	d	d	d	**b**	d	b	b
8	d	d	d	d	d	**b**	d	b	**b**	d	d	b	b	b	b	**b**	d	d	b	b	**b**	d	**b**	d	d	b	**b**	d	b	b	b	**b**	d	**b**	d	**b**	d	**b**	d	b
9	b	**b**	d	d	d	d	b	**b**	d	b	b	**b**	d	b	**b**	d	d	d	b	**b**	d	**b**	d	d	b	b	b	b	b	**b**	d	d	**b**	d	**b**	d	b	**b**	d	d
10	b	b	**b**	d	d	d	b	**b**	d	b	b	**b**	d	**b**	d	b	b	b	**b**	d	**b**	d	**b**	d	d	d	b	**b**	d	d	d	d	b	b	b	**b**	d	**b**	d	b
11	d	b	b	b	**b**	d	b	**b**	d	**b**	d	**b**	d	d	**b**	d	b	b	b	b	b	**b**	d	d	**b**	d	b	b	**b**	d	b	**b**	d	d	d	b	**b**	d	d	d
12	d	b	**b**	d	d	**b**	d	d	b	b	b	b	b	b	b	b	b	**b**	d	d	b	**b**	d	b	b	**b**	d	**b**	d	b	**b**	d	b	**b**	d	d	**b**	d	**b**	d
13	d	**b**	d	**b**	d	b	**b**	d	d	d	d	d	d	d	b	b	**b**	d	b	b	**b**	d	d	d	b	**b**	d	d	**b**	d	b	**b**	d	**b**	d	b	b	**b**	d	b
14	d	d	d	**b**	d	d	d	d	d	b	**b**	d	b	**b**	d	**b**	d	d	b	**b**	d	**b**	d	d	b	**b**	d	d	**b**	d	b	b	**b**	d	d	d	d	**b**	d	d
15	b	b	**b**	d	**b**	d	d	d	d	**b**	d	d	d	**b**	d	d	d	d	d	**b**	d	d	**b**	d	d	d	**b**	d	d	d	d	b	**b**	d	**b**	d	b	**b**	d	b
16	d	d	**b**	d	d	d	**b**	d	d	d	d	**b**	d	d	d	d	**b**	d	**b**	d	b	**b**	d	**b**	d	b	b	b	**b**	d	d	b	**b**	d	d	d	d	**b**	d	d
17	d	**b**	d	b	b	**b**	d	**b**	d	d	**b**	d	d	d	d	**b**	d	d	d	d	d	d	d	**b**	d	b	**b**	d	d	b	b	b	**b**	d	b	**b**	d	d	**b**	d
18	**b**	d	d	d	d	d	b	b	**b**	d	d	**b**	d	d	b	**b**	d	d	**b**	d	d	d	**b**	d	d	**b**	d	**b**	d	b	b	b	**b**	d	**b**	d	d	d	b	b
19	d	d	b	**b**	d	**b**	d	**b**	d	d	d	b	**b**	d	**b**	d	b	b	**b**	d	d	d	d	**b**	d	d	**b**	d	b	b	b	b	b	**b**	d	d	**b**	d	d	d
20	b	**b**	d	d	d	**b**	d	b	b	b	**b**	d	d	d	**b**	d	**b**	d	b	b	**b**	d	b	b	**b**	d	b	b	b	b	**b**	d	b	**b**	d	d	b	**b**	d	d
21	d	b	**b**	d	**b**	d	b	**b**	d	d	d	d	d	d	b	**b**	d	d	d	**b**	d	d	b	b	b	**b**	d	d	b	b	**b**	d	b	**b**	d	b	**b**	d	**b**	d
22	b	b	b	**b**	d	d	**b**	d	d	b	**b**	d	**b**	d	d	d	**b**	d	**b**	d	d	d	d	d	d	d	**b**	d	**b**	d	b	b	**b**	d	b	b	**b**	d	d	b
23	d	b	b	b	b	b	**b**	d	b	**b**	d	d	b	**b**	d	**b**	d	b	b	**b**	d	d	d	**b**	d	**b**	d	b	b	b	**b**	d	d	**b**	d	b	**b**	d	d	d
24	d	d	b	b	b	b	b	b	**b**	d	b	**b**	d	b	**b**	d	**b**	d	b	**b**	d	**b**	d	d	b	b	b	**b**	d	**b**	d	b	**b**	d	b	**b**	d	d	d	d
25	b	b	**b**	d	b	b	b	**b**	d	**b**	d	b	b	**b**	d	**b**	d	b	b	**b**	d	d	d	b	**b**	d	d	**b**	d	**b**	d	**b**	d	d	d	d	d	b	b	b
26	d	**b**	d	b	b	b	b	**b**	d	d	b	b	**b**	d	d	d	d	**b**	d	b	**b**	d	**b**	d	d	d	**b**	d	d	b	b	**b**	d	**b**	d	**b**	d	d	b	b
27	b	b	b	**b**	d	**b**	d	b	b	b	**b**	d	**b**	d	**b**	d	d	d	d	d	d	b	**b**	d	**b**	d	d	d	**b**	d	d	d	d	d	d	b	**b**	d	**b**	d
28	**b**	d	d	d	**b**	d	**b**	d	d	b	**b**	d	**b**	d	d	d	d	**b**	d	b	**b**	d	**b**	d	d	d	d	b	b	**b**	d	d	d	**b**	d	d	d	d	d	b
29	d	d	b	**b**	d	**b**	d	d	**b**	d	d	b	b	**b**	d	**b**	d	**b**	d	d	d	d	b	b	**b**	d	d	d	d	d	**b**	d	d	**b**	d	d	d	d	**b**	d
30	b	b	**b**	d	d	d	d	d	d	**b**	d	**b**	d	**b**	d	**b**	d	d	d	d	**b**	d	d	b	**b**	d	b	b	b	**b**	d	d	b	b	b	b	**b**	d	**b**	d
31	b	**b**	d	**b**	d	d	d	d	d	b	b	b	b	**b**	d	d	b	b	b	**b**	d	**b**	d	d	b	**b**	d	d	**b**	d	**b**	d	d	d	**b**	d	**b**	d	b	b
32	d	**b**	d	d	d	b	**b**	d	d	b	**b**	d	d	**b**	d	d	**b**	d	d	b	**b**	d	d	d	b	b	**b**	d	d	d	**b**	d	d	d	**b**	d	**b**	d	b	b
33	d	d	d	d	d	**b**	d	b	**b**	d	b	**b**	d	d	b	**b**	d	**b**	d	**b**	d	d	b	b	**b**	d	d	**b**	d	**b**	d	d	**b**	d	d	d	d	d	d	d
34	**b**	d	d	d	b	**b**	d	**b**	d	b	b	**b**	d	**b**	d	**b**	d	b	**b**	d	b	b	b	**b**	d	b	b	b	**b**	d	d	b	b	b	**b**	d	d	d	b	b
35	**b**	d	b	**b**	d	d	**b**	d	d	d	b	b	**b**	d	b	**b**	d	d	d	**b**	d	d	**b**	d	d	b	b	**b**	d	d	d	b	b	**b**	d	d	b	**b**	d	d
36	b	b	**b**	d	d	b	**b**	d	d	**b**	d	**b**	d	b	b	**b**	d	d	d	d	d	d	d	**b**	d	b	b	**b**	d	b	**b**	d	d	d	**b**	d	**b**	d	b	b
37	d	b	**b**	d	**b**	d	d	**b**	d	b	**b**	d	d	d	d	d	d	**b**	d	d	d	b	b	**b**	d	**b**	d	d	b	**b**	d	d	d	d	d	b	**b**	d	**b**	d
38	b	**b**	d	d	**b**	d	b	**b**	d	d	d	b	b	**b**	d	**b**	d	d	b	**b**	d	d	**b**	d	d	d	d	d	d	d	d	**b**	d	b	b	**b**	d	**b**	d	d
39	d	b	b	b	**b**	d	**b**	d	**b**	d	**b**	d	d	**b**	d	d	**b**	d	b	**b**	d	**b**	d	d	d	**b**	d	d	d	b	**b**	d	d	d	d	d	d	d	d	d
40	b	b	**b**	d	**b**	d	d	**b**	d	**b**	d	b	b	b	**b**	d	d	d	d	d	d	d	d	b	**b**	d	**b**	d	b	b	**b**	d	b	b	**b**	d	d	d	**b**	d

Übung 8 (8 Minuten)

Markieren Sie jedes d, auf das ein b folgt: b d ~~d~~ b b ~~d~~ b ~~d~~ b

1	b	d	b	b	b	b	d	d	d	d	b	d	b	d	d	b	b	b	d	b	d	b	d	b	d	d	b	d	b	b	b	d	d	d	d	d	b	d	d	d
2	b	b	b	d	b	b	d	b	b	b	b	d	b	d	b	d	b	b	d	d	b	d	d	d	d	b	b	d	d	d	b	b	b	b	d	b	b	d	b	b
3	d	d	b	d	b	d	d	d	b	b	b	d	b	b	b	d	b	b	d	b	d	d	d	d	d	b	b	d	d	d	d	d	b	d	b	b	d	d	d	b
4	d	b	d	b	d	d	b	b	d	d	d	d	b	d	d	d	b	d	b	d	d	b	b	d	d	d	d	d	b	b	b	b	d	d	d	b	d	d	d	b
5	d	d	d	b	b	d	b	d	b	b	d	d	d	d	d	b	d	b	b	b	b	d	b	d	d	d	d	d	b	b	d	d	b	b	b	d	b	d	b	d
6	d	d	d	d	d	d	b	b	b	b	d	d	b	d	b	b	b	d	b	d	b	d	d	b	b	b	d	d	d	d	b	d	b	b	d	b	b	b	d	b
7	b	d	d	b	d	d	d	b	b	d	b	b	b	d	b	b	d	b	d	b	d	b	b	b	b	b	b	b	d	b	b	d	d	d	d	b	d	d	d	b
8	b	b	d	b	d	b	b	d	b	d	b	b	b	b	d	d	d	d	b	d	b	b	b	b	d	d	d	d	d	b	d	b	b	d	b	b	d	d	d	b
9	b	b	d	b	b	b	d	b	b	d	d	b	b	d	d	b	b	d	b	d	b	b	d	b	d	d	d	d	b	d	d	d	d	b	b	d	d	d	b	b
10	b	b	b	d	b	b	b	b	b	d	d	d	b	b	d	d	b	d	d	d	b	d	d	d	b	b	b	d	b	d	b	d	b	d	b	d	b	b	b	b
11	d	b	b	d	b	d	b	b	b	b	d	d	b	d	d	d	b	b	b	b	d	b	b	d	d	b	b	b	d	b	d	b	b	d	b	b	b	b	d	d
12	d	d	d	d	b	b	b	d	b	b	d	d	b	d	d	b	d	b	d	d	b	b	d	b	b	d	d	d	d	d	d	b	b	d	b	b	d	d	b	d
13	b	b	d	b	d	b	b	d	d	d	d	d	b	d	d	b	d	d	b	d	d	d	d	b	d	d	d	b	b	d	d	b	b	d	d	d	b	d	b	d
14	b	d	d	b	b	d	d	b	d	d	d	d	d	d	b	d	b	b	b	b	d	b	d	d	d	d	b	b	b	d	b	d	b	d	b	b	d	d	d	b
15	b	d	b	d	d	b	d	b	d	d	d	b	b	d	b	d	d	b	d	d	d	d	b	b	d	b	b	d	d	b	b	b	b	b	b	b	b	d	b	b
16	b	d	d	b	b	d	b	d	d	b	b	b	b	d	d	d	d	b	b	d	b	d	d	d	d	b	d	d	d	d	d	d	b	d	d	b	d	b	d	b
17	b	d	d	d	b	d	d	d	b	d	d	d	b	b	d	d	b	b	b	d	b	d	b	b	b	d	d	d	d	d	d	b	b	d	d	b	d	b	d	b
18	d	d	d	b	d	b	d	b	d	d	b	d	d	b	b	b	b	d	d	b	b	d	d	d	d	b	d	d	b	b	b	d	d	b	d	d	b	d	d	d
19	d	b	d	d	d	d	b	d	b	b	d	d	d	d	d	b	d	b	b	d	d	b	d	d	d	d	d	b	d	b	d	b	b	d	b	b	b	b	b	d
20	d	d	b	b	d	b	d	b	d	b	b	d	d	b	d	d	d	d	d	d	d	b	b	d	b	d	b	d	d	b	b	d	b	b	b	b	b	b	d	d
21	d	d	d	d	d	d	b	d	d	b	b	b	d	d	d	d	b	d	b	b	d	b	d	b	b	d	d	d	b	d	b	d	b	d	b	b	b	d	d	d
22	b	b	b	d	b	d	b	d	d	d	d	b	b	b	b	d	b	b	d	b	d	b	b	b	b	d	b	d	d	b	b	d	d	b	b	b	b	d	b	b
23	d	b	d	d	d	b	d	b	b	d	b	d	d	b	d	b	d	d	d	d	d	d	d	d	d	d	d	b	b	d	d	b	b	d	b	b	b	d	b	d
24	d	d	d	d	d	b	b	b	d	b	d	d	b	b	b	b	d	d	d	b	d	b	b	d	b	d	b	d	b	d	b	d	d	d	b	b	b	d	d	d
25	b	d	b	d	d	d	b	b	d	d	b	d	d	b	b	d	d	b	b	d	d	d	d	b	b	b	d	d	b	d	b	d	b	b	b	d	b	d	d	d
26	b	d	d	b	d	b	b	b	b	d	b	d	b	d	d	d	d	d	b	d	b	b	d	b	b	d	d	d	b	b	d	d	d	b	d	d	d	b	b	b
27	d	d	d	d	b	d	b	d	d	d	b	d	b	d	d	b	d	b	b	d	b	d	d	b	b	b	d	d	d	d	d	b	b	b	b	b	b	b	d	b
28	b	b	b	b	d	d	d	d	b	b	d	b	d	b	d	b	b	d	b	b	b	d	b	b	d	d	b	d	b	d	b	b	b	d	d	d	b	b	b	b
29	b	b	b	d	d	b	b	d	b	d	b	d	b	d	d	b	b	b	d	b	b	d	d	d	b	b	d	d	b	b	d	d	d	b	b	b	b	d	d	b
30	d	d	b	b	d	b	d	b	b	d	d	d	b	d	b	b	b	d	d	b	b	d	d	b	d	d	d	d	d	d	b	b	b	d	b	b	d	d	d	b
31	b	b	b	b	d	d	b	b	b	d	d	b	d	d	d	d	b	d	d	b	d	d	d	b	b	d	b	b	d	d	b	d	b	d	d	b	b	b	d	b
32	d	b	b	b	b	d	b	d	b	b	d	d	d	b	d	b	b	d	b	d	d	b	b	b	b	d	d	d	d	b	b	d	b	b	b	d	d	b	b	d
33	b	d	b	d	b	b	b	b	d	d	d	b	d	b	d	d	b	d	b	b	b	d	b	b	b	d	d	d	d	b	b	d	d	b	b	b	b	d	d	b
34	b	b	b	d	d	d	b	d	b	b	d	b	b	b	d	d	b	b	b	b	b	d	b	b	d	d	b	d	b	b	d	b	d	d	b	b	d	b	d	d
35	b	d	b	d	d	d	b	b	d	d	d	b	d	d	b	d	d	b	b	b	b	b	d	b	b	d	d	d	b	d	d	b	d	d	b	b	b	b	d	b
36	b	d	b	b	b	d	b	b	d	b	b	d	d	d	d	b	b	d	b	b	b	d	d	b	d	d	b	b	d	b	b	d	b	b	b	b	d	b	b	b
37	d	b	b	b	b	b	b	d	b	d	d	b	b	d	b	b	b	b	b	d	d	d	b	b	b	d	d	b	b	d	b	d	b	d	b	d	b	b	b	d
38	d	b	b	d	b	d	d	b	b	b	b	b	b	b	d	d	b	b	d	b	b	d	b	d	d	b	b	b	d	d	d	b	b	d	b	d	d	b	b	b
39	b	d	b	d	d	b	d	d	d	b	b	b	d	d	d	d	b	d	b	d	b	b	b	b	b	b	d	d	d	d	b	d	d	b	b	d	d	b	d	b
40	d	b	d	d	b	d	d	d	b	d	d	b	d	d	d	d	d	d	b	b	b	d	b	b	b	d	b	d	d	d	b	d	d	b	b	b	b	b	d	b

Lösung 8

Markieren Sie jedes d, auf das ein b folgt: b d ~~d~~ b b ~~d~~ b ~~d~~ b

1	b	b	b	d	**b**	b	b	b	b	d	d	d	**b**	d	**b**	b	d	**b**	d	**b**	d	**b**	d	d	d	**b**	b	d	**b**	d	**b**	b	b	b	d	d	d	d	**b**	d
2	d	d	**b**	d	d	**b**	d	d	d	d	**b**	b	b	d	d	**b**	b	b	b	d	**b**	b	d	d	**b**	d	**b**	d	**b**	d	d	d	d	**b**	d	d	**b**	d	d	d
3	d	**b**	b	b	d	d	**b**	d	**b**	b	b	b	b	d	d	**b**	b	b	b	b	d	**b**	d	d	**b**	d	d	d	**b**	d	d	d	**b**	b	b	d	**b**	d	**b**	b
4	d	**b**	b	b	d	**b**	b	b	d	d	d	d	**b**	b	b	b	b	d	d	**b**	b	d	**b**	d	**b**	b	b	d	**b**	b	b	b	d	d	**b**	b	d	**b**	d	**b**
5	b	d	**b**	d	**b**	d	d	d	**b**	b	d	d	**b**	b	b	b	b	d	**b**	d	d	d	d	**b**	d	**b**	b	b	b	b	d	d	**b**	d	**b**	d	d	**b**	b	b
6	d	**b**	d	d	d	**b**	d	d	**b**	d	**b**	b	b	b	d	d	d	**b**	b	d	**b**	d	**b**	d	d	d	**b**	d	**b**	b	d	d	d	d	**b**	b	b	b	b	b
7	d	**b**	b	d	**b**	b	b	b	d	d	**b**	d	d	d	d	d	d	d	d	**b**	d	**b**	d	**b**	d	d	**b**	d	d	d	**b**	d	d	**b**	b	b	d	**b**	b	d
8	d	**b**	b	b	d	d	**b**	d	d	**b**	d	**b**	b	b	b	b	d	d	d	d	**b**	d	**b**	b	b	b	d	d	d	d	**b**	d	**b**	d	d	**b**	d	**b**	d	d
9	d	d	**b**	b	b	d	d	**b**	b	b	b	d	**b**	b	b	b	d	**b**	d	d	**b**	d	**b**	d	d	**b**	b	d	d	**b**	b	d	d	**b**	d	d	d	**b**	d	d
10	d	d	d	d	**b**	d	**b**	d	**b**	d	**b**	d	**b**	d	d	d	**b**	b	b	d	**b**	b	b	d	**b**	b	d	d	**b**	b	b	d	d	d	d	d	**b**	d	d	d
11	b	b	d	d	d	d	**b**	d	d	**b**	d	**b**	d	d	d	**b**	b	d	d	**b**	d	d	d	d	**b**	b	b	d	**b**	b	d	d	d	d	**b**	d	**b**	d	d	**b**
12	b	d	**b**	b	d	d	**b**	d	d	**b**	b	b	b	b	b	d	d	**b**	d	d	**b**	b	d	**b**	d	**b**	b	d	**b**	b	d	d	**b**	d	d	d	**b**	b	b	b
13	b	d	**b**	d	**b**	b	b	d	d	**b**	b	d	d	**b**	b	b	d	**b**	b	b	b	d	**b**	b	d	**b**	b	d	**b**	b	b	b	b	d	d	**b**	d	**b**	d	d
14	d	**b**	b	b	d	d	**b**	d	**b**	d	**b**	d	d	d	**b**	b	b	b	d	**b**	d	d	d	d	**b**	d	**b**	b	b	b	b	b	d	**b**	b	d	d	**b**	b	d
15	d	d	**b**	d	d	d	d	d	d	d	d	**b**	b	d	d	**b**	d	d	**b**	b	b	b	d	**b**	b	d	**b**	d	d	**b**	b	b	d	**b**	d	**b**	b	d	**b**	d
16	d	**b**	d	**b**	d	**b**	b	d	**b**	b	b	b	b	b	d	**b**	b	b	b	d	**b**	d	d	**b**	b	b	b	d	d	d	d	**b**	b	d	**b**	d	d	**b**	b	d
17	d	**b**	d	**b**	d	**b**	b	d	d	**b**	b	b	b	b	b	d	d	d	**b**	d	**b**	d	d	d	**b**	b	d	d	**b**	b	b	d	**b**	b	b	d	**b**	b	b	d
18	b	b	b	d	**b**	b	d	**b**	b	d	d	d	**b**	b	d	**b**	b	b	b	d	d	**b**	b	d	d	d	d	**b**	b	d	**b**	b	d	**b**	d	**b**	d	**b**	b	b
19	b	d	d	d	d	d	**b**	d	d	**b**	d	**b**	d	**b**	b	b	b	b	d	**b**	b	d	d	**b**	d	**b**	b	b	b	b	d	d	**b**	d	**b**	b	b	b	d	**b**
20	b	b	d	d	d	d	d	d	**b**	d	d	**b**	b	d	**b**	d	**b**	d	d	**b**	b	b	b	b	b	b	d	**b**	b	d	d	**b**	d	**b**	d	**b**	d	d	**b**	b
21	b	b	b	d	d	d	**b**	d	**b**	d	**b**	d	**b**	b	b	d	d	**b**	d	**b**	d	d	**b**	d	**b**	b	b	b	d	d	d	**b**	b	d	**b**	b	b	b	b	b
22	d	d	**b**	d	d	d	d	**b**	b	d	d	**b**	b	d	**b**	d	d	d	d	**b**	d	**b**	d	d	**b**	d	d	d	d	**b**	b	b	b	d	**b**	d	**b**	d	d	d
23	b	d	**b**	d	d	d	**b**	d	d	**b**	b	d	d	**b**	b	b	b	b	b	b	b	b	b	b	d	**b**	d	**b**	b	d	**b**	d	d	**b**	d	**b**	b	b	d	**b**
24	b	b	b	d	d	d	**b**	b	b	d	**b**	d	**b**	d	**b**	d	**b**	d	d	**b**	d	**b**	b	b	d	d	d	d	**b**	b	d	**b**	d	d	d	**b**	b	b	b	b
25	b	b	b	d	**b**	d	d	d	**b**	d	**b**	d	**b**	b	d	d	d	**b**	b	b	b	d	d	**b**	b	d	d	**b**	b	d	**b**	b	d	d	**b**	b	b	d	**b**	d
26	d	d	d	**b**	b	b	d	**b**	b	b	d	d	**b**	b	b	d	d	**b**	d	d	**b**	d	**b**	b	b	b	b	d	**b**	d	**b**	d	d	d	d	**b**	d	**b**	b	d
27	d	**b**	d	d	d	d	d	d	d	**b**	b	b	b	b	d	d	d	**b**	b	d	**b**	d	d	**b**	d	**b**	b	d	**b**	d	**b**	b	b	d	**b**	d	**b**	b	b	b
28	d	d	d	d	**b**	b	b	d	d	d	**b**	d	**b**	d	**b**	b	d	d	**b**	d	d	d	**b**	d	d	**b**	d	**b**	d	**b**	d	d	**b**	b	b	b	d	d	d	d
29	d	**b**	b	d	d	d	d	**b**	b	b	d	d	**b**	b	d	d	**b**	b	b	d	d	**b**	d	d	d	**b**	b	d	**b**	d	**b**	d	**b**	d	d	**b**	b	d	d	d
30	d	**b**	b	b	d	d	**b**	d	d	d	**b**	b	b	b	b	b	d	**b**	b	d	d	**b**	b	d	d	d	**b**	d	**b**	b	b	d	d	**b**	d	**b**	d	d	**b**	b
31	d	**b**	d	d	d	**b**	b	d	**b**	d	**b**	b	d	d	**b**	d	d	**b**	b	b	d	**b**	b	d	**b**	b	b	b	d	**b**	b	d	d	d	**b**	b	d	d	d	d
32	b	d	d	**b**	b	d	d	d	**b**	d	d	**b**	b	b	b	d	d	d	d	**b**	b	d	**b**	d	d	**b**	d	**b**	b	b	d	d	**b**	d	**b**	d	d	d	d	**b**
33	d	**b**	b	d	d	d	d	**b**	b	d	d	**b**	b	b	b	d	d	d	**b**	d	d	d	**b**	d	**b**	b	d	**b**	d	**b**	b	b	d	d	d	d	**b**	d	**b**	d
34	b	b	d	**b**	d	d	**b**	b	d	**b**	d	d	**b**	d	**b**	b	d	d	**b**	d	d	d	d	d	**b**	b	d	d	d	**b**	d	d	**b**	d	**b**	b	b	d	d	d
35	d	**b**	d	d	d	d	**b**	b	d	**b**	b	d	**b**	b	b	d	d	**b**	d	d	d	d	d	**b**	b	d	**b**	b	d	**b**	b	b	d	d	**b**	b	b	d	**b**	d
36	d	d	d	**b**	d	d	d	d	**b**	d	d	**b**	d	d	**b**	b	d	**b**	b	d	d	d	**b**	d	d	**b**	b	b	b	d	d	**b**	d	d	**b**	d	d	d	**b**	d
37	b	d	d	d	**b**	d	**b**	d	**b**	d	**b**	d	d	**b**	b	d	d	d	**b**	b	b	d	d	d	d	d	**b**	d	d	**b**	b	d	**b**	d	d	d	d	d	d	**b**
38	d	d	d	**b**	b	d	**b**	d	d	**b**	b	b	d	d	d	**b**	b	d	**b**	d	d	**b**	d	d	**b**	b	d	d	d	d	d	d	d	**b**	b	d	**b**	d	d	**b**
39	d	**b**	d	**b**	b	d	d	**b**	b	d	**b**	b	b	b	d	d	d	d	d	d	**b**	d	**b**	d	**b**	b	b	b	d	d	d	**b**	b	b	d	**b**	b	d	**b**	d
40	d	**b**	d	d	d	d	d	**b**	b	d	**b**	b	b	d	**b**	d	d	d	**b**	d	d	d	**b**	b	b	b	b	b	d	**b**	b	d	**b**	b	b	d	**b**	b	d	**b**

Übung 9 (8 Minuten)

Markieren Sie jedes b, das auf ein d folgt: d ~~b~~ d d ~~b~~ d ~~b~~ d

1 d b d b b b b b d b b d d d d b d d d d b d b d d d b b d b b d d b d d d d d b
2 b b d d d d b d d d b b d b d d b b d b d d d d d b d b d d b d d d d b b b d b
3 d b b d b d d b d d b d d b b b b b b b b b b d d b d b d d b d b b b d d b d d
4 d d d b b b b d d d b d b d b b b b b b d b d b b d b d d d d b b b b d d b d b
5 d b b b d b d b b d d d d b b d b d d b d d d d b d d b b d d d b b b d d d b b
6 b d d d b b b b d d d b d b d b b d b b d d b b d d b d d d d d b d b d d b b d
7 d d d b d d b d d d b d d b b b b d d d b d d b d b b d b b d b b b b d d d b b
8 d b d d b b b b b b d d b b d b b d b d b d b b b d d d b b b b b d b b b d d b
9 d b d b b b b b b b b d b b d d d d d d b d d d b b d b b d b d b d d b b d b b
10 d d d d d b d b b b b d d b d b d b d d b d d d b b b b b d d d b b d b d b b b
11 b b b d b d d b d d d b b d d b d b d d b b b d d d d b d d b d d d b d d b d d
12 d d d d d d b d b d b d d d d b b b d b b d d b b d b d b b b b d d d d b b d b
13 b d d b d d d b b b d d b d d d d d d d b d d b b d b d b b d b b d d b b d d b
14 b d b b b d b b b d d b d d b d d d d b b b b b d b b d d d b d b b d b d d b d
15 d d d b d b d d d d d b d b b d d d b b b d b b d d b b b d d b b d d d b d b d
16 d b b d b b b b d d b b d b d b b b b d d d b b d d b d d d b b d d b d b b d d
17 b d d d d b b d b b b b d b d b d b d d d d b d d d d b b d b b d d d b b d b b
18 b b b b d b d d d d b d d b d d d b d b d d b b b b d d d b b d d b d b d b d d
19 d b d d d b b b b b d d b b d d b b d b d b b d b d d d d b d d b b d d d b b d
20 d d d d d b d b d d d b b b d d b b d d d b d d d d d d b d b d b b d b d b b b
21 b b b b d b d d d d d d b b d d b d d b d b b d b b d b b d b d d d d b b d b b
22 b b d b b b d d d d b d b b d b b d d d d d b d d d b d b b b d b d d d b d b d
23 b b d d b d b d d b d d d b d d d b b d d b d d d d d d b b d d b b d b d d d b
24 d d b b d b b b d d d b d b b b d d d b d d b b d d b b b d b d d b b d d b b b
25 b b d b b b d b b b b d b b d d d d b d b d d d b b b d b b d d d d b d d b d b
26 d b b d d d d d b b d b b b b d d d d d b d b d b d d d b b b d b d b b d b d d
27 b b d b b d b b b d d b d b d b d d d d d b b b b b d d d b d d d b b d d b d b
28 b b d b d d d b b b b d b b b d b b d d b b b d b b d d b d b b d b b b d b b d
29 b d b d b b b b b d b b b b d b d b b d d b b d d d b b d b b d d b b b b d b d
30 b b d b b b d b b b b b d b b b d b b b d d d b b d d b b d b d d b d b d b b d
31 b b d d b b b b d b d d d d b d d d d b d b b b d b b d b b b b d b d b d d d b
32 b d d b b d b d b b d d b d b d d d d b b b d d d d d d d d b b d b d d b b d b
33 d b b d d d b b b d b b b d d b d d d d d b b b d d b d d d d b d b d d b d d b
34 d b b b d d d d b d b d b b d d b d d b d b b d b d d d d d d b b d b d d d d d
35 d b b d b b d d b d d d b b b d b d d d b d b b b d b b d d b b d b b b d d d d
36 d d b b b d b d b b d d d d d d b d b d d b b b d b b b b b b b d b d d b b d b
37 b b d d b d d d d d d d d b d b b d b b d d d b b d d d b d d d b d b d d b d b
38 d d d d d d b b b d b d b d d b b b d b d d b b b b b b b d d b d b b d b d d b
39 d b b b d d d d d d d d b d d d d b d b d d b d b b b b b d b d d b d d b d b b
40 b d b d b d d b b d b b b b b d b b b d d b d d d b b d d d d b b d b d b d d d

Lösung 9

Markieren Sie jedes b, das auf ein d folgt: d ~~b~~ d d ~~b~~ d ~~b~~ d

1	d	b	b	b	b	b	d	b	b	d	d	b	d	d	b	b	b	d	b	d	b	b	b	b	d	b	b	b	b	d	d	b	d	d	d	d	d	b	d	b
2	d	b	d	d	d	b	b	b	b	d	b	b	d	b	d	b	b	b	b	b	d	b	d	d	b	b	d	b	d	d	b	b	b	d	b	b	b	b	d	d
3	b	b	d	b	b	d	d	d	b	d	b	b	d	b	d	b	b	d	d	d	d	d	d	d	d	d	d	b	b	d	b	b	d	b	b	d	b	d	d	b
4	d	b	d	b	b	d	d	d	d	b	b	b	b	d	b	d	d	b	d	b	d	d	d	d	d	d	b	d	b	d	b	b	b	d	d	d	d	b	b	b
5	d	d	b	b	b	d	d	d	b	b	b	d	d	b	b	d	b	b	b	b	d	b	b	d	b	d	d	b	b	b	b	d	d	b	d	b	d	d	d	b
6	b	d	d	b	b	d	b	d	b	b	b	b	b	d	b	b	d	d	b	b	d	d	b	d	d	b	d	b	d	b	b	b	d	d	d	d	b	b	b	d
7	d	d	b	b	b	d	d	d	d	b	d	d	b	d	d	b	d	b	b	d	b	b	b	d	d	d	d	b	b	d	b	b	b	d	b	b	d	b	b	b
8	d	b	b	d	d	d	b	d	d	d	d	d	b	b	b	d	d	d	b	d	b	d	b	d	d	b	d	d	b	b	d	d	d	d	d	d	b	b	d	b
9	d	d	b	d	d	b	b	d	b	d	b	d	d	b	d	d	b	b	b	d	b	b	b	b	b	b	d	d	b	d	d	d	d	d	d	d	d	b	d	b
10	d	d	d	b	d	b	d	d	b	b	b	d	d	d	d	d	b	b	b	d	b	b	d	b	d	b	d	b	b	d	d	d	d	b	d	b	b	b	b	b
11	b	b	d	b	b	d	b	b	b	d	b	b	d	b	b	b	b	d	d	d	b	b	d	b	d	b	b	d	d	b	b	b	d	b	b	d	b	d	d	d
12	d	b	d	d	b	b	b	b	d	d	d	d	b	d	b	d	d	b	b	d	d	b	d	d	d	b	b	b	b	d	b	d	b	d	b	b	b	b	b	b
13	d	b	b	d	d	b	b	d	d	b	d	d	b	d	b	d	d	b	b	d	b	b	b	b	b	b	b	d	b	b	d	d	d	b	b	b	d	b	b	d
14	b	d	b	b	d	b	d	d	b	d	b	b	b	d	d	b	d	d	d	d	d	b	b	b	b	d	b	b	d	b	b	d	d	d	b	d	d	d	b	d
15	b	d	b	d	b	b	b	d	d	b	b	d	d	d	b	b	d	d	b	d	d	d	b	b	b	d	d	b	d	b	b	b	b	b	d	b	d	b	b	b
16	b	b	d	d	b	d	b	b	d	d	b	b	b	d	b	b	d	d	b	b	b	d	d	d	d	b	d	b	d	d	b	b	d	d	d	d	b	d	d	b
17	d	d	b	d	d	b	b	b	d	d	b	d	d	b	b	b	b	d	b	b	b	b	d	b	d	b	d	b	d	d	d	d	b	d	d	b	b	b	b	d
18	b	b	d	b	d	b	d	b	b	d	d	b	b	b	d	d	d	d	b	b	d	b	d	b	b	b	d	b	b	d	b	b	b	b	d	b	d	d	d	d
19	b	d	d	b	b	b	d	d	b	b	d	b	b	b	b	d	b	d	d	b	d	b	d	d	b	b	d	d	b	b	d	d	d	d	d	b	b	b	d	b
20	d	d	d	b	d	b	d	d	b	d	b	d	b	b	b	b	b	b	d	b	b	b	d	d	b	b	d	d	d	b	b	b	d	b	d	b	b	b	b	b
21	d	d	b	d	d	b	b	b	b	d	b	d	d	b	d	d	b	d	d	b	d	b	b	d	b	b	d	d	b	b	b	b	b	b	d	b	d	d	d	d
22	b	d	b	d	b	b	b	d	b	d	d	d	b	d	b	b	b	d	b	b	b	b	b	d	d	b	d	d	b	d	b	b	b	b	d	d	d	b	d	d
23	d	b	b	b	d	b	d	d	b	b	d	d	b	b	b	b	b	b	d	b	b	d	d	b	b	b	d	b	b	b	d	b	b	d	b	d	b	b	d	d
24	d	d	d	b	b	d	d	b	b	d	b	d	d	d	b	b	d	d	b	b	d	b	b	b	d	d	d	b	d	b	b	b	d	d	d	b	d	d	b	b
25	d	b	d	b	b	d	b	b	b	b	d	d	b	d	d	d	b	b	b	d	b	d	b	b	b	b	d	d	b	d	d	d	d	b	d	d	d	b	d	d
26	b	b	d	b	d	d	b	d	b	d	d	d	b	b	b	d	b	d	b	d	b	b	b	b	b	d	d	d	d	b	d	d	b	b	b	b	b	d	d	b
27	d	b	d	b	b	d	d	b	b	b	d	b	b	b	d	d	d	d	d	b	b	b	b	b	d	b	d	b	d	b	b	d	d	d	b	d	d	b	d	d
28	b	d	d	b	d	d	d	b	d	d	b	d	b	b	d	d	b	d	d	d	b	b	d	d	b	d	d	d	b	d	d	d	d	b	b	b	d	b	d	d
29	b	d	b	d	d	d	d	b	b	d	d	b	d	d	b	b	b	d	d	b	b	d	d	b	d	b	d	d	d	d	b	d	d	d	d	d	b	d	b	d
30	b	d	d	b	d	b	d	b	b	d	b	d	d	b	b	d	d	b	b	b	d	d	d	b	d	d	d	b	d	d	d	d	d	b	d	d	d	b	d	d
31	d	b	b	b	d	b	d	b	d	d	d	d	b	d	d	b	d	d	d	b	d	b	b	b	b	d	b	b	b	b	d	b	d	d	d	d	b	b	d	d
32	d	b	d	d	b	b	d	b	d	d	b	b	b	b	b	b	b	b	d	d	d	b	b	b	b	d	b	d	b	b	d	d	b	d	b	d	d	b	b	d
33	d	b	b	d	b	b	d	b	d	b	b	b	b	d	b	b	d	d	d	b	b	b	b	b	d	b	b	d	d	d	b	d	d	d	b	b	b	d	d	b
34	b	b	b	b	b	d	b	d	d	b	b	b	b	b	b	d	b	d	d	b	d	b	b	d	b	b	d	d	b	d	b	d	b	b	b	b	d	d	d	b
35	b	b	b	b	d	d	d	b	d	d	b	b	d	d	b	d	d	d	b	d	b	b	b	d	b	d	d	d	b	b	b	d	b	b	d	d	b	d	d	b
36	d	b	d	d	b	b	d	b	d	d	d	d	d	d	d	b	d	d	d	b	b	d	b	d	b	b	b	b	b	b	d	d	b	d	b	d	d	d	b	b
37	d	b	d	b	b	d	b	d	b	b	b	d	b	b	b	d	d	b	b	b	d	d	b	d	d	b	d	b	b	b	b	b	b	b	b	d	b	b	d	d
38	d	b	b	d	b	d	d	b	d	b	b	d	d	d	d	d	d	d	b	b	d	b	d	d	d	b	b	d	b	d	b	d	d	d	b	b	b	b	b	b
39	d	d	b	d	b	b	d	b	b	d	b	d	d	d	d	d	b	d	b	b	d	b	d	b	b	b	b	d	b	b	b	b	b	b	b	b	d	d	d	b
40	b	b	b	d	b	d	b	d	d	b	b	b	b	d	d	b	b	b	d	b	b	d	d	d	b	d	d	d	d	d	b	d	d	b	b	d	b	d	b	d

Übung 10 (8 Minuten)

Markieren Sie jedes b, auf das ein d folgt: d b̸ d d b̸ d b̸ d

1	b	b	d	b	b	b	b	b	b	b	b	d	d	d	b	d	d	d	d	d	b	d	b	d	b	d	d	d	b	d	d	b	d	b	d	b	b	b	d	b
2	b	b	d	b	b	d	d	d	d	d	b	b	d	b	b	d	d	b	d	d	b	d	b	d	d	d	d	b	d	d	b	d	d	b	d	d	d	d	b	b
3	b	b	d	b	d	b	d	b	b	d	b	d	d	d	b	b	b	b	b	b	b	d	d	d	d	b	d	b	b	d	d	b	d	b	b	d	d	d	b	b
4	d	b	d	b	d	d	b	d	b	b	b	d	d	b	d	d	d	d	b	d	b	b	b	b	b	b	d	b	b	b	b	d	b	b	b	d	d	b	d	b
5	d	d	d	d	b	b	b	d	d	b	d	b	b	d	b	d	b	b	d	b	d	d	b	b	b	b	d	b	d	d	b	b	d	d	b	b	d	d	b	b
6	d	b	d	d	b	b	d	d	d	b	b	b	b	d	d	b	b	b	b	d	b	b	d	b	b	b	b	b	d	b	d	b	d	d	b	d	d	b	d	b
7	b	d	b	d	d	b	b	d	d	d	b	d	d	d	d	b	b	d	d	b	d	d	d	b	b	d	d	b	d	b	b	d	b	b	b	b	b	b	b	d
8	d	d	b	d	b	d	d	d	b	b	d	d	b	b	b	b	b	d	d	d	b	d	b	b	d	b	d	b	d	d	b	b	b	b	b	d	d	b	d	d
9	b	b	d	b	b	b	b	b	d	b	d	b	b	d	d	b	d	d	d	d	b	b	d	b	b	b	b	d	d	b	b	b	b	b	b	d	b	d	b	d
10	b	d	b	b	d	d	b	d	b	b	b	b	b	d	d	b	d	d	b	b	d	b	d	d	b	d	b	b	b	b	b	d	b	b	d	d	b	b	b	b
11	b	b	d	b	b	d	d	d	b	d	b	b	d	b	b	d	b	b	d	b	d	b	d	d	b	b	d	d	d	d	b	b	b	b	b	d	d	d	b	b
12	b	b	d	b	d	b	b	b	d	d	d	b	b	d	b	b	d	d	b	b	b	d	b	b	d	b	b	b	d	d	d	b	b	b	d	b	d	d	b	b
13	d	d	b	d	b	d	b	b	d	d	d	b	d	b	d	b	b	b	b	d	b	d	d	d	d	b	b	b	d	d	b	b	b	b	b	d	d	b	d	d
14	d	d	d	d	d	b	d	b	d	b	b	d	b	d	b	b	d	d	d	b	d	d	b	b	b	b	d	b	b	d	b	b	d	b	b	d	d	d	d	d
15	d	d	d	d	b	b	d	b	b	b	d	d	b	d	d	d	b	d	b	d	b	b	b	b	b	b	b	d	b	d	d	b	d	b	d	b	d	b	b	b
16	d	b	d	d	d	b	b	b	d	b	d	d	b	b	b	b	b	b	d	b	d	b	d	b	b	d	b	d	b	b	b	b	d	d	b	b	b	b	d	d
17	b	b	b	b	b	b	d	d	d	d	b	b	d	b	b	d	d	d	b	b	d	b	d	d	b	b	d	d	d	b	b	b	b	d	b	d	b	d	b	d
18	d	b	b	b	b	b	d	b	b	d	d	d	b	b	b	d	d	b	d	b	b	d	d	d	b	d	b	d	b	b	b	b	d	b	d	d	b	b	b	d
19	b	b	b	b	b	b	d	b	d	b	b	d	b	b	d	d	d	b	d	b	b	b	b	b	d	d	b	b	d	b	d	b	b	b	d	b	d	d	d	b
20	b	d	d	b	b	b	b	b	b	b	d	d	b	b	d	b	b	b	d	b	b	d	b	b	d	b	d	d	d	d	b	b	d	d	b	d	b	b	b	d
21	b	b	d	b	d	b	b	b	b	b	b	d	d	b	b	b	b	d	b	d	b	d	b	b	d	d	d	d	b	b	b	d	d	d	b	d	b	d	b	b
22	d	d	d	d	b	b	d	d	d	d	d	d	d	d	b	d	d	b	b	d	b	b	d	b	d	d	b	b	b	d	b	d	b	d	d	d	b	d	b	d
23	b	d	b	b	b	d	b	b	b	d	b	b	d	d	d	b	d	d	b	d	d	d	d	d	b	b	b	d	b	d	d	d	b	d	b	d	d	d	d	d
24	d	b	d	d	d	b	b	b	d	d	d	b	d	d	d	d	b	d	d	b	d	b	d	b	b	d	d	d	b	d	b	d	d	d	d	d	b	d	b	b
25	b	b	d	d	b	b	b	d	d	d	b	d	d	b	b	d	b	d	b	b	d	b	b	d	d	d	b	d	d	d	b	b	b	b	d	b	d	b	b	b
26	d	b	b	d	b	d	b	b	d	b	b	b	d	d	d	b	d	b	d	b	b	b	b	b	b	b	b	d	d	b	d	d	b	d	b	b	b	b	d	d
27	d	b	d	b	b	d	d	b	d	d	b	b	b	b	d	d	b	d	b	d	b	d	d	d	b	b	b	b	b	b	b	d	b	d	d	b	b	b	b	d
28	b	b	d	d	b	b	d	d	d	b	d	b	d	d	b	b	b	d	b	d	b	b	d	d	b	b	b	d	b	b	b	d	d	b	b	d	d	d	b	b
29	d	b	d	b	d	b	b	d	b	b	b	b	d	d	b	d	b	b	d	b	b	b	b	b	d	d	d	b	d	d	b	b	b	d	d	b	d	d	b	b
30	d	b	b	d	d	b	d	d	d	d	b	b	b	b	b	d	d	d	d	b	b	d	b	b	d	b	b	d	b	d	d	d	b	b	b	d	b	d	b	d
31	d	b	d	d	b	b	d	d	d	d	b	d	b	d	d	d	d	d	b	d	d	d	d	d	b	d	b	b	d	b	b	b	d	d	b	d	b	b	d	b
32	b	b	b	d	d	d	b	d	d	b	b	b	b	b	b	d	b	b	d	b	d	d	b	d	d	d	d	b	b	b	d	b	b	d	d	b	b	d	b	d
33	b	d	d	b	d	d	d	b	b	d	b	b	d	d	b	b	d	b	b	d	d	b	d	d	d	d	d	d	b	b	b	b	d	d	d	b	d	b	d	d
34	d	d	d	b	d	b	d	b	b	d	d	d	b	b	b	b	d	b	b	d	d	d	d	b	d	b	d	b	b	d	b	b	b	b	b	d	b	b	d	b
35	b	b	b	d	d	d	d	b	d	b	b	d	d	b	d	d	d	d	d	d	b	d	b	b	d	b	b	b	d	d	d	b	d	b	d	b	b	d	b	b
36	d	b	d	b	d	d	b	b	d	b	b	b	d	d	b	b	d	d	d	b	b	d	b	d	b	d	b	b	b	b	b	d	d	b	b	b	b	d	d	d
37	d	b	d	b	d	d	d	b	d	b	d	d	d	b	d	b	d	b	b	b	b	b	b	b	d	d	d	b	d	b	b	b	b	d	d	b	d	b	b	b
38	b	d	d	d	d	d	d	d	d	b	d	d	b	b	d	d	d	d	b	d	b	b	d	d	b	b	b	d	b	b	d	b	d	d	b	b	d	b	d	d
39	b	b	b	b	d	b	b	d	b	b	b	d	b	b	d	b	b	d	b	b	d	b	b	b	d	d	b	b	b	d	d	d	b	d	d	b	b	d	d	b
40	b	b	b	d	d	d	b	d	d	b	b	d	d	b	d	d	d	d	b	d	d	d	d	b	d	b	b	b	b	d	b	b	d	b	d	d	d	b	d	b

Lösung 10

Markieren Sie jedes b, auf das ein d folgt: d ~~b~~ d d ~~b~~ d ~~b~~ d

1	d	b	**d**	d	d	b	**d**	b	**d**	b	b	**d**	b	b	b	**d**	b	**d**	b	**d**	b	b	b	b	b	**d**	b	b	b	**d**	d	d	d	d	d	d	d	b	**d**	d
2	d	d	b	b	b	b	**d**	b	b	**d**	b	b	**d**	b	b	b	b	**d**	b	**d**	b	b	**d**	b	b	**d**	d	b	**d**	d	b	b	b	b	b	**d**	d	b	**d**	d
3	d	d	b	b	b	**d**	d	b	**d**	b	b	**d**	d	b	**d**	b	b	b	b	**d**	d	d	d	d	d	d	b	b	b	**d**	b	**d**	d	b	**d**	b	**d**	b	**d**	d
4	d	b	**d**	b	b	**d**	d	d	b	**d**	d	d	d	b	**d**	d	d	d	d	d	b	**d**	b	b	b	b	**d**	b	b	**d**	d	d	b	**d**	b	b	**d**	b	**d**	b
5	d	d	b	b	**d**	d	b	b	**d**	d	b	b	**d**	b	**d**	d	d	d	b	b	**d**	b	**d**	d	b	**d**	b	**d**	d	b	**d**	b	b	**d**	d	d	b	b	b	b
6	d	b	**d**	b	b	**d**	b	b	**d**	b	**d**	b	**d**	d	d	d	d	b	**d**	d	b	**d**	d	d	d	b	b	**d**	d	d	d	b	b	b	**d**	d	b	b	**d**	b
7	b	**d**	d	d	d	d	d	b	**d**	d	b	**d**	b	b	**d**	d	b	b	b	**d**	b	b	b	**d**	d	b	b	b	b	**d**	b	b	b	**d**	d	b	b	**d**	b	**d**
8	b	b	**d**	b	b	**d**	d	d	d	d	b	b	**d**	b	**d**	b	**d**	d	b	**d**	b	b	b	**d**	d	d	d	d	b	b	**d**	d	b	b	b	**d**	b	**d**	b	b
9	b	**d**	b	**d**	b	**d**	d	d	d	d	d	b	b	**d**	d	d	d	b	**d**	d	b	b	b	b	**d**	b	b	**d**	d	b	**d**	b	**d**	d	d	d	d	b	**d**	d
10	d	d	d	d	b	b	**d**	d	b	**d**	d	d	d	d	b	**d**	b	b	**d**	b	**d**	d	b	b	**d**	b	b	**d**	d	d	d	d	b	**d**	b	b	**d**	d	b	**d**
11	d	d	b	b	b	**d**	d	d	d	d	b	b	b	b	**d**	d	b	b	**d**	b	**d**	b	**d**	d	b	**d**	d	b	**d**	d	b	**d**	b	b	b	**d**	d	b	**d**	d
12	d	d	b	b	**d**	b	**d**	d	d	b	b	b	**d**	d	d	b	**d**	d	b	**d**	d	d	b	b	**d**	d	b	**d**	d	b	b	b	**d**	d	d	b	**d**	b	**d**	d
13	b	b	**d**	b	b	**d**	d	d	d	d	b	b	**d**	d	d	b	b	b	b	**d**	b	**d**	d	d	d	b	**d**	b	**d**	b	b	b	**d**	d	b	**d**	b	**d**	b	b
14	b	b	b	b	b	**d**	d	b	**d**	d	b	**d**	d	b	**d**	d	d	d	b	b	**d**	b	b	b	**d**	d	b	**d**	b	**d**	d	b	**d**	b	**d**	b	b	b	b	b
15	d	d	d	b	**d**	b	**d**	b	**d**	b	b	**d**	b	**d**	d	d	d	d	d	d	b	**d**	b	**d**	b	b	b	**d**	b	b	**d**	d	d	b	**d**	d	b	b	b	b
16	b	b	**d**	d	d	d	b	b	**d**	d	d	d	b	**d**	b	**d**	d	b	**d**	b	**d**	b	**d**	d	d	d	d	d	b	b	**d**	b	**d**	d	d	b	b	b	**d**	b
17	b	**d**	b	**d**	b	**d**	b	**d**	d	d	d	b	b	b	**d**	d	b	b	**d**	b	**d**	d	b	b	b	**d**	d	b	**d**	d	b	b	b	b	**d**	d	d	d	d	d
18	b	**d**	d	d	b	b	**d**	b	**d**	d	d	d	b	**d**	b	**d**	b	b	b	**d**	d	b	**d**	b	b	**d**	d	d	b	b	b	**d**	d	b	**d**	d	d	d	d	b
19	d	b	b	b	**d**	b	**d**	d	d	b	**d**	b	**d**	d	b	b	**d**	d	d	d	d	b	**d**	b	b	b	**d**	d	b	**d**	d	b	**d**	b	**d**	d	d	d	d	d
20	b	**d**	d	d	b	**d**	b	b	**d**	d	b	b	b	b	**d**	b	**d**	d	b	**d**	d	b	**d**	d	d	b	**d**	d	b	b	**d**	d	d	d	d	d	d	b	b	**d**
21	d	d	b	**d**	b	**d**	b	b	b	**d**	d	d	b	b	b	b	**d**	d	b	**d**	b	**d**	b	**d**	d	d	d	b	b	**d**	d	d	d	d	d	b	**d**	b	**d**	d
22	b	**d**	b	**d**	b	b	b	**d**	b	**d**	b	**d**	d	d	b	b	**d**	b	**d**	d	b	**d**	d	b	b	**d**	b	b	b	b	b	b	b	b	**d**	d	b	b	b	b
23	b	b	b	b	b	**d**	b	**d**	b	b	b	**d**	b	**d**	d	d	b	b	b	b	b	**d**	b	b	**d**	b	b	b	**d**	d	b	**d**	d	d	b	**d**	d	d	b	**d**
24	d	d	b	**d**	b	b	b	b	b	**d**	b	**d**	b	b	b	**d**	d	b	**d**	b	**d**	b	b	**d**	b	b	b	b	**d**	b	b	b	**d**	d	d	b	b	b	**d**	b
25	d	d	d	b	**d**	b	**d**	d	d	d	b	b	b	**d**	b	b	b	**d**	d	b	**d**	d	b	**d**	b	**d**	d	b	b	**d**	b	b	b	**d**	d	d	b	b	**d**	d
26	b	b	**d**	d	d	d	b	**d**	b	b	**d**	b	b	**d**	d	d	d	d	d	d	d	b	**d**	b	**d**	b	b	b	**d**	d	d	b	**d**	d	b	**d**	b	**d**	d	b
27	b	**d**	d	d	d	b	b	**d**	b	**d**	d	d	d	d	d	d	b	b	b	**d**	b	**d**	b	**d**	b	b	**d**	d	d	d	b	b	**d**	b	b	**d**	d	b	**d**	b
28	d	d	b	b	b	**d**	d	b	b	**d**	d	d	b	**d**	d	d	b	b	**d**	d	b	**d**	b	**d**	d	d	b	b	**d**	b	**d**	b	b	b	**d**	d	b	b	**d**	d
29	d	d	b	b	**d**	b	b	**d**	d	d	b	b	**d**	b	b	b	**d**	d	d	d	d	b	**d**	d	b	**d**	b	b	**d**	d	d	d	b	**d**	d	b	**d**	b	**d**	b
30	b	**d**	b	**d**	b	**d**	d	d	b	b	b	**d**	b	**d**	d	b	**d**	d	b	**d**	d	b	b	b	b	**d**	d	d	d	d	b	b	b	b	**d**	b	b	**d**	d	b
31	d	b	**d**	d	b	**d**	b	b	**d**	d	d	b	**d**	d	b	**d**	b	b	b	b	b	**d**	b	b	b	b	b	**d**	b	**d**	b	b	b	b	**d**	d	b	b	**d**	b
32	b	**d**	b	**d**	d	b	b	**d**	d	b	**d**	d	d	b	b	b	b	**d**	b	b	**d**	b	**d**	d	b	**d**	d	d	d	d	d	b	b	**d**	b	b	b	**d**	d	d
33	b	b	**d**	b	**d**	b	b	b	**d**	d	d	d	b	b	b	b	b	b	**d**	b	b	**d**	d	b	**d**	d	b	b	**d**	d	b	**d**	d	b	b	b	**d**	b	b	**d**
34	d	b	**d**	d	b	**d**	d	d	d	d	b	**d**	d	b	**d**	b	**d**	b	b	b	b	**d**	d	b	**d**	d	d	d	b	b	b	**d**	d	b	**d**	b	**d**	b	b	b
35	d	d	b	**d**	d	b	**d**	b	**d**	b	b	b	**d**	d	d	b	**d**	d	b	**d**	b	b	b	b	b	b	**d**	b	b	**d**	d	b	**d**	b	b	b	b	**d**	d	d
36	b	b	b	**d**	d	d	d	b	b	**d**	d	d	d	d	b	**d**	b	**d**	b	**d**	d	b	b	b	**d**	d	b	b	**d**	d	d	b	**d**	d	b	b	**d**	b	**d**	b
37	d	d	d	b	**d**	b	b	**d**	d	d	d	b	**d**	b	b	b	**d**	d	d	d	d	d	d	b	**d**	b	**d**	b	b	b	**d**	b	**d**	b	b	b	**d**	b	**d**	b
38	b	b	**d**	b	**d**	d	b	b	**d**	b	**d**	d	b	**d**	d	d	b	b	**d**	d	b	**d**	b	b	b	b	**d**	d	b	b	**d**	b	b	b	b	b	b	b	b	**d**
39	d	b	b	**d**	d	b	b	**d**	b	b	b	**d**	d	d	b	b	**d**	d	d	b	**d**	d	b	**d**	d	b	**d**	d	b	**d**	d	d	b	**d**	d	b	**d**	d	d	d
40	d	b	**d**	b	b	b	**d**	b	**d**	d	b	**d**	d	d	d	b	**d**	b	b	b	b	**d**	b	b	b	b	**d**	b	b	**d**	d	b	b	**d**	b	b	b	**d**	d	d

Übung 11 (8 Minuten)

Markieren Sie jedes q, das auf ein p folgt, und jedes d, das auf ein b folgt: p q b b d p q

1	p	p	q	p	b	d	b	q	b	d	q	d	q	d	d	d	b	q	p	q	b	d	b	d	b	q	q	d	p	b	p	q	d	p	q	p	q	d	b	d
2	p	q	p	d	d	p	q	d	p	q	p	q	b	d	p	d	q	q	d	q	b	d	b	p	b	q	p	q	b	d	b	q	q	b	b	d	b	b	p	q
3	d	p	p	q	p	q	q	d	d	p	q	p	q	p	d	q	p	d	b	d	p	d	b	b	d	p	d	d	b	b	d	q	p	q	p	q	p	q	q	d
4	q	b	d	q	d	p	p	p	q	q	b	q	d	p	b	d	b	p	q	p	p	p	q	p	p	q	p	q	d	b	d	d	b	d	b	d	q	d	q	b
5	b	d	d	q	d	d	b	d	b	d	q	d	q	p	b	q	b	d	q	p	q	b	d	q	p	p	p	q	q	p	q	b	d	b	d	b	b	b	p	p
6	p	q	b	b	d	b	d	d	b	d	p	p	p	q	b	d	d	p	d	q	d	p	d	p	q	b	d	p	q	b	p	p	d	p	q	b	q	q	d	q
7	b	b	b	q	q	b	p	q	b	d	b	d	q	p	d	q	q	p	q	d	b	p	q	q	b	d	b	d	p	q	p	b	p	q	b	d	d	p	d	q
8	p	b	d	b	b	q	q	b	d	p	q	d	d	b	d	b	d	p	p	q	p	q	p	p	q	b	b	q	b	d	q	d	d	q	d	q	q	p	p	q
9	p	p	q	p	q	d	q	p	b	b	d	b	b	q	b	p	q	b	d	d	q	b	d	d	d	b	d	p	b	b	d	p	d	p	q	p	p	q	b	p
10	p	b	p	b	d	p	q	b	d	b	d	d	b	d	b	q	d	p	q	q	p	p	p	p	q	q	d	p	b	d	p	q	q	b	p	q	d	q	p	b
11	q	b	b	d	p	q	d	d	p	q	b	d	p	q	b	q	b	p	p	b	p	b	d	p	q	b	p	b	q	p	q	b	d	p	q	d	p	d	p	d
12	d	p	p	q	d	b	b	d	p	d	q	q	q	q	q	p	p	p	q	p	p	b	d	b	p	q	q	b	d	b	d	p	b	d	p	b	d	b	d	p
13	p	q	q	b	d	d	b	p	q	q	b	p	b	d	d	p	d	p	b	b	d	b	d	p	q	q	b	d	b	b	d	b	q	b	p	p	p	p	p	q
14	d	p	q	q	p	b	p	p	d	b	b	b	b	b	d	b	d	p	d	d	p	q	p	q	d	p	b	b	d	b	q	p	q	p	q	d	p	q	p	q
15	q	p	q	p	b	d	q	p	d	p	p	q	b	d	b	b	d	d	p	q	q	b	d	b	p	b	d	d	p	b	p	q	p	q	b	q	q	p	d	d
16	q	d	p	p	p	b	d	q	q	q	p	q	b	d	p	d	p	q	b	p	p	b	d	b	d	p	b	d	d	d	q	p	q	p	b	d	p	b	d	b
17	q	b	p	b	p	q	d	b	d	p	q	b	p	p	q	q	b	b	p	b	d	b	b	d	d	b	d	p	b	b	p	q	q	b	d	b	p	p	q	d
18	p	p	b	d	d	b	p	d	p	q	q	p	q	d	b	d	q	b	q	q	p	b	b	b	d	q	b	b	d	p	q	q	b	d	p	q	q	p	q	d
19	d	d	b	q	b	p	q	b	d	p	b	d	p	q	b	d	d	b	q	p	b	d	b	d	b	d	d	p	d	q	p	b	q	p	d	q	p	q	p	q
20	q	b	d	d	b	b	d	b	d	p	b	p	d	b	d	p	q	q	p	p	q	d	b	d	p	q	d	q	p	p	p	q	q	d	b	p	q	p	p	b
21	q	d	q	q	d	p	q	b	p	d	p	q	q	p	p	p	b	d	d	b	d	p	q	p	q	b	d	p	q	b	p	q	b	p	b	d	p	d	b	b
22	b	p	d	b	b	p	q	d	p	q	b	d	d	q	q	p	q	q	b	p	d	p	q	d	d	b	b	d	b	b	p	p	q	b	b	d	b	d	b	d
23	b	p	q	q	b	d	p	p	q	d	p	p	p	q	b	d	p	q	q	q	d	d	p	b	d	b	d	p	d	p	b	q	b	d	q	q	b	q	p	q
24	q	q	p	b	d	q	b	d	b	d	p	p	q	p	q	b	b	p	q	d	q	p	d	p	d	p	b	d	b	d	b	b	d	d	d	q	p	b	d	b
25	q	p	q	p	q	p	p	q	d	b	b	d	p	q	q	d	b	q	b	d	b	d	q	q	p	q	q	b	d	p	b	p	d	d	p	p	q	d	p	d
26	p	q	d	b	d	q	q	p	p	q	p	b	q	b	b	d	p	p	q	d	d	p	p	q	b	d	p	d	p	b	q	d	p	q	b	d	d	q	p	q
27	q	p	p	q	b	d	p	p	b	d	q	q	b	d	b	d	b	p	q	b	d	d	d	p	p	b	p	q	q	d	p	q	q	p	b	d	d	d	b	q
28	b	d	p	b	d	b	b	p	q	p	b	p	p	q	p	q	d	q	p	q	d	b	b	d	d	b	p	b	p	b	d	d	p	q	b	d	q	q	p	p
29	b	d	d	p	q	b	d	d	b	p	q	q	b	d	b	p	b	b	p	d	p	q	p	b	q	q	p	q	q	p	b	d	p	p	q	p	q	q	d	b
30	p	d	d	b	p	q	p	q	b	b	d	p	q	d	q	b	d	q	p	p	q	p	b	b	d	d	b	p	d	d	p	q	b	d	b	b	d	b	q	q
31	q	b	d	b	d	q	d	b	p	q	p	b	b	b	q	b	d	p	d	b	q	q	p	b	d	p	q	b	d	b	d	p	q	p	p	q	p	p	d	q
32	p	p	d	q	b	d	q	b	p	q	b	p	b	d	d	d	p	b	d	q	p	p	q	b	d	p	q	d	b	d	b	p	p	q	b	d	q	d	q	q
33	p	q	b	q	d	d	b	d	q	q	p	q	q	d	d	d	b	d	b	d	p	q	p	q	q	p	p	d	b	d	b	b	d	p	q	b	q	q	p	d
34	p	q	q	d	p	b	d	q	p	d	p	q	p	b	d	p	b	d	d	b	d	d	p	q	b	b	d	p	p	p	q	q	q	b	d	b	p	d	d	q
35	b	b	d	p	p	q	p	q	p	q	p	q	b	p	b	d	d	p	q	q	q	d	b	q	p	q	q	b	q	p	d	d	p	p	b	q	b	d	b	d
36	d	b	d	b	p	p	q	q	b	p	q	b	d	p	d	p	d	q	p	p	q	d	q	d	p	b	d	b	q	b	d	p	p	q	p	q	b	b	d	q
37	q	q	p	d	b	d	d	p	p	q	p	q	d	b	d	b	q	b	q	p	q	p	q	b	q	b	d	q	b	p	d	b	b	b	d	p	q	b	d	b
38	b	d	p	q	q	d	p	p	b	b	q	d	p	p	d	q	b	d	d	p	q	p	q	q	p	q	q	b	d	b	d	b	d	b	d	d	p	d	q	p
39	b	b	b	p	q	q	b	d	b	d	p	q	p	q	b	q	b	b	p	b	d	p	q	d	b	p	p	q	p	p	q	d	q	b	d	d	q	d	b	p
40	b	b	d	d	b	b	d	b	b	p	d	p	p	q	b	p	q	b	d	p	q	p	q	d	b	p	q	q	b	p	q	d	p	d	b	b	b	p	q	q

Lösung 11

Markieren Sie jedes q, das auf ein p folgt, und jedes d, das auf ein b folgt: p q b b d p q

1	b	d	b	p	q	p	q	b	p	q	d	q	b	p	p	d	b	d	b	d	p	q	p	d	b	b	b	p	b	p	b	d	p	d	b	d	q	p	q	q
2	p	q	d	d	b	d	d	p	p	d	b	d	p	q	p	d	q	d	b	d	p	b	p	p	b	q	b	d	p	q	p	q	b	p	q	b	b	q	p	q
3	b	p	p	q	p	q	p	q	p	b	d	d	b	b	q	b	d	d	b	q	b	d	b	q	p	b	q	p	q	p	q	b	b	p	p	q	p	q	q	b
4	d	p	b	p	b	d	b	d	b	b	d	b	p	q	p	q	q	p	q	q	q	p	q	d	b	d	q	b	p	d	p	p	q	q	q	b	p	b	d	p
5	q	q	d	d	d	b	d	b	d	p	q	p	p	q	q	q	p	b	d	p	q	p	b	d	p	d	q	p	b	p	b	d	b	d	b	b	p	b	b	d
6	p	b	p	p	d	p	q	b	q	q	d	p	q	b	d	p	q	b	q	b	p	b	q	b	b	d	p	q	q	q	b	d	b	b	d	b	d	d	p	q
7	p	b	q	b	b	d	p	q	d	q	p	q	b	d	b	d	p	p	q	d	b	p	q	p	p	b	q	p	b	d	b	d	p	q	d	p	p	d	d	d
8	p	q	q	p	p	b	p	b	b	p	b	d	p	d	d	p	q	q	p	q	p	q	q	b	d	b	d	b	b	p	q	b	d	p	p	d	d	b	d	q
9	q	d	p	q	q	p	q	b	q	b	d	d	q	b	d	b	b	b	d	p	b	b	d	p	q	d	p	d	d	b	d	d	q	p	b	p	q	p	q	q
10	d	q	p	b	p	q	d	p	p	q	b	d	q	b	p	p	q	q	q	q	p	p	q	b	p	d	b	d	b	b	d	b	d	p	q	b	d	q	d	q
11	b	q	b	q	b	p	q	b	d	p	q	p	d	q	d	p	q	b	d	q	d	q	q	d	p	d	p	q	b	d	p	q	b	b	p	q	b	d	d	p
12	q	b	d	b	d	q	b	d	q	b	d	b	d	p	p	q	d	b	d	q	q	p	q	q	q	p	p	p	p	p	b	q	b	d	d	b	p	q	q	b
13	p	q	q	q	q	q	d	p	d	b	d	d	b	d	p	p	q	b	d	b	d	d	q	b	q	b	b	d	q	d	p	p	q	d	b	b	d	p	p	q
14	p	q	p	q	b	p	q	p	q	p	d	b	d	d	q	b	p	q	p	q	b	b	q	b	d	b	d	d	d	d	d	b	q	q	d	q	p	p	q	b
15	b	b	q	p	p	d	p	q	p	q	d	q	b	b	d	q	d	b	d	p	p	q	b	b	d	d	b	d	p	q	q	b	q	p	b	d	q	p	q	p
16	d	b	d	q	b	d	q	p	q	p	b	b	b	d	q	b	d	b	d	q	q	d	p	q	b	q	b	d	p	q	p	p	p	b	d	q	q	q	b	p
17	b	p	q	q	d	b	d	p	p	q	d	d	q	b	d	b	b	d	d	b	d	q	d	d	p	p	q	q	d	p	q	b	d	b	p	q	d	q	d	p
18	b	p	q	p	p	q	b	d	p	p	q	b	d	d	p	b	d	d	d	q	p	p	d	p	b	d	b	p	q	p	p	q	b	q	d	b	b	d	q	q
19	p	q	p	q	p	b	q	p	d	q	p	b	q	b	b	d	b	d	b	d	q	p	d	b	b	d	p	q	b	d	q	b	d	p	q	d	p	d	b	b
20	d	q	q	p	q	d	b	p	p	q	q	q	p	b	p	q	b	d	b	p	q	q	p	p	q	b	d	b	q	d	q	b	d	b	d	d	b	b	d	p
21	d	d	b	q	b	d	q	d	p	q	d	p	q	b	d	p	q	p	q	b	d	b	b	d	q	q	q	p	p	q	b	q	d	p	q	b	p	p	b	p
22	b	d	b	d	b	d	d	p	q	q	d	d	b	d	d	b	b	p	q	b	q	d	p	p	q	p	p	b	b	d	p	q	b	p	q	d	d	b	q	d
23	p	q	p	d	p	p	b	d	p	d	q	b	q	b	d	b	d	q	b	b	p	p	p	q	b	d	p	q	q	q	b	p	q	q	b	d	p	p	q	d
24	d	b	d	q	p	b	b	b	d	d	b	d	b	d	q	b	q	b	q	p	b	p	q	d	d	p	q	p	q	q	b	d	b	d	p	b	d	q	p	p
25	b	q	b	p	q	q	b	b	q	d	q	b	d	p	p	q	p	p	b	d	b	d	p	d	b	p	p	q	b	d	d	b	p	q	q	p	q	p	q	p
26	p	q	p	b	b	d	p	q	b	p	d	q	b	q	b	d	p	q	q	b	b	p	q	q	b	d	d	p	d	q	p	q	q	p	p	b	d	b	p	q
27	p	d	b	b	b	d	q	p	p	q	b	p	p	q	d	q	q	b	b	b	d	p	q	d	b	d	b	d	p	p	b	d	q	q	b	d	p	q	q	p
28	q	q	p	p	b	d	p	q	b	b	d	q	d	q	d	b	b	d	d	b	p	q	p	b	p	q	p	q	q	d	q	p	q	d	d	b	d	q	b	d
29	d	b	p	p	q	p	q	q	b	d	q	p	p	q	p	p	d	q	p	q	b	q	d	d	q	d	b	d	p	p	q	d	b	b	d	p	q	b	b	d
30	p	p	d	b	d	d	b	d	p	q	b	b	q	d	b	b	d	d	q	p	q	q	p	b	d	p	b	p	q	b	d	d	p	q	p	q	d	b	b	q
31	p	b	q	q	p	q	q	p	q	b	d	b	d	p	q	b	d	q	p	p	d	b	q	b	d	p	d	d	d	q	p	q	d	b	p	b	d	b	d	p
32	p	p	b	p	b	d	p	q	q	d	b	d	b	p	q	b	d	p	q	q	p	b	d	q	b	b	b	d	q	d	p	q	d	p	b	d	p	b	q	q
33	b	q	p	p	d	p	q	b	d	d	b	d	b	q	q	p	p	q	p	q	b	d	b	d	b	b	b	p	p	q	p	p	b	d	b	b	p	d	p	q
34	p	b	b	q	d	b	d	p	p	p	q	q	q	b	d	d	p	q	b	b	d	b	b	d	q	b	d	q	p	q	b	q	p	b	d	q	b	p	p	q
35	b	d	b	d	p	d	q	q	b	b	q	p	d	p	p	q	p	d	b	p	p	p	q	b	b	d	q	d	p	q	p	q	p	q	p	q	q	b	d	d
36	p	b	d	d	p	q	p	q	q	b	d	p	d	b	d	q	b	p	b	p	q	q	p	b	q	b	q	b	d	p	q	d	p	p	q	q	d	b	d	b
37	d	b	d	p	q	b	d	d	d	b	q	d	p	b	d	p	d	p	q	p	q	p	d	p	d	b	d	b	p	q	p	q	q	b	b	d	b	q	p	p
38	q	p	b	q	b	b	d	b	d	b	d	b	d	p	p	q	p	p	q	p	q	b	b	d	p	b	q	q	b	p	d	d	q	q	b	p	p	q	b	d
39	q	d	b	p	b	b	d	p	b	p	q	q	p	q	q	d	b	p	q	b	d	q	d	d	p	d	p	q	p	q	b	d	b	d	p	p	q	d	d	d
40	p	p	q	d	d	d	b	q	b	p	q	d	p	p	q	d	b	p	q	p	q	b	d	p	q	d	p	q	q	b	q	d	d	b	d	d	b	b	d	d

Übung 12 (8 Minuten)

Markieren Sie jedes q, das auf ein p folgt, und jedes d, auf das ein b folgt: p ~~q~~ ~~d~~ b d p ~~q~~

1	b	p	q	b	b	b	p	q	q	p	q	d	p	q	p	q	d	b	d	p	d	p	q	d	p	b	p	d	b	q	d	b	d	b	q	q	b	q	b	d
2	p	d	q	d	b	p	d	b	q	q	d	b	d	b	b	p	q	q	p	d	d	b	q	p	q	d	p	d	b	p	q	d	q	q	p	q	b	d	q	b
3	d	d	b	p	d	d	b	p	b	p	p	b	d	q	q	d	b	q	p	q	p	q	b	p	q	d	p	b	p	q	p	p	q	d	b	b	p	d	b	d
4	p	d	d	p	b	d	d	b	p	q	d	q	q	p	q	d	p	q	b	b	d	b	b	d	d	b	p	q	p	q	b	q	q	p	q	d	d	b	b	d
5	b	p	b	b	d	d	b	p	q	q	q	p	p	q	d	b	q	p	d	p	q	d	b	p	d	b	q	b	d	b	b	q	p	p	p	q	p	p	d	b
6	p	p	d	d	b	b	b	q	b	q	d	b	b	b	d	b	b	p	d	b	b	p	q	d	p	q	d	p	b	d	b	d	b	p	q	q	q	p	q	p
7	d	b	b	d	d	q	p	p	d	p	q	d	b	d	b	p	p	p	q	b	p	b	d	p	q	q	d	b	p	b	d	p	q	p	p	q	q	d	b	q
8	b	d	q	d	b	p	b	p	q	p	d	d	b	p	d	b	q	p	d	b	q	q	p	d	q	b	d	b	p	q	b	d	d	b	p	q	d	q	p	q
9	d	b	b	q	p	q	q	b	b	d	b	p	p	q	p	d	b	d	b	b	d	p	q	b	d	d	q	b	q	p	q	b	p	b	b	d	b	b	p	q
10	d	d	b	p	p	q	q	d	p	p	p	q	q	p	p	d	b	q	d	b	d	b	d	p	p	q	b	p	q	p	q	q	p	b	d	b	d	q	b	q
11	p	q	p	p	q	b	d	b	d	q	q	p	q	d	q	d	b	q	d	b	q	p	b	d	b	p	d	b	d	p	p	p	d	b	b	q	d	b	q	p
12	d	p	d	q	q	b	p	d	p	d	b	d	b	d	b	p	p	q	p	q	b	d	p	q	p	b	p	d	q	q	d	p	q	d	p	q	d	b	p	q
13	b	p	b	d	d	b	p	d	b	b	q	p	q	d	b	p	p	b	p	q	d	b	b	d	q	p	q	p	p	p	q	b	d	p	q	q	d	b	q	d
14	q	q	b	d	p	q	p	p	d	b	q	q	p	q	b	b	d	d	b	q	d	b	b	b	d	b	p	d	b	d	p	q	d	b	p	q	q	d	p	d
15	q	d	q	q	p	q	b	d	b	d	b	q	p	b	d	d	d	b	d	p	p	p	p	q	b	d	b	p	b	d	p	q	d	b	q	d	b	d	b	b
16	b	d	q	p	p	b	d	b	q	d	b	p	b	q	p	q	p	q	q	p	q	b	p	q	d	p	d	q	d	b	d	d	b	p	q	p	d	b	q	p
17	p	q	b	p	b	q	d	d	b	q	p	q	b	d	d	b	d	b	q	p	q	p	q	d	d	q	d	b	p	q	q	p	q	b	b	d	p	d	d	d
18	p	q	d	p	b	d	d	b	p	d	b	b	b	q	d	d	b	q	b	d	p	q	b	q	d	d	b	p	q	b	b	p	q	b	p	q	p	d	d	b
19	q	d	b	q	p	d	d	b	p	q	p	b	d	q	p	q	p	d	b	p	q	b	p	q	b	d	p	q	p	d	d	b	b	q	q	q	d	b	q	b
20	q	d	d	q	b	d	b	p	q	p	p	d	b	d	p	q	p	d	d	b	p	p	q	d	b	b	d	b	q	d	q	b	d	b	p	q	b	b	d	q
21	d	b	b	q	q	d	p	d	q	p	q	d	b	d	d	b	p	q	p	q	d	p	q	d	p	b	p	d	b	q	q	d	b	b	b	p	q	b	q	p
22	b	d	q	b	d	d	b	q	b	d	b	d	b	q	p	q	q	p	d	b	d	d	b	p	p	q	q	q	p	p	q	p	p	q	q	b	b	d	b	d
23	p	p	p	b	p	q	p	q	b	q	p	b	q	p	q	d	b	b	b	b	p	q	d	p	d	b	p	q	d	d	d	d	b	q	p	d	b	q	d	b
24	p	p	p	q	q	d	b	p	q	d	b	b	p	b	d	p	p	q	d	b	p	d	b	p	q	q	d	p	d	d	b	d	d	q	q	p	q	q	q	b
25	d	b	p	b	p	d	p	q	p	b	b	d	p	q	b	b	p	q	q	p	d	b	p	b	q	d	b	p	q	b	d	q	d	b	d	b	b	p	q	d
26	d	p	d	b	p	p	p	q	d	d	b	d	b	p	q	d	p	q	b	p	p	d	q	q	q	q	p	q	q	d	q	d	b	p	p	d	p	q	d	b
27	p	q	q	d	b	q	q	b	p	d	b	p	q	q	d	p	d	p	d	d	b	p	q	d	p	p	q	q	p	q	b	b	p	q	d	d	d	b	q	d
28	q	q	d	d	d	p	q	b	b	d	b	d	d	p	q	d	b	b	q	d	b	p	q	d	p	b	p	q	p	p	q	b	p	q	b	b	d	b	d	q
29	d	b	p	p	q	p	q	q	p	b	p	q	d	p	d	d	b	b	b	p	q	b	d	p	q	b	d	b	d	b	q	d	d	p	d	q	b	p	d	b
30	b	p	d	d	p	d	b	q	q	p	q	b	b	d	q	p	d	b	d	b	p	p	p	p	d	b	q	q	q	d	b	q	p	q	d	b	p	q	p	q
31	p	q	d	d	b	p	p	q	b	q	b	p	q	q	d	b	d	b	d	p	p	d	b	d	b	b	q	b	p	p	q	b	d	p	q	b	b	b	q	p
32	p	q	q	d	b	b	b	q	b	p	d	b	q	d	d	p	q	b	q	d	b	d	b	p	d	b	p	p	q	p	d	d	p	b	d	b	b	p	p	q
33	d	b	q	q	q	p	b	p	p	q	d	q	d	p	q	p	d	d	b	d	b	d	d	q	p	d	b	p	b	d	b	p	q	p	q	p	q	q	b	b
34	q	d	d	b	p	q	p	b	p	q	b	d	q	p	q	b	q	p	d	b	q	p	b	b	p	q	b	p	q	p	q	p	d	d	b	b	d	d	b	d
35	p	d	d	b	p	q	p	q	d	b	b	q	q	p	b	d	d	p	b	b	p	q	q	d	b	b	q	d	b	p	q	p	q	q	d	p	q	b	q	b
36	d	p	q	p	q	d	d	b	b	p	q	d	b	p	b	q	d	b	b	d	b	p	q	p	q	d	q	q	d	q	d	q	d	b	q	q	d	p	p	p
37	p	d	p	d	b	p	q	b	b	p	q	q	b	d	b	b	b	b	b	d	p	p	q	d	b	b	p	p	q	b	d	b	p	q	q	d	d	q	d	b
38	d	q	b	d	p	q	d	d	b	b	d	p	b	d	b	b	p	q	b	p	q	b	p	q	b	d	b	q	p	q	p	p	p	q	d	d	d	b	p	b
39	p	d	b	d	q	b	q	d	b	d	b	p	d	b	p	q	d	p	p	q	q	p	q	q	d	b	p	d	b	p	b	p	d	p	d	b	b	q	b	p
40	b	d	p	q	q	d	b	b	d	b	q	d	q	d	d	d	d	b	p	d	b	p	p	p	q	b	p	q	p	q	d	p	p	q	p	p	q	q	d	q

Lösung 12

Markieren Sie jedes q, das auf ein p folgt, und jedes d, auf das ein b folgt: p ~~q~~ ~~d~~ b d p ~~q~~

1	b d p d p p d **b** d **b** p d **b** q d q b **p** q b q b d **b** **p** q **p** q b **p** q p **p** q d d d **p** q d
2	d p b d **p** q p p b **p** q d **b** q b **p** q p d **b** b q p **p** q d d **b** d **b** p p d **b** q d **b** p b q
3	b d **b** q d d **b** **p** q q **p** q d q b **p** q d **p** q **p** q p d **b** p p b d q q d q d **b** b q d **b** b
4	b d d **b** b **p** q p p d **p** q **p** q d **b** b d d **b** d d **p** q b **p** q p p b **p** q d **b** b d q b b q
5	d **b** q q **p** q q q p d d **b** d p d **b** q d **b** **p** q b q p d **b** **p** q q p p **p** q d **b** b d d q d
6	q **p** q p p **p** q d **b** d **b** d q b **p** q b **p** q d d **b** q d d **b** d d d **b** p d p d d d **b** b q q
7	p d **b** p **p** q q **p** q b d q d **b** p **p** q b d q d **p** q q q d **b** d **b** **p** q b q q p b b d d **b**
8	**p** q p b **p** q d **b** b d **p** q d **b** d p b q p p d **b** q p d **b** q d **b** b q **p** q d q d **b** p b d
9	**p** q d d **b** d d q d **p** q p d p b b d **p** q b d d **b** d **b** q **p** q q d **b** d d p **p** q p d d **b**
10	p d p b d **b** d q p **p** q **p** q d **p** q q b d **b** d **b** p d **b** q q p **p** q q q b p **p** q q d **b** b
11	q p d **b** p d d **b** q q q b d **b** q d **b** d q p d **b** p d **b** p b **p** q p p b d **b** d **p** q q **p** q
12	**p** q d **b** **p** q b **p** q b p p b q d q **p** q b d **p** q **p** q q d **b** d **b** d **b** q b q d p p b q b
13	b p d **b** p **p** q b d **p** q q q **p** q p b d d **b** **p** q d q q d **b** **p** q p d d **b** q d **b** b d q d
14	b q b p **p** q d **b** **p** q b d **b** q d **b** d d d **b** p d **b** b d d **p** q p p d **b** q q **p** q b d p p
15	d d **b** d **b** p d **b** **p** q b d q d **b** d **p** q q q q b d **b** b b d q p d **b** d **b** d **p** q p p b p
16	q p d **b** q **p** q d **b** b d **b** p b q b **p** q d **p** q p **p** q **p** q p d q d **b** p d **b** d q q p b d
17	b b b q b d d **p** q p **p** q d **b** p b b **p** q **p** q p d **b** d **b** b d **p** q p d **b** b p d q d **p** q
18	d **b** b q **p** q d **p** q d d **p** q d **b** b p d **p** q b d p d **b** b p d d d **b** q d **b** b d q b **p** q
19	d p d **b** p p p d d **b** b q **p** q b d **p** q d **p** q d **b** q **p** q p b d q **p** q d **b** b q p d **b** p
20	p b d d **p** q d **b** d p b p d **b** d d **b** **p** q q d **b** b q **p** q b d **b** q q **p** q d **b** d p b b p
21	q p d **p** q d d d **b** p p d **b** q d q b **p** q b **p** q **p** q d **b** b d **b** **p** q p b q b p p d d **b**
22	b d **b** d d p **p** q q **p** q q p p **p** q q d **b** b d **b** q p **p** q p d **b** d **b** d p d **b** b d p b d
23	d **b** p d **b** q p d **b** b b b **p** q d **b** q b **p** q d d d d **b** **p** q p d q p d **p** q **p** q d q q q
24	d p p **p** q p p b b d **b** b q b p **p** q d **b** q d **b** **p** q q b d q d d **b** **p** q d **b** p **p** q q q
25	b **p** q d d **b** d **b** p b d **p** q d **b** p d q d **b** q p **p** q d d **p** q b d d q **p** q b q d q d **b**
26	d **b** **p** q b q q d **b** p b p **p** q p p p p b q q d **p** q b **p** q d **b** d **b** b **p** q q q d **b** q b
27	b p d **b** b b **p** q d d **p** q p **p** q q b **p** q d **b** b q b q b p **p** q d **b** q d p p d **b** p **p** q
28	p b d **b** d d **p** q d **p** q q **p** q d q b **p** q d **b** p d d **b** **p** q b b d **b** d d **p** q b b b p p
29	d **b** q d p b q b b p d **b** d **b** d **p** q b d **p** q d d d **b** b q b **p** q d q p **p** q **p** q q d **b**
30	**p** q **p** q d **b** **p** q p d **b** p p p d **b** q q q q d **b** d **b** q p b d d **p** q p p d **b** q b b q d
31	q p d d d **p** q b d **p** q q d p d d **b** d **b** q q b d **b** d **b** p **p** q d p d **p** q q d **b** b **p** q
32	**p** q q d d **b** d q b b q **p** q q d **b** q d **b** d **b** p d **p** q b b p d **b** q d p d d d **b** p **p** q
33	d d p **p** q **p** q **p** q d **b** d q d **b** q p b b d **b** d **b** b q **p** q b p b **p** q q d q p p p d **b**
34	b d **b** b d d **b** b q **p** q **p** q d **p** q d d q p d **b** q p d **p** q p b d **p** q d q **p** q d **b** b p
35	d p d **p** q b p **p** q **p** q d **b** p d d **b** p **p** q d d q b b d q p p d d **b** **p** q **p** q d **b** b q
36	q q q b p p d **b** p b p b p p b **p** q **p** q d **b** d d **b** p d q d **b** **p** q d d **b** b **p** q **p** q b
37	d **b** p b b p **p** q d **b** d **p** q q d d **b** **p** q q b d d d d **b** d p **p** q d d **p** q d **b** q b q
38	d q d **b** b b **p** q q q **p** q p d **b** d **p** q d **p** q d **p** q d d **b** d q b d d **b** b **p** q b d p b
39	q d p d d **b** q b q d q d **b** q d **b** p **p** q p **p** q q b **p** q d **b** q d **b** d **b** p d p b d **b** q
40	p b p **p** q q **p** q q b **p** q **p** q d **p** q q q d **b** q d **b** b b b p b p d **b** d d **b** p **p** q b d

Übung 13 (8 Minuten)

Markieren Sie jedes Q, das auf ein O folgt: O Q O O Q Q O Q

1 O Q O Q Q Q Q Q O O Q O O Q Q Q O Q O Q Q Q O O Q O O Q Q Q O Q Q Q Q O O Q O O
2 Q O Q O O Q Q O O O Q Q O O Q Q Q O O O Q O Q O O O Q Q O Q O Q O O Q Q Q Q Q Q
3 Q Q O O Q Q O Q O O O Q Q O Q O O Q Q Q Q O Q Q O Q Q Q Q Q Q O O Q Q O Q O Q Q
4 O O O O Q O Q O Q O O Q O O O O O O O Q Q Q O O O Q O Q O O O O Q O Q O Q Q Q Q
5 Q Q O Q Q O O Q O O O O O O O O Q O O O O Q O Q O O Q O Q O O Q O O Q O O Q Q Q
6 Q Q O Q Q O O O O Q O Q O O O O Q Q O Q Q O O O Q O O O Q O O Q Q O O O Q Q O Q
7 Q O Q O O Q O Q Q Q O O O O Q Q O Q O Q Q Q Q Q O O Q Q Q O Q Q O Q O O O O Q Q
8 O O O Q O Q O O Q Q O O Q Q Q Q O Q Q O Q Q Q O Q O Q Q Q Q O O Q Q O Q Q Q Q Q
9 Q O O O O O O O Q O Q O Q O O O Q Q Q O O Q O Q Q Q O O Q O O Q O O O Q O Q Q O
10 O Q Q O O Q O O O Q Q O Q O O O Q Q Q O O Q Q Q O O O Q Q O O Q O Q Q Q O O Q Q
11 O O Q O O O O O Q Q O Q Q Q O O O O Q O Q O O Q Q O Q Q Q O O Q Q O O Q O Q Q Q
12 Q O Q O Q O O O O Q O O Q O O Q Q Q O O O O Q O Q Q O Q Q Q O O Q Q O O O Q Q O
13 O O O O Q Q O O O O Q O O Q O O O O Q Q Q O Q O Q O Q Q Q O Q O O O O Q O O Q Q
14 Q O O O Q Q Q Q O Q Q O O O O O Q Q O O O O Q O Q O Q O O Q Q O Q O Q Q O O Q O
15 O Q Q Q Q Q O Q Q O Q O O Q O O Q Q O Q Q Q Q Q O O O O Q Q O Q O O Q Q O O Q Q
16 Q Q Q Q O Q Q Q O O Q O Q O Q O O Q O Q Q O Q O O O O O O Q Q Q Q Q Q O O O Q O
17 O Q O Q Q O Q O O O Q O O Q Q Q O O O O Q Q Q Q Q O O Q Q Q O Q O Q O Q Q Q Q
18 Q O Q O Q O O Q Q Q Q Q Q O Q O O O O Q O Q Q O O Q Q Q O O O O Q Q O Q O O Q Q
19 Q Q Q O O Q O O Q Q Q O Q O Q O Q Q O Q O Q O Q Q O O O Q O Q Q Q Q O O Q Q Q Q
20 O O Q Q O Q O Q Q O O O Q Q Q Q O Q Q O Q O Q O Q Q Q Q Q O Q O Q Q O O O O Q Q
21 O O O O Q O O O O O Q Q Q O O Q O Q Q O O Q O Q Q O Q O O Q Q O O O Q Q Q O Q Q O
22 Q O O Q Q Q Q O O Q Q Q O Q O Q O O Q O Q O Q Q O O Q Q O O O Q Q O Q O Q Q O O
23 Q O Q Q Q Q Q O Q O Q Q O Q Q O Q Q Q O O O Q Q O O Q O Q Q O Q Q Q Q O Q O O O O
24 O O O Q Q Q O O O O Q Q Q O O Q Q Q O O O Q Q O Q O O O Q Q O O O Q O Q O Q O Q O
25 O O Q O Q O O Q Q Q O O O O O O O Q Q Q O Q Q O O O Q Q O O Q Q Q O Q O O O O O
26 Q O Q O O O O Q O O O Q Q Q Q O Q O O O O Q O Q Q O O Q O Q O Q Q O O O Q Q Q O
27 O O Q Q O Q O Q Q O Q O O Q Q Q O O O O Q O O Q Q Q O Q Q Q Q O Q Q Q O O Q O O
28 O O O Q Q Q O Q Q O O Q O O Q Q Q O O Q Q Q Q O O Q O Q Q O Q O Q Q O Q Q Q O O
29 Q Q O O Q O Q O Q O O O O Q O Q O O O O O Q O O Q O Q Q Q O Q Q O O O O O O Q Q
30 Q Q O Q O Q Q O O O Q O Q Q O O Q O Q Q O O Q Q O Q Q Q Q Q Q O Q O O O O Q Q O
31 Q Q Q Q O O O O Q O Q Q O Q Q Q O Q O O Q O O O Q O O O Q Q O Q O Q O Q O O O Q
32 Q O Q Q O O O Q Q Q O Q Q Q Q Q Q O O O Q O O Q O Q Q O O Q O O Q O O Q O Q O Q
33 O O O O Q O O Q Q Q Q O O O O O Q O Q O O Q O O Q Q Q O O Q O O Q O Q O O O O Q
34 O O O Q O O O Q O O Q O Q Q O Q Q O Q O Q O O O O O Q O Q Q Q Q Q Q Q O O O Q O
35 Q Q Q O O Q O O O Q O Q O Q Q O Q Q O O O Q O O Q Q O Q Q Q O Q O O O O O O Q O
36 Q Q O O O O Q O O Q O Q O O O Q Q O Q O O Q O O O O Q Q O O Q O O O Q Q O Q O
37 O Q Q Q O Q Q Q Q Q Q O O O O O Q Q O Q O Q O O Q Q Q O Q O Q Q Q O Q Q O Q Q
38 O Q Q Q O O Q O O Q Q O O Q Q O Q Q Q O Q Q O Q Q O O O O O O Q Q O Q O Q O O O
39 Q O O Q Q O Q Q O O Q O O O O Q O Q Q Q Q O Q Q O Q O Q Q O Q Q Q Q Q O O O O Q
40 O O Q O O Q O O O Q O O O Q O O Q Q O Q Q Q O Q O O O Q O Q Q O O O O Q Q Q O O O

Lösung 13

Markieren Sie jedes Q, das auf ein O folgt: O Q̸ O O Q̸ Q O Q̸

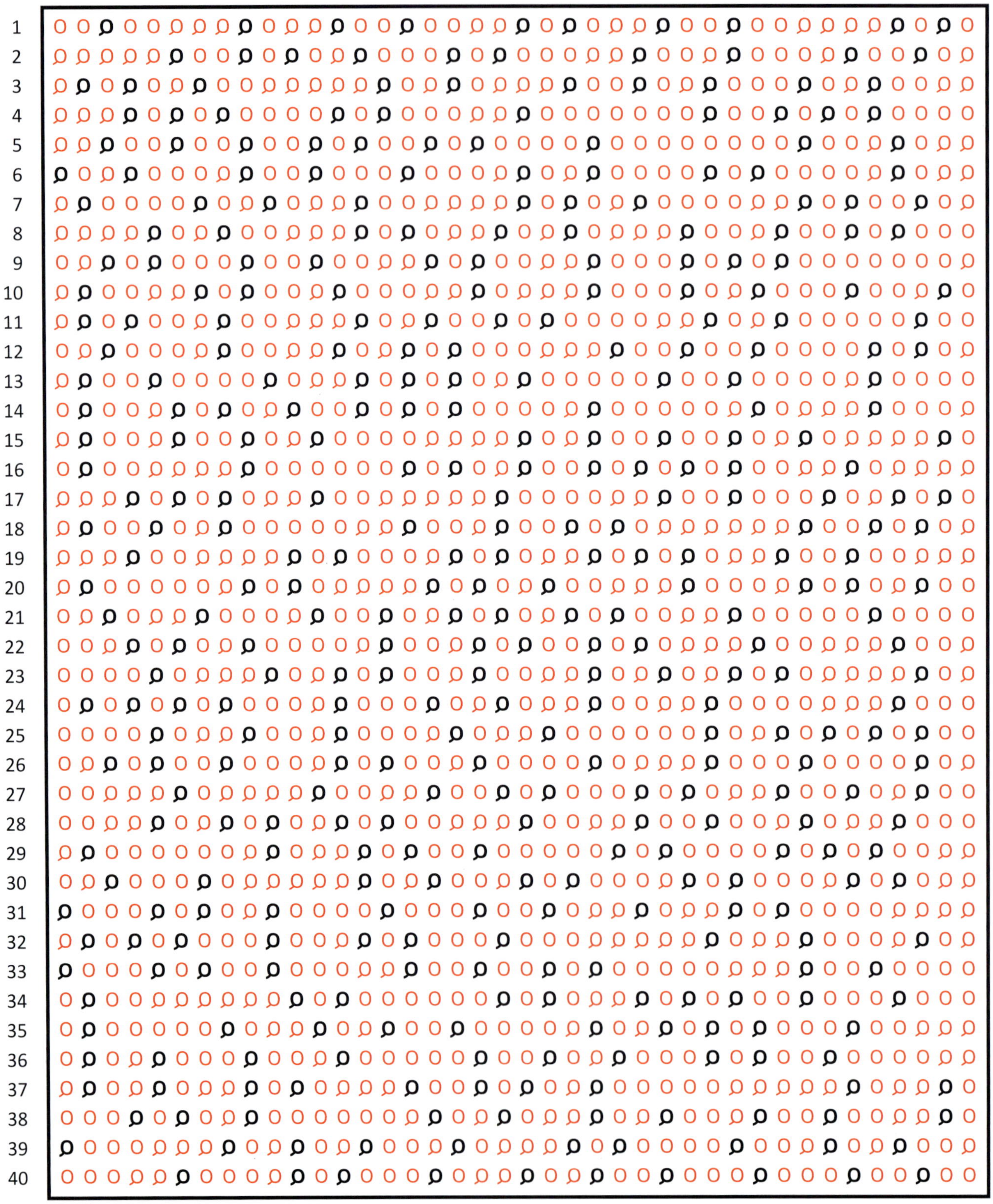

Übung 14 (8 Minuten)

Markieren Sie jedes O, das auf ein Q folgt: O Q Ø O Q Q Ø Q

1	Q	Q	O	O	Q	Q	O	Q	Q	O	O	O	O	Q	Q	O	Q	O	O	Q	O	O	Q	Q	O	O	O	Q	O	O	Q	O	O	Q	Q	Q	Q	Q	Q	O
2	O	Q	O	O	O	Q	Q	O	Q	Q	Q	O	O	O	O	O	O	Q	Q	Q	O	Q	O	O	Q	O	O	Q	Q	Q	O	O	Q	O	O	O	Q	O	Q	O
3	O	O	Q	O	O	Q	O	Q	Q	Q	O	Q	Q	Q	O	Q	Q	O	Q	Q	Q	O	Q	Q	O	O	O	Q	Q	Q	Q	O	Q	Q	Q	Q	O	Q	Q	O
4	O	O	O	Q	O	O	Q	Q	Q	Q	O	Q	O	O	Q	Q	O	Q	Q	Q	O	O	Q	Q	Q	O	O	Q	O	Q	Q	Q	Q	O	O	Q	O	Q	O	O
5	O	O	Q	Q	Q	Q	Q	O	Q	O	O	O	O	Q	Q	Q	Q	O	Q	O	Q	O	O	Q	Q	O	O	Q	O	O	O	O	Q	O	Q	O	Q	O	O	O
6	Q	Q	O	O	O	Q	O	Q	O	O	O	O	Q	O	O	O	Q	Q	Q	O	O	Q	Q	Q	Q	O	O	Q	Q	O	O	O	Q	O	O	O	Q	O	Q	O
7	Q	O	Q	Q	O	Q	Q	Q	O	O	Q	O	O	O	Q	O	Q	Q	Q	Q	Q	Q	O	O	O	Q	Q	O	O	Q	O	Q	O	Q	O	O	O	Q	Q	Q
8	O	O	Q	O	O	Q	O	Q	O	O	O	O	Q	Q	Q	Q	O	Q	Q	Q	O	O	O	O	O	Q	O	O	Q	O	Q	Q	Q	O	O	Q	O	O	Q	O
9	O	Q	Q	O	O	O	O	Q	O	O	O	Q	O	O	Q	Q	Q	Q	Q	O	Q	Q	O	Q	O	Q	O	O	O	Q	O	O	Q	O	O	O	O	Q	O	O
10	O	O	Q	O	O	O	O	Q	O	O	O	Q	O	Q	Q	O	Q	O	O	O	Q	O	Q	Q	Q	O	O	O	Q	Q	Q	O	O	Q	O	O	Q	Q	O	Q
11	O	Q	O	O	O	O	Q	O	O	O	Q	O	Q	O	Q	Q	Q	Q	O	Q	O	Q	Q	O	O	Q	Q	O	Q	O	O	Q	O	O	O	O	O	O	O	O
12	O	Q	O	Q	O	O	Q	O	O	O	Q	O	O	O	Q	O	O	O	Q	O	O	Q	Q	Q	O	O	O	Q	O	O	O	Q	Q	Q	Q	Q	O	Q	O	O
13	O	Q	O	O	O	Q	O	O	Q	Q	O	Q	O	O	O	O	Q	O	O	Q	Q	Q	Q	Q	O	O	Q	O	O	O	Q	O	Q	Q	Q	Q	O	Q	O	O
14	Q	O	O	O	Q	O	Q	Q	O	Q	Q	O	O	Q	Q	O	O	Q	Q	Q	O	Q	Q	O	Q	O	O	O	Q	O	O	O	O	O	O	O	Q	O	O	Q
15	Q	O	O	O	Q	Q	Q	Q	O	Q	Q	O	Q	O	Q	O	O	Q	Q	Q	Q	O	O	Q	Q	O	Q	Q	Q	O	Q	Q	Q	O	O	O	Q	O	O	Q
16	O	Q	Q	Q	Q	O	O	Q	O	Q	Q	Q	O	Q	O	Q	O	O	O	Q	O	Q	O	Q	Q	Q	Q	O	Q	Q	Q	O	O	O	Q	O	Q	Q	Q	Q
17	O	Q	Q	O	Q	Q	O	Q	Q	O	O	Q	Q	O	Q	Q	Q	Q	O	O	O	Q	Q	O	Q	O	Q	Q	O	Q	O	Q	Q	Q	Q	Q	O	O	O	O
18	Q	Q	Q	Q	O	O	Q	O	Q	O	Q	O	O	Q	Q	Q	O	Q	O	O	O	O	Q	O	Q	O	Q	Q	Q	O	Q	Q	Q	O	O	O	O	O	O	O
19	Q	O	Q	Q	Q	O	Q	O	Q	O	O	O	Q	O	O	Q	Q	O	O	Q	O	O	Q	O	O	O	Q	Q	Q	O	O	Q	Q	Q	O	Q	Q	O	Q	Q
20	O	Q	O	Q	Q	Q	Q	O	Q	O	Q	O	O	O	Q	Q	Q	O	O	Q	Q	O	O	Q	Q	Q	Q	O	Q	Q	Q	O	Q	O	O	Q	Q	Q	O	Q
21	O	Q	Q	Q	Q	O	Q	Q	O	Q	Q	Q	O	O	Q	Q	Q	O	Q	O	Q	Q	Q	O	Q	Q	O	O	Q	O	Q	Q	O	Q	O	O	Q	O	O	Q
22	O	Q	Q	O	O	Q	O	O	O	O	O	O	O	Q	O	Q	Q	O	O	O	O	Q	O	Q	O	O	O	O	Q	Q	O	Q	O	Q	Q	Q	O	O	Q	O
23	Q	Q	Q	O	Q	O	Q	Q	O	Q	Q	Q	O	O	Q	Q	Q	O	Q	Q	Q	O	O	O	O	O	Q	O	Q	O	Q	Q	Q	Q	Q	O	O	Q	O	Q
24	Q	Q	O	O	Q	O	Q	Q	O	Q	Q	O	O	Q	Q	O	Q	O	O	O	O	O	Q	Q	O	O	O	O	O	Q	O	O	O	Q	O	O	O	Q	Q	O
25	O	Q	O	O	O	O	O	Q	Q	O	Q	O	Q	O	Q	Q	Q	Q	O	O	O	Q	O	O	O	O	O	Q	O	Q	O	O	Q	Q	Q	O	Q	O	O	O
26	Q	O	Q	Q	O	O	Q	O	O	O	O	O	O	Q	O	Q	O	O	O	O	Q	Q	O	O	O	O	O	O	Q	Q	O	Q	Q	O	Q	Q	O	Q	O	O
27	Q	O	Q	O	Q	O	Q	O	O	O	Q	Q	O	O	Q	Q	Q	O	O	O	O	Q	Q	Q	O	O	O	O	Q	O	Q	Q	O	O	O	Q	O	O	O	O
28	O	Q	Q	O	Q	Q	O	Q	Q	O	Q	Q	O	O	Q	O	O	O	Q	Q	Q	O	Q	O	O	Q	Q	Q	O	Q	O	Q	Q	Q	Q	Q	Q	Q	Q	O
29	Q	Q	O	O	Q	O	O	Q	O	Q	O	O	Q	Q	Q	Q	Q	O	Q	Q	O	Q	O	O	Q	Q	O	O	O	Q	O	O	O	O	O	O	Q	O	Q	Q
30	Q	O	Q	O	O	Q	Q	Q	O	Q	O	Q	O	Q	Q	Q	O	O	O	Q	Q	Q	Q	O	O	Q	Q	O	O	Q	Q	Q	O	O	O	O	Q	Q	O	Q
31	O	Q	Q	O	Q	O	Q	Q	O	O	O	O	O	Q	Q	Q	Q	O	O	O	Q	Q	O	Q	O	Q	O	O	Q	O	O	O	Q	Q	O	O	O	O	Q	O
32	Q	O	O	Q	Q	Q	O	Q	Q	O	O	Q	O	O	O	Q	Q	O	O	O	O	Q	Q	O	Q	O	Q	Q	Q	Q	O	Q	Q	Q	Q	Q	O	Q	O	Q
33	Q	O	O	O	O	O	O	Q	Q	O	Q	Q	Q	Q	O	Q	O	Q	O	Q	Q	Q	O	O	O	O	Q	O	Q	O	O	Q	O	Q	O	O	O	O	Q	Q
34	O	Q	Q	O	Q	Q	Q	Q	O	O	O	Q	Q	O	O	Q	Q	O	Q	O	O	Q	Q	Q	O	Q	Q	O	Q	Q	Q	O	Q	O	Q	Q	O	Q	O	Q
35	Q	Q	O	Q	O	Q	Q	O	O	O	O	Q	Q	Q	O	O	O	O	Q	Q	O	Q	O	Q	Q	Q	O	O	Q	O	O	O	O	O	Q	Q	O	Q	Q	O
36	Q	Q	Q	Q	Q	Q	O	Q	Q	O	O	Q	O	O	O	Q	Q	Q	Q	O	O	O	Q	Q	O	Q	O	Q	O	Q	Q	Q	Q	O	Q	O	O	Q	O	Q
37	O	Q	O	O	Q	O	Q	Q	Q	Q	O	Q	O	O	Q	Q	Q	Q	Q	O	Q	O	O	Q	Q	Q	O	O	O	Q	Q	Q	O	O	Q	Q	O	O	Q	O
38	Q	Q	Q	O	Q	Q	O	O	Q	Q	O	Q	O	O	Q	O	Q	O	O	Q	O	O	Q	Q	Q	Q	Q	O	O	O	Q	Q	O	Q	Q	O	O	O	O	Q
39	Q	Q	Q	Q	Q	Q	Q	Q	O	O	Q	O	Q	O	Q	O	Q	O	Q	Q	Q	O	O	O	O	O	Q	Q	Q	O	Q	Q	O	Q	O	O	Q	O	Q	Q
40	O	Q	Q	Q	O	Q	O	O	O	Q	Q	Q	Q	O	O	Q	Q	O	O	O	Q	Q	Q	Q	O	O	O	Q	O	Q	O	Q	Q	Q	O	Q	O	Q	O	Q

Lösung 14

Markieren Sie jedes O, das auf ein Q folgt: O Q Ø O Q Q Ø Q

1	**O** Q Q Q Q Q Q O **O** Q O **O** Q O O **O** Q Q O **O** Q Q **O** Q **O** Q Q O O O **O** Q Q **O** Q Q O **O** Q Q
2	**O** Q **O** Q O O **O** Q O **O** Q Q Q O **O** Q O **O** Q **O** Q Q Q O O O O O **O** Q Q Q **O** Q Q O O **O** Q O
3	**O** Q Q **O** Q Q Q Q **O** Q Q Q Q O O **O** Q Q **O** Q Q Q **O** Q Q **O** Q Q Q **O** Q Q Q **O** Q O **O** Q O O
4	O **O** Q **O** Q O **O** Q Q Q Q **O** Q O **O** Q Q Q O **O** Q Q Q **O** Q Q O **O** Q **O** Q Q Q Q O **O** Q O O O
5	O O **O** Q **O** Q **O** Q O O O **O** Q O **O** Q Q O **O** Q **O** Q **O** Q Q Q Q O O O **O** Q **O** Q Q Q Q Q O O
6	**O** Q **O** Q O O **O** Q O O **O** Q Q O **O** Q Q Q Q O **O** Q Q Q O O **O** Q O O O **O** Q **O** Q O O **O** Q Q
7	Q Q Q O O **O** Q **O** Q **O** Q O **O** Q Q O O **O** Q Q Q Q Q Q **O** Q O O **O** Q O **O** Q Q Q **O** Q Q **O** Q
8	**O** Q O **O** Q O **O** Q Q Q **O** Q O **O** Q O O O O **O** Q Q Q **O** Q Q Q Q Q O O **O** Q **O** Q O **O** Q O O
9	O **O** Q O O O **O** Q O **O** Q O O **O** Q **O** Q **O** Q Q **O** Q Q Q Q Q O **O** Q O O **O** Q O O O **O** Q Q O
10	Q **O** Q Q O **O** Q O **O** Q Q Q O O **O** Q Q Q **O** Q O O **O** Q **O** Q Q **O** Q O O **O** Q O O O **O** Q O O
11	O O O O O O O **O** Q O **O** Q **O** Q Q O **O** Q Q **O** Q **O** Q Q Q Q **O** Q **O** Q O O **O** Q O O O **O** Q O
12	O **O** Q **O** Q Q Q Q Q O O **O** Q O O **O** Q Q Q O **O** Q O O **O** Q O O **O** Q O O **O** Q O **O** Q **O** Q O
13	O **O** Q **O** Q Q Q Q **O** Q O O **O** Q O **O** Q Q Q Q Q O **O** Q O O O **O** Q **O** Q Q O **O** Q O O **O** Q O
14	Q **O** Q O O O O O O O **O** Q O O **O** Q **O** Q Q **O** Q Q Q O **O** Q Q O **O** Q Q **O** Q Q **O** Q O O **O** Q
15	Q O **O** Q O O **O** Q Q Q **O** Q Q Q **O** Q Q O **O** Q Q Q Q O **O** Q **O** Q **O** Q Q **O** Q Q Q Q O O **O** Q
16	Q Q Q Q **O** Q O O **O** Q Q Q **O** Q Q Q Q **O** Q **O** Q O **O** Q **O** Q **O** Q Q Q Q **O** Q O **O** Q Q Q Q O
17	O O **O** Q Q Q Q Q Q **O** Q **O** Q Q **O** Q **O** Q Q O O **O** Q Q Q Q **O** Q Q O **O** Q Q **O** Q Q **O** Q Q O
18	O O O O O **O** Q Q Q **O** Q Q Q Q **O** Q **O** Q O O O **O** Q **O** Q Q Q O **O** Q **O** Q **O** Q O **O** Q Q Q Q
19	Q Q Q **O** Q Q Q Q O **O** Q Q Q Q O O **O** Q O **O** Q **O** Q Q O O **O** Q O O **O** Q **O** Q **O** Q Q Q **O** Q
20	Q **O** Q Q Q O **O** Q **O** Q Q Q **O** Q Q Q Q O **O** Q Q O **O** Q Q Q O O **O** Q **O** Q **O** Q Q Q Q **O** Q O
21	Q O **O** Q O **O** Q **O** Q Q **O** Q O **O** Q Q **O** Q Q Q **O** Q Q Q O **O** Q Q Q Q Q **O** Q Q **O** Q Q Q Q O
22	**O** Q O **O** Q Q Q **O** Q **O** Q Q O O O **O** Q **O** Q O O **O** Q Q **O** Q O O O O O O O **O** Q O **O** Q Q O
23	Q **O** Q O **O** Q Q Q Q Q **O** Q **O** Q O O O O **O** Q Q Q **O** Q Q Q O **O** Q Q Q **O** Q Q **O** Q **O** Q Q Q
24	**O** Q Q O O **O** Q O O **O** Q O O O O **O** Q Q O O O O **O** Q **O** Q Q O **O** Q Q **O** Q Q **O** Q O **O** Q Q
25	O O **O** Q **O** Q Q Q O **O** Q **O** Q O O O O **O** Q O O **O** Q Q Q Q **O** Q **O** Q **O** Q Q O O O O **O** Q O
26	O **O** Q **O** Q Q **O** Q Q **O** Q Q O O O O O **O** Q Q O O O **O** Q **O** Q O O O O O **O** Q O **O** Q Q **O** Q
27	O O O **O** Q O O **O** Q Q **O** Q O O O **O** Q Q Q O O O O **O** Q Q Q O **O** Q Q O O **O** Q **O** Q **O** Q **O** Q
28	**O** Q Q Q Q Q Q Q **O** Q **O** Q Q Q Q O **O** Q **O** Q Q Q Q O O **O** Q O **O** Q Q **O** Q Q **O** Q Q **O** Q Q O
29	Q Q **O** Q O O O O O **O** Q O O **O** Q Q O **O** Q **O** Q Q **O** Q Q Q Q Q O **O** Q **O** Q O **O** Q O **O** Q Q
30	Q **O** Q Q O O O **O** Q Q Q O **O** Q Q O **O** Q Q Q Q O O **O** Q Q Q **O** Q **O** Q **O** Q Q Q O **O** Q **O** Q
31	**O** Q O O O **O** Q Q O O **O** Q O **O** Q **O** Q **O** Q Q O **O** Q Q Q Q Q O O O O **O** Q Q **O** Q **O** Q Q O
32	Q **O** Q **O** Q Q Q Q Q **O** Q Q Q Q **O** Q **O** Q Q O O O **O** Q Q Q O **O** Q O **O** Q Q **O** Q Q Q O **O** Q
33	Q Q O O O **O** Q **O** Q O **O** Q **O** Q O O O **O** Q Q Q **O** Q **O** Q **O** Q Q Q Q **O** Q Q O O O O O **O** Q
34	Q **O** Q Q **O** Q Q **O** Q Q Q Q **O** Q Q **O** Q Q Q O **O** Q **O** Q Q O **O** Q Q O O **O** Q Q Q Q **O** Q Q O
35	**O** Q **O** Q Q O O O O O **O** Q O **O** Q Q Q **O** Q **O** Q Q O O O **O** Q Q Q O O O **O** Q Q **O** Q **O** Q Q
36	Q **O** Q O **O** Q **O** Q Q Q Q **O** Q **O** Q **O** Q Q O O **O** Q Q Q O O O **O** Q O **O** Q Q **O** Q Q Q Q Q Q
37	**O** Q O **O** Q Q O **O** Q Q Q O O **O** Q Q Q O **O** Q **O** Q Q Q Q Q O **O** Q **O** Q Q Q Q **O** Q O **O** Q O
38	Q O O O **O** Q Q **O** Q Q O O **O** Q Q Q Q Q O **O** Q O **O** Q **O** Q O **O** Q **O** Q Q O **O** Q Q **O** Q Q Q
39	Q Q **O** Q O **O** Q **O** Q Q **O** Q Q Q O O O O **O** Q Q Q **O** Q **O** Q **O** Q **O** Q O **O** Q Q Q Q Q Q Q Q
40	O **O** Q **O** Q **O** Q Q Q **O** Q **O** Q O O **O** Q Q Q Q O **O** Q Q O **O** Q Q Q Q Q O O **O** Q **O** Q Q Q O

Übung 15 (8 Minuten)

Markieren Sie jedes i, das auf ein l folgt: l ~~i~~ i l ~~i~~ l ~~i~~

1 l l i i l i i l l l l l l i i i i l i l i l i l i i l l i i i i l i i i i i l i

2 i l i i i i l l l l l l l i l i l l i l l i i l l l i i l i l i l i i l l i i i

3 l i l l i l l i i i l i l l l i l i l i i i l i i i i i i i l l i i l l l l i i

4 l i i i i i l l l i l l l i l l l l i i l l i i l i i l l i i l l l i l i l i i

5 l i l l l l i i l l l l l i i i l i l i l l i i l i l i i l l l i i i l i l l l

6 i l i l l l l l l i i l l l l l l i i l l i l l i l l i l i l l l i i l i i l i

7 l i l i l l l l i i l i l i l l l i i i l i i i l i l i i i i i i i i i i i l i

8 i i l i i l i i l l i l l l l l l i l i l i i i i l l i i i i l l l i l l i l i

9 l i i i i i l l i l l i l i i i i i i i i i i l l i i l i i l i l i l i l l i l

10 l i l i i i i i l l i l i l l i i i l l i l i i i i l i i i l l i i l l l l i i

11 i i l i l i i l l i l l l i i i i i i i l i l l l i i l l i l i i l l i i l l i

12 l i i l l i i l l i l l i l l l i l i l l l i i l l l l l l i i i l i i l l i l

13 i l i i l l l l l l l i l i i l i i i l l l i i i i i l i l l i l l i i l i l i

14 l l l l l l l l i l l l i l i l i i l l i l l l i i i i i i l i l i l l i l l i

15 i i i l i i i l l i i l i l l i l l l l i i l i l i i l i i i i i l l i i l i i

16 i i i l i i i l i l l i i l i i l l i l i i l l l i i l l l l i l i i i i l i l

17 i l i i l l l i i l i l i l l i l i i l l l l l l l i l l l l i i l l l l i l i

18 i l l l l i l l i l l l i l i i l i i l l i l l l l i l i i i l l i l l i l l l

19 i l l i l l l i l l l l l i l l i i l i i i l i l l i l i i i l l l i l l l i i

20 l l l i l i i i l i i l l l l i l i l i l l l l i l l l l i i l l l l i i l i l

21 l i i l l l l i l l i i i i l l i i i i l i i i i i i i l i l i l i l i l i i l

22 l i l l l i i i l l i i i i i i l l i i l i i l l i l i i i i l i l i i l l i l

23 i l i l i i i i l l i i i l l i l i i l i i i i i l i l i l l l i i l l l l l i

24 i l i i i l i l i i l l l i i l i l i l l l i l l l l l i i l i l l l l l l l i

25 i l l i i l i i i i i l i l i i l i i l l i i i i i l i i i l i l i l l l i i l

26 l l l i i i l i i l i i i l l l l i i i l l i l i l l i l i l l l l i i l i l l

27 i i l l l l l l i l i l i i i l i i i l l i i i l i i i l i i i l i l i l i i i

28 l i l i i l l i i i l l l l i i i l l i i i i l l i l i l i i l l i i l l l l i

29 i l l i l i i l l i i l i l i i i l i i i i i l i l i i i i i i l l i l l l i i

30 i l i i i i l i l i l i i l l l l i l i l i i l i l l l l l l l i i l l i i i i

31 l l l l i l l l i i i l i i l i i i l i l l l i l i i i i i i l i l i i i l i i

32 i i l l l i l l i i i i i l l i l i i l l l i l i l i i i l l l l i l i i l i i

33 l i i l l i l l l i i l l i l i l i l i i i i i i l l l l l i i i l i l l i l l

34 l i i i i l i l l l i l i i l l l i i i l i i l l i i i i l l i l i l i l l l l

35 i i l l i i l i i i l l l i l i l l l i l l l i l i i l i i i l l l i i i l l i

36 i l l l i l i i i l i i i l i i i i i l i i l l i i l i i l i i l l i i l i i l

37 i i l i i l l l l l i i l i i i l i l l i i l i i i i l l i l l i l l l i l l i

38 i i l i l l i i i l l i l i i i i i i i i l i l l l i i l l i l l i l i l i l l

39 i i l i l l l i i i l i i i i i l i i i l i l l l i l i l i i i l l i l i i i i

40 i i i i l i i i l i l l i i l i l i l i l i i l i i l l l l l l l l l i i l i i

Lösung 15

Markieren Sie jedes i, das auf ein l folgt: l i̸ i l i̸ l i̸

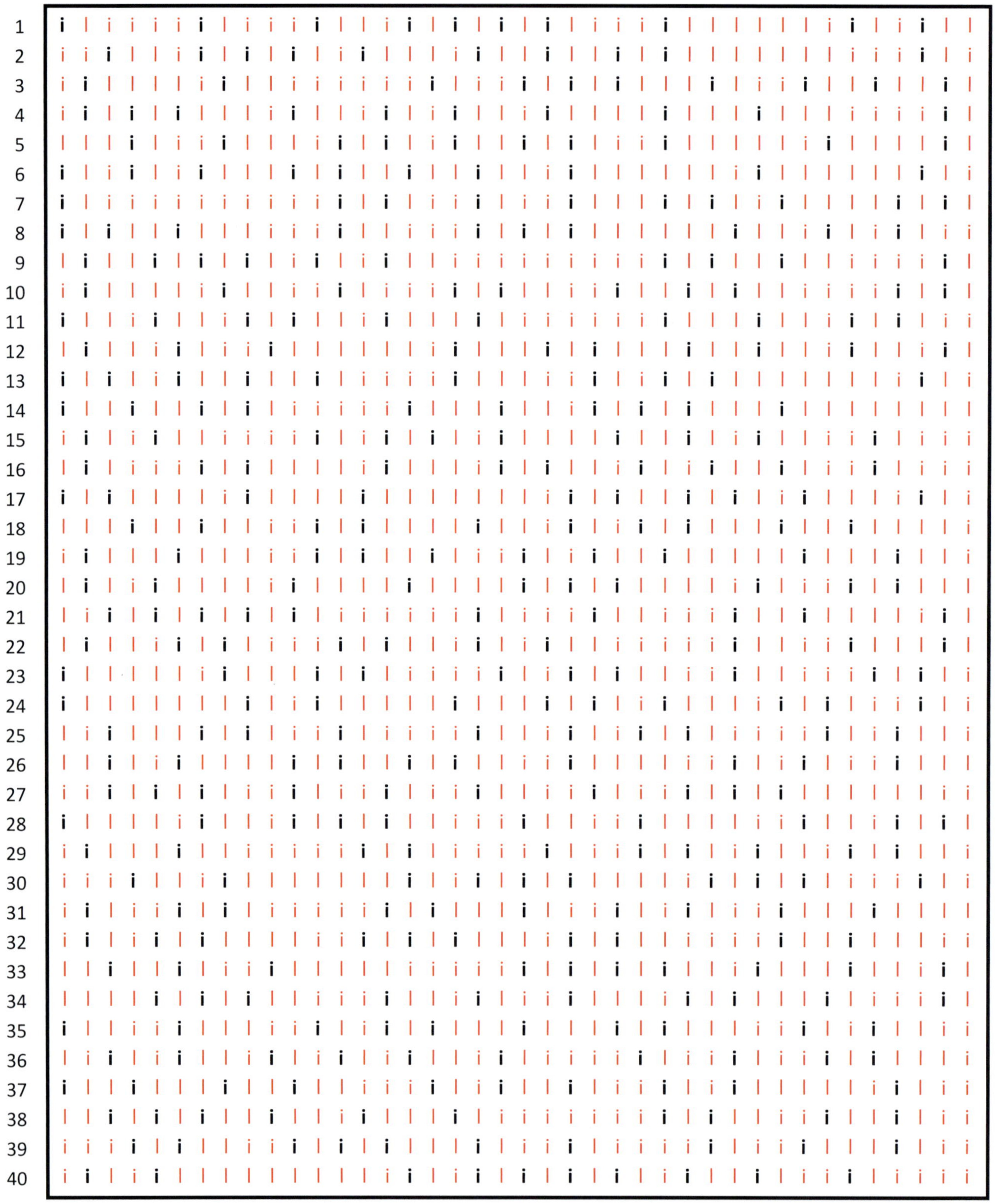

Übung 16 (8 Minuten)

Markieren Sie jedes l, das auf ein i folgt: i ł l i ł i ł

1	i i l i l l l i l l i i i l i l l i i l l i l l l l i l i i l l i i i i l l l l
2	l i i l l i i i l i l i i l l i l i i i i l i i i l l l i i l i i l i i l i i i
3	l i i l l i i l l i i l l l i l i l i l i i i l l l l l i i l i l l l i l l l i
4	l l l l i i l l i i l i i l i i i i i i l l i l l l i i l i l i l i i l i i i l
5	l i l i l l i l l i l i l l i i l l i l i i l i i i l i i i i i i l l l l l i i
6	l i l i i i l i l l i l l i l l i i i l l i l i i l l l l l l l l i l i i l l l
7	l i i l i i i i l i l l l l l i l l l i i l i l i l i l i i l l i i i i i i i l
8	i l i i l l l i i l l i i i l i l i l l l l i l l l l i l i l l l l i l l i i i
9	i l l l i l l l i i i i l l l l i l i l l i l i l l i i l i i l i i i i l i i i
10	l l l i i l l i l l i i l i i l l i i l l l l i l i l i i l l l i i i i l i i l
11	i l i i i i l l l i i l i l l i l i l l i i i l l l l i i i i l i l i i l l i i
12	l l i l i l l i i l l i i l i i l i i l l l l i l l l l l l i l i l l l i i l i
13	i i i i l l i i i l i l i i i i i l i l i i l l l i i l i l i i l l l i l l l l
14	i i i i l l l l l i l l i i i l i i i i i i l i l i i l i l l i l l l i l i i l
15	l l l l i l l i l i i i i i l i i l l l i l i l l l i l i i l i i l l i l l i i
16	l l i i i l i l i l l l i i l i i i l l i l l l l l l l i l i l i i l l l i l l
17	i i l i i i l l i l l i l l l i l l i i i i l i l i l i i i i l i l l l i i i i
18	i i l i i i l i i l l i l l i l l i l i i i i i i l l i i i i l i l l i i l i i
19	i l i i i i i l l i i l l l i l i l l i i l i l l i l i l l i i i i i i l l i i
20	i l l i l i l l l i l i l i i i l i i i l l l l i i l i l l i i i l l l l l l l
21	i l l l l l i l l i l i i i l i i i l i i l l l i l l l l i l l i l i i l l l i
22	i i l l l i i l i i l i i i l l i i i l i l l i i l i i i i i l i l i l l i i i
23	l i l l i l l i i i i i i i i i i i l i l l l i i l l i i l l i i l i l i l i l
24	l l i i i l l i i l i l i l l i i i i i i l i i i i i l i l l i l l i l i l i i
25	i l l l l l i i l i l i i i l l l i l l i i l l i l i l l l l l i i l l i i l l
26	l l i i l l i i l l i l l l i l i l l l l l i l i i i l i l i i l l i l l l l i
27	i i l i i i i l i i i i l l i l l i l i l l i l i l l l l i i i l l l i l l i i
28	l l l i i l i i l i l l l l i i l l l l i i l i l i l i i i i l l i i l i l l i
29	i i i i l l l i l l i l l i l l i l l l l i i l l l i l l l l i l i l l i l i i
30	l i i i l i i l l i i l l l i l l i i l l i i i l i l l i i i l i l l i i i l l
31	l i l l i i l l i i i l i i l i l i i i i l l l i l i i i i l l l i l l l l i l
32	i i l l i l i i l l i l i i i l i l i l l l l i i i l i l i i i i i l l l i i i
33	i l l l l i l l l l l l i l i l l i i l i i i i l l i l l l l i l i i l i i l l
34	l l i l i l l l i l i i l l l l l l i l i i i l i l l i i l i i l i i l l l l l
35	l l l i l i i l i i l l l l l i i l l l l i l i i l i l l l i l i i i i l i l l
36	l l i l l i i i l l i l i i i l l i i l l l i l i l l l i l l i i i l i l l i i
37	i i i l l i i l i l l i i i l l l i l i i l l l i l l l i i i i l l i i i l i l
38	l l l l l i l l i i i l l l l l l i l i l i l i l l i i i l l i l i l i i l l i
39	i l i i l i l l l l l i i l i l l i l i i i l i i i l i i l l i l i i i i i i i
40	i i l i i l i i i i i l i i l l i l l i l i l l l l l i l i l l i i i l l l i i

Lösung 16

Markieren Sie jedes l, das auf ein i folgt: i ł l i ł i ł

1	l	l	l	**l**	i	i	i	i	l	**l**	i	i	**l**	i	l	l	l	**l**	i	l	**l**	i	i	l	**l**	i	**l**	i	i	i	l	**l**	i	l	l	**l**	i	**l**	i	i
2	i	i	i	**l**	i	i	**l**	i	i	**l**	i	i	l	l	**l**	i	i	i	**l**	i	i	i	i	**l**	i	l	**l**	i	i	**l**	i	**l**	i	i	i	l	**l**	i	i	l
3	i	l	l	**l**	i	l	l	**l**	i	**l**	i	i	l	l	l	l	**l**	i	i	i	**l**	i	**l**	i	**l**	i	l	l	**l**	i	i	l	**l**	i	i	l	**l**	i	i	l
4	**l**	i	i	i	**l**	i	i	**l**	i	**l**	i	**l**	i	i	l	l	**l**	i	l	**l**	i	i	i	i	i	i	**l**	i	i	**l**	i	i	l	**l**	i	i	l	l	l	l
5	i	i	l	l	l	l	**l**	i	i	i	i	i	i	**l**	i	i	i	**l**	i	i	**l**	i	l	**l**	i	i	l	**l**	i	**l**	i	l	**l**	i	l	**l**	i	**l**	i	l
6	l	l	**l**	i	i	**l**	i	l	l	l	l	l	l	l	**l**	i	i	**l**	i	l	**l**	i	i	i	l	**l**	i	l	**l**	i	l	**l**	i	**l**	i	i	i	**l**	i	l
7	**l**	i	i	i	i	i	i	i	l	**l**	i	i	**l**	i	**l**	i	**l**	i	**l**	i	i	l	l	**l**	i	l	l	l	l	**l**	i	**l**	i	i	i	i	**l**	i	i	l
8	i	i	i	l	**l**	i	l	l	l	**l**	i	**l**	i	l	l	l	**l**	i	l	l	l	**l**	i	**l**	i	**l**	i	i	i	l	**l**	i	i	l	l	**l**	i	i	**l**	i
9	i	i	i	**l**	i	i	i	i	**l**	i	i	**l**	i	i	l	**l**	i	**l**	i	i	**l**	i	**l**	i	l	l	l	**l**	i	i	i	i	l	l	**l**	i	l	l	**l**	i
10	**l**	i	i	**l**	i	i	i	i	l	l	**l**	i	i	**l**	i	**l**	i	l	l	l	**l**	i	i	l	**l**	i	i	**l**	i	i	l	**l**	i	l	**l**	i	i	l	l	l
11	i	i	l	**l**	i	i	**l**	i	**l**	i	i	i	i	l	l	l	**l**	i	i	i	l	**l**	i	**l**	i	l	**l**	i	**l**	i	i	l	l	**l**	i	i	i	i	**l**	i
12	i	**l**	i	i	l	l	**l**	i	**l**	i	l	l	l	l	l	**l**	i	l	l	l	**l**	i	i	**l**	i	l	**l**	i	i	i	**l**	i	i	l	**l**	i	**l**	i	l	l
13	l	l	l	**l**	i	l	l	**l**	i	i	**l**	i	**l**	i	i	l	l	**l**	i	i	**l**	i	**l**	i	i	i	i	i	**l**	i	**l**	i	i	i	l	**l**	i	i	i	i
14	**l**	i	i	**l**	i	l	l	**l**	i	l	**l**	i	**l**	i	i	**l**	i	**l**	i	i	i	i	i	i	**l**	i	i	i	l	**l**	i	l	l	l	l	**l**	i	i	i	i
15	i	i	l	**l**	i	l	**l**	i	i	**l**	i	i	**l**	i	l	l	**l**	i	**l**	i	l	l	**l**	i	i	**l**	i	i	i	i	i	**l**	i	l	**l**	i	l	l	l	l
16	l	**l**	i	l	l	**l**	i	i	**l**	i	**l**	i	l	l	l	l	l	l	**l**	i	l	**l**	i	i	i	**l**	i	i	l	l	**l**	i	**l**	i	**l**	i	i	i	l	l
17	i	i	i	i	l	l	**l**	i	**l**	i	i	i	i	**l**	i	**l**	i	**l**	i	i	i	i	l	**l**	i	l	l	**l**	i	l	**l**	i	l	**l**	i	i	i	**l**	i	i
18	i	i	**l**	i	i	l	**l**	i	**l**	i	i	i	i	l	**l**	i	i	i	i	i	i	**l**	i	l	**l**	i	l	**l**	i	l	**l**	i	i	**l**	i	i	i	**l**	i	i
19	i	i	l	**l**	i	i	i	i	i	i	l	**l**	i	**l**	i	l	**l**	i	**l**	i	i	l	**l**	i	**l**	i	l	l	**l**	i	i	l	**l**	i	i	i	i	i	**l**	i
20	l	l	l	l	l	l	**l**	i	i	i	l	**l**	i	**l**	i	i	l	l	l	**l**	i	i	i	**l**	i	i	i	**l**	i	**l**	i	l	l	**l**	i	**l**	i	l	**l**	i
21	i	l	l	**l**	i	i	**l**	i	l	**l**	i	l	l	l	**l**	i	l	l	**l**	i	i	**l**	i	i	i	**l**	i	i	i	**l**	i	l	**l**	i	l	l	l	l	**l**	i
22	i	i	i	l	**l**	i	**l**	i	**l**	i	i	i	i	i	**l**	i	i	l	**l**	i	**l**	i	i	i	l	**l**	i	i	i	**l**	i	i	**l**	i	i	l	l	**l**	i	i
23	**l**	i	**l**	i	**l**	i	**l**	i	i	l	**l**	i	i	l	**l**	i	i	l	l	**l**	i	**l**	i	i	i	i	i	i	i	i	i	i	l	**l**	i	l	**l**	i	l
24	i	i	**l**	i	**l**	i	l	**l**	i	l	**l**	i	**l**	i	i	i	i	i	**l**	i	i	i	i	i	i	l	**l**	i	**l**	i	**l**	i	i	l	**l**	i	i	i	l	l
25	l	**l**	i	i	l	**l**	i	i	l	l	l	l	**l**	i	**l**	i	l	**l**	i	i	l	**l**	i	l	l	**l**	i	i	i	**l**	i	**l**	i	i	l	l	l	l	**l**	i
26	i	l	l	l	**l**	i	l	**l**	i	i	**l**	i	**l**	i	i	i	**l**	i	l	l	l	l	**l**	i	**l**	i	l	l	**l**	i	l	**l**	i	i	l	**l**	i	i	l	l
27	i	i	l	**l**	i	l	l	**l**	i	i	i	l	l	l	**l**	i	**l**	i	i	**l**	i	**l**	i	l	**l**	i	l	**l**	i	i	i	i	**l**	i	i	i	i	**l**	i	i
28	i	l	**l**	i	**l**	i	i	l	**l**	i	i	i	i	**l**	i	**l**	i	**l**	i	i	l	l	l	**l**	i	i	l	l	l	**l**	i	**l**	i	i	**l**	i	i	l	l	l
29	i	i	**l**	i	l	**l**	i	**l**	i	l	l	l	**l**	i	l	l	**l**	i	i	l	l	l	**l**	i	l	**l**	i	l	**l**	i	l	**l**	i	l	l	**l**	i	i	i	i
30	l	**l**	i	i	i	l	**l**	i	**l**	i	i	i	l	**l**	i	**l**	i	i	i	l	**l**	i	i	l	**l**	i	l	l	**l**	i	i	l	**l**	i	i	**l**	i	i	i	l
31	**l**	i	l	l	l	**l**	i	l	l	**l**	i	i	i	i	**l**	i	l	l	**l**	i	i	i	i	**l**	i	**l**	i	i	**l**	i	i	i	l	**l**	i	i	l	**l**	i	l
32	i	i	i	l	l	**l**	i	i	i	i	i	**l**	i	**l**	i	i	i	l	l	l	**l**	i	**l**	i	**l**	i	l	i	**l**	i	l	**l**	i	i	**l**	i	l	**l**	i	i
33	l	**l**	i	i	**l**	i	i	**l**	i	l	l	l	**l**	i	l	**l**	i	i	i	i	**l**	i	i	l	**l**	i	**l**	i	l	l	l	l	l	**l**	i	l	l	l	**l**	i
34	l	l	l	l	**l**	i	i	**l**	i	i	**l**	i	i	l	**l**	i	**l**	i	i	i	**l**	i	l	l	l	l	l	**l**	i	i	**l**	i	l	l	**l**	i	**l**	i	l	l
35	l	**l**	i	**l**	i	i	i	i	**l**	i	l	l	**l**	i	**l**	i	i	**l**	i	l	l	l	**l**	i	i	l	l	l	l	**l**	i	i	**l**	i	i	**l**	i	l	l	l
36	i	i	l	**l**	i	**l**	i	i	i	l	**l**	i	l	l	**l**	i	**l**	i	l	l	**l**	i	i	l	**l**	i	i	i	**l**	i	l	**l**	i	i	i	l	**l**	i	l	l
37	**l**	i	**l**	i	i	i	l	**l**	i	i	i	i	l	l	**l**	i	l	l	**l**	i	i	**l**	i	l	l	**l**	i	i	i	l	**l**	i	**l**	i	i	l	**l**	i	i	i
38	i	l	**l**	i	i	**l**	i	**l**	i	l	**l**	i	i	i	l	**l**	i	**l**	i	**l**	i	**l**	i	l	l	l	l	l	**l**	i	i	i	l	**l**	i	l	l	l	l	l
39	i	i	i	i	i	i	i	**l**	i	l	**l**	i	l	**l**	i	i	i	**l**	i	i	i	**l**	i	l	**l**	i	**l**	i	i	l	l	l	l	**l**	i	**l**	i	i	**l**	i
40	i	i	l	l	**l**	i	i	i	l	**l**	i	**l**	i	l	l	l	l	**l**	i	**l**	i	l	**l**	i	l	**l**	i	i	**l**	i	i	i	i	i	**l**	i	i	**l**	i	i

Übung 17 (8 Minuten)

Markieren Sie jede 0, die auf ein o folgt: o 0̸ o 0̸ 0 o o 0̸ o

1 0 0 o o 0 0 0 o 0 0 o 0 o 0 0 0 0 0 o o o 0 o 0 0 0 0 o o o o 0 o 0 0 o 0 o 0 o
2 o o 0 0 0 o o o 0 0 o 0 o o 0 0 0 0 o o 0 0 o o 0 o o 0 0 o 0 o o 0 0 0 o o 0 0
3 0 0 o 0 0 o o o o 0 o 0 o o 0 o 0 0 o o 0 0 0 o 0 0 0 0 0 0 o 0 o o o 0 o 0 0 0
4 o o 0 0 0 0 o 0 o o 0 0 o o 0 o 0 o 0 o o o 0 0 o 0 0 o o o 0 0 o o o o o o 0 0
5 o o 0 0 o o o 0 0 0 0 0 o 0 o 0 0 o 0 0 0 0 0 0 0 o 0 o 0 o 0 o o o 0 0 o 0 0 0
6 0 o o o 0 o o o 0 o o 0 o 0 0 0 0 o 0 0 0 o 0 o 0 0 0 0 0 0 0 0 o o 0 o 0 o 0 0
7 o 0 0 o 0 0 0 0 o o 0 o 0 0 o 0 o o 0 o 0 0 0 0 0 0 0 0 o o o o 0 o 0 0 o o 0 0
8 0 o 0 o o 0 0 0 o 0 0 o o 0 o o o 0 0 0 0 o 0 0 o o 0 0 o o o 0 0 o o 0 0 o 0 o
9 o 0 o o 0 o 0 0 0 0 0 0 o 0 0 0 0 o 0 0 0 0 o o 0 0 0 0 o 0 o o 0 o 0 o o o 0 o
10 0 0 0 o o o o 0 0 o 0 o o 0 0 o 0 o 0 0 o 0 0 0 o 0 0 0 0 o o 0 o o 0 0 0 o 0 o
11 0 0 0 o 0 0 0 o o o o o o 0 0 0 0 0 o o 0 o 0 o 0 o 0 o o o o 0 o 0 0 o o 0 o 0
12 0 0 0 0 0 0 o o 0 o 0 0 o 0 o 0 o 0 0 o o o o o 0 0 o o 0 0 0 o o 0 o 0 o 0 o o
13 o o 0 0 0 0 o o 0 0 0 o o o o o 0 o o 0 0 o o o 0 0 o 0 0 o 0 o 0 o 0 o o 0 0 0
14 0 0 o 0 0 o o o 0 0 o o o o 0 o o 0 0 o 0 0 o o 0 o o o 0 o o 0 o 0 o o o o 0 o
15 o 0 o o o o o o 0 o 0 o 0 o 0 0 o 0 0 o o 0 0 0 o 0 o o 0 o 0 0 0 o o o o o o o
16 0 0 o 0 0 0 o o 0 0 o 0 0 o o o o o 0 0 o o 0 o 0 0 o 0 0 o o 0 o o 0 0 o o o 0
17 0 0 0 0 0 o o 0 o o 0 o o 0 o 0 0 0 o 0 0 o 0 o 0 o o 0 o o o 0 o o o o o o 0 0
18 o 0 o 0 o o o 0 0 o 0 0 o 0 0 0 0 o o 0 o o o 0 o 0 0 0 0 o o o o o o o o 0 o 0
19 o 0 o 0 0 0 o o o o o 0 o 0 o o o o 0 o o o 0 o o o 0 o o o 0 o 0 0 0 0 o 0 o o
20 0 o 0 o o 0 o o o 0 o o o o 0 0 o 0 o 0 0 o o o o o 0 0 o 0 o o o o 0 0 o o 0 o
21 o 0 o o 0 0 0 o o 0 o o 0 o 0 o o o o 0 0 0 0 0 0 0 0 0 0 o 0 o 0 o 0 0 0 o 0 0
22 0 o o o 0 o 0 0 o 0 o 0 o o o 0 0 0 o 0 0 o o o o 0 0 0 o o o 0 o o o 0 0 o 0 o
23 0 0 o 0 o 0 0 o o 0 o o 0 0 0 0 o o 0 0 0 o 0 o o 0 0 o 0 o 0 0 o o o 0 0 0 0 0
24 0 0 o o 0 0 o o 0 0 o o o 0 0 o 0 o o 0 o 0 o 0 0 0 0 o 0 o o o o 0 0 o 0 o o o
25 o 0 0 o o 0 o 0 0 o 0 o o o 0 o o 0 o o o o 0 0 0 o 0 0 0 0 o 0 0 0 o 0 0 0 0 0
26 o o 0 0 o 0 o o 0 o 0 0 0 o 0 0 o 0 0 o 0 o o 0 o 0 o o o o o o 0 0 o o o o o o
27 o 0 0 0 o o o 0 0 0 0 0 o o o 0 o 0 0 o 0 o o o o 0 0 0 o 0 o o o 0 o 0 o o 0 o
28 o 0 o 0 o 0 o 0 0 0 0 0 o o 0 o o o o o o o o o 0 o o 0 0 0 o o 0 o o 0 o o 0 o
29 0 o 0 o o o 0 o 0 0 o o o o 0 o o 0 0 o o o o 0 0 o 0 o o o 0 o o 0 o o o 0 0 o
30 0 o o o 0 0 o o o 0 0 0 o 0 o 0 0 o 0 o 0 o o o 0 o 0 0 o o o 0 0 o o o 0 0 0 o
31 o 0 0 o 0 0 0 0 0 0 o 0 o o 0 o 0 o 0 0 o o o o o 0 o 0 o 0 0 o o o o o o 0 0 0
32 o 0 0 0 o o o o 0 0 0 o o o 0 o 0 0 o 0 0 0 0 0 o 0 0 0 o 0 o o 0 0 o 0 0 o o 0
33 0 0 o 0 o o 0 o o o o o o o o 0 o 0 0 o o o o o 0 o 0 0 o o 0 o 0 0 o 0 o 0 o o
34 0 o 0 0 o o o o 0 0 o 0 o o o 0 o 0 0 0 0 0 o o 0 o 0 0 o 0 0 o 0 o o 0 o o o o
35 0 o o 0 0 0 0 0 o 0 0 o 0 o 0 o o o o o 0 0 0 0 o 0 o 0 0 o o 0 0 o 0 o 0 0 0 o
36 0 o 0 o o o o o o o 0 o 0 0 o 0 0 o o 0 0 o o 0 o 0 0 0 o 0 o o o o o 0 o 0 0 0
37 0 0 0 0 o o 0 o 0 o o 0 o o 0 0 0 o 0 o 0 0 o o o 0 0 o 0 0 0 0 0 o 0 o o o 0 0
38 0 0 o 0 o o 0 o o o 0 0 o o o 0 o 0 o o o o 0 0 o o 0 o 0 0 0 o o o 0 o o 0 o o
39 o o 0 0 0 o 0 0 0 0 o o o 0 o 0 o o o o o 0 o 0 0 o 0 o 0 o o 0 0 o o o 0 o o o
40 o o 0 0 o 0 0 0 o o 0 0 0 o o 0 o o 0 0 0 0 o 0 o o 0 o 0 0 0 o o 0 o 0 0 0 0 0

Lösung 17

Markieren Sie jede 0, die auf ein o folgt: o ∅ o ∅ 0 o o ∅ o

1	o	0	o	0	o	0	0	o	0	o	o	o	o	0	0	0	0	o	0	o	o	o	0	0	0	0	0	o	0	o	0	0	o	0	0	0	o	o	0	0
2	0	0	o	o	0	0	0	o	o	0	o	0	0	o	o	0	o	o	0	0	o	o	0	0	0	0	o	o	0	o	0	0	o	o	o	0	0	0	o	o
3	0	0	0	o	0	o	o	o	0	o	0	0	0	0	0	0	o	0	0	0	o	o	0	0	o	0	o	o	0	o	0	o	o	o	o	0	0	o	0	0
4	0	0	o	o	o	o	o	o	0	0	o	o	o	0	0	o	0	0	o	o	o	0	o	0	o	0	o	o	0	0	o	o	0	o	0	0	0	0	o	o
5	0	0	0	o	0	0	o	o	o	0	o	0	o	0	o	0	0	0	0	0	0	0	o	0	0	o	0	o	0	0	0	0	0	o	o	o	0	0	o	o
6	0	0	o	0	o	0	o	o	0	0	0	0	0	0	0	0	o	0	o	0	0	0	o	0	0	0	0	o	0	o	o	0	o	o	o	0	o	o	o	0
7	0	0	o	o	0	0	o	0	o	o	o	o	0	0	0	0	0	0	0	0	o	0	o	o	0	o	0	0	o	0	o	o	0	0	0	0	o	0	0	o
8	o	0	o	0	0	o	o	0	0	o	o	o	0	0	o	o	0	0	o	0	0	0	0	o	o	o	0	o	o	0	0	o	0	0	0	o	o	0	o	0
9	o	0	o	o	o	0	o	0	o	o	0	o	0	0	0	0	o	o	0	0	0	0	o	0	0	0	0	o	0	0	0	0	0	0	o	0	o	o	0	o
10	o	0	o	0	0	0	o	o	0	o	o	0	0	0	0	o	0	0	0	o	0	0	o	0	o	0	0	o	o	0	o	0	0	o	o	o	o	0	0	0
11	0	o	0	o	o	0	0	o	0	o	o	o	o	0	o	0	o	0	o	0	o	o	0	0	0	0	0	o	o	o	o	o	o	0	0	0	o	0	0	0
12	o	o	0	o	0	o	0	o	o	0	0	0	o	o	0	0	o	o	o	o	o	0	0	o	0	o	0	o	0	0	o	0	o	o	0	0	0	0	0	0
13	0	0	0	o	o	0	o	0	o	0	o	0	0	o	0	0	o	o	o	0	0	o	o	0	o	o	o	o	o	0	0	0	o	o	0	0	0	0	o	o
14	o	0	o	o	o	o	0	o	0	o	o	0	o	o	o	0	o	o	0	0	o	0	0	o	o	0	o	o	o	o	0	0	o	o	o	0	0	o	0	0
15	o	o	o	o	o	o	o	0	0	0	o	0	o	o	0	o	0	0	0	o	o	0	0	o	0	0	o	0	o	0	o	0	o	o	o	o	o	o	0	o
16	0	o	o	o	0	0	o	o	0	o	o	0	0	o	0	0	o	0	o	o	0	0	o	o	o	o	o	0	0	o	0	0	o	o	0	0	0	o	0	0
17	0	0	o	o	o	o	o	o	0	o	o	o	0	o	o	0	o	0	o	0	0	o	0	0	0	o	0	o	o	0	o	o	0	o	o	0	0	0	0	0
18	0	o	0	o	o	o	o	o	o	o	0	0	0	0	0	o	0	o	o	o	0	o	o	0	0	0	0	o	0	0	o	0	0	o	o	o	0	o	0	o
19	o	o	0	o	0	0	0	0	o	0	o	o	o	0	o	o	o	0	o	o	o	0	o	o	o	o	0	o	0	o	o	o	o	o	0	0	0	o	0	o
20	o	0	o	o	0	0	o	o	o	o	0	o	0	0	o	o	o	o	o	0	0	o	0	o	0	0	o	o	o	o	0	o	o	o	0	o	o	0	o	0
21	0	0	o	0	0	0	o	0	o	0	o	0	0	0	0	0	0	0	0	0	0	o	o	o	o	0	o	0	o	o	0	o	o	0	0	0	o	o	0	o
22	o	0	o	0	0	o	o	o	0	o	o	o	0	0	0	o	o	o	o	0	0	o	0	0	0	o	o	o	0	o	0	o	0	0	o	0	o	o	o	0
23	0	0	0	0	0	o	o	o	0	0	o	0	o	0	0	o	o	0	o	0	0	0	o	o	0	0	0	0	o	o	0	o	o	0	0	o	0	o	0	0
24	o	o	o	0	o	0	0	o	o	o	o	0	o	0	0	0	0	o	0	o	0	o	o	0	o	0	0	o	o	o	0	0	o	o	0	0	o	o	0	0
25	0	0	0	0	0	o	0	0	0	o	0	0	0	0	o	0	0	0	o	o	o	o	0	o	o	0	o	o	o	0	o	0	0	o	0	o	o	0	0	o
26	o	o	o	o	o	o	0	0	o	o	o	o	o	o	0	o	0	o	o	0	o	0	0	o	0	0	o	0	0	0	o	0	o	o	0	o	0	0	o	o
27	o	0	o	o	0	o	0	o	o	o	0	o	0	0	0	o	o	o	o	0	o	0	0	o	0	o	o	o	0	0	0	0	0	o	o	o	0	0	0	o
28	o	0	o	o	0	o	o	0	o	o	0	0	0	o	o	0	o	o	o	o	o	o	o	o	o	0	o	o	0	0	0	0	0	o	0	o	0	o	0	o
29	o	0	0	o	o	o	0	o	o	0	o	o	o	0	o	0	0	o	o	o	o	0	0	o	o	0	o	o	o	o	0	0	o	0	o	o	o	0	o	0
30	o	0	0	0	o	o	o	0	0	o	o	o	0	0	o	0	o	o	o	0	o	0	o	0	0	o	0	o	0	0	0	o	o	o	0	0	o	o	o	0
31	0	0	0	o	o	o	o	o	o	0	0	o	0	o	0	o	o	o	o	o	0	0	o	0	o	0	o	o	0	o	0	0	0	0	0	0	o	0	0	o
32	0	o	o	0	0	o	0	0	o	o	0	o	0	0	0	o	0	0	0	0	0	o	0	0	o	0	o	o	o	0	0	0	o	o	o	o	0	0	0	o
33	o	o	0	o	0	o	0	0	o	0	o	o	0	0	o	0	o	o	o	o	o	0	0	o	0	o	o	o	o	o	o	o	o	0	o	o	0	o	0	0
34	o	o	o	o	0	o	o	0	o	0	0	o	0	0	o	0	o	o	0	0	0	0	0	o	0	o	o	o	0	o	0	0	o	o	o	o	0	0	o	0
35	o	0	0	0	o	0	o	0	0	o	o	0	0	o	0	o	0	0	0	0	o	o	o	o	o	0	o	0	o	0	0	o	0	0	0	0	0	o	o	0
36	0	0	0	o	0	o	o	o	o	o	0	o	0	0	0	o	0	o	o	0	0	o	o	0	0	o	0	0	o	0	o	o	o	o	o	o	o	0	o	0
37	0	0	o	o	o	0	o	0	0	0	0	0	o	0	0	o	o	o	0	0	o	0	o	0	0	0	o	o	0	o	o	0	o	0	o	o	0	0	0	0
38	o	o	0	o	o	0	o	o	o	0	0	0	o	0	o	o	0	0	o	o	o	o	0	o	0	o	o	o	0	0	o	o	o	0	o	o	0	o	0	0
39	o	o	o	0	o	o	o	0	0	o	o	0	o	0	o	0	0	o	0	o	o	o	o	o	0	o	0	o	o	o	0	0	0	0	o	0	0	0	o	o
40	0	0	0	0	0	o	0	o	o	0	0	0	o	0	o	o	0	o	0	0	0	0	o	o	0	o	o	0	0	0	o	o	0	0	0	o	0	0	o	o

Übung 18 (8 Minuten)

Markieren Sie jede Zahl, die mit der Zahl davor addiert die Summe 4 ergibt:

0 2 ~~2~~ 4 3 ~~1~~ 0 0 ~~4~~

1	2	0	3	3	3	3	2	3	4	0	2	0	2	2	2	1	1	2	1	4	1	3	0	4	0	4	1	0	2	4	0	1	2	0	3	0	3	1	1	3
2	1	0	4	0	1	0	2	3	3	4	0	4	3	1	4	1	2	4	2	2	3	0	3	4	0	4	2	0	3	0	1	0	4	4	3	0	1	3	2	4
3	3	1	4	0	4	3	4	4	2	0	1	3	4	4	0	3	2	0	2	2	0	3	4	3	1	1	1	2	2	3	3	1	2	0	0	1	4	0	2	4
4	3	3	0	1	4	0	3	1	3	3	1	3	4	1	2	1	0	0	0	0	4	0	2	2	1	2	4	2	2	1	0	3	2	4	1	0	4	3	2	4
5	1	1	2	0	3	1	1	0	2	1	0	4	0	4	2	3	4	4	0	0	3	0	1	1	4	2	1	3	3	3	1	3	0	4	3	2	2	4	4	4
6	3	0	0	2	3	1	0	2	0	3	3	4	1	3	2	1	1	0	2	2	0	4	1	3	4	4	1	0	1	1	1	4	0	4	0	3	3	1	2	2
7	3	0	2	0	1	3	3	1	3	0	0	4	3	2	4	3	1	2	2	1	4	2	1	0	1	1	3	1	2	1	0	1	2	0	4	4	0	0	0	2
8	3	1	4	4	2	1	1	0	2	2	0	2	4	0	4	3	0	1	3	1	4	2	3	3	4	2	0	0	1	3	1	1	1	0	1	3	0	4	4	3
9	4	3	1	2	1	4	0	0	0	1	3	3	0	1	2	1	1	1	0	4	1	2	1	0	3	4	0	0	3	2	4	1	4	0	2	2	2	2	2	3
10	2	2	3	1	0	3	4	2	4	0	3	3	4	0	2	2	2	2	3	3	0	0	4	1	3	0	3	2	3	2	3	1	1	4	1	1	2	0	1	0
11	2	3	2	2	2	4	1	1	2	0	3	1	2	1	2	1	0	0	0	0	1	1	2	1	3	1	2	3	0	3	0	3	1	3	4	0	4	0	3	4
12	1	3	4	3	1	1	1	3	2	0	4	2	0	4	0	4	4	2	1	2	0	4	2	4	0	1	1	4	2	4	3	3	2	3	1	0	1	4	3	4
13	0	0	4	1	3	1	4	2	2	3	2	1	4	4	3	2	3	2	2	0	1	3	4	0	2	1	0	0	1	0	1	2	2	3	1	0	3	1	0	2
14	2	4	3	1	2	2	2	0	4	4	0	0	4	4	1	4	1	3	2	4	3	2	1	2	4	1	3	1	1	2	3	3	0	1	0	4	2	0	1	0
15	3	3	0	3	2	3	4	2	4	0	0	1	0	4	4	1	3	2	1	1	2	2	2	0	4	2	2	4	0	3	1	0	1	0	2	3	1	2	3	3
16	2	2	2	1	0	3	3	1	4	2	0	1	0	4	3	1	3	3	2	0	0	4	1	2	3	1	4	4	1	0	3	0	3	2	1	3	2	4	3	1
17	2	1	3	1	3	0	4	1	0	1	4	0	1	3	0	2	1	1	3	2	0	2	0	0	3	2	2	1	2	2	0	0	3	2	2	4	1	0	1	4
18	1	4	3	1	2	2	2	3	3	3	0	3	1	2	3	1	3	4	4	1	0	0	2	3	1	3	1	1	0	2	4	1	2	3	2	0	0	2	2	0
19	2	3	1	0	4	2	2	4	2	1	3	3	0	1	4	3	4	3	3	1	4	3	2	0	4	2	0	1	1	3	0	0	4	1	4	2	1	3	1	1
20	2	3	3	4	2	4	4	3	4	0	4	4	0	1	2	2	2	3	1	3	0	4	0	0	3	2	0	1	4	2	1	3	0	2	3	0	1	1	1	0
21	4	4	2	4	4	3	4	3	4	1	3	2	4	0	1	1	1	4	2	4	0	4	3	1	4	4	3	1	0	1	0	0	4	0	3	4	2	2	2	4
22	0	2	2	3	2	4	1	2	0	2	3	3	1	2	3	1	4	0	0	4	3	1	0	2	3	1	2	0	0	2	0	4	3	0	4	3	1	2	3	4
23	1	1	3	2	4	0	4	4	4	3	1	1	3	0	3	4	1	3	1	2	0	3	1	4	4	2	4	0	2	0	3	0	0	0	2	1	2	1	1	3
24	1	0	4	1	0	2	0	0	4	2	3	3	3	4	2	2	2	4	0	4	0	3	4	2	2	4	3	4	2	3	1	2	1	1	4	4	1	3	3	2
25	3	1	2	1	1	0	1	2	0	4	4	3	1	1	1	2	2	0	0	3	0	3	4	1	2	4	3	3	0	4	1	3	1	0	4	0	2	2	4	3
26	4	2	4	2	2	0	0	0	2	1	1	0	2	1	3	2	2	3	1	0	1	1	3	3	4	0	1	3	2	1	3	3	2	4	3	1	3	2	0	3
27	3	1	3	3	3	3	4	1	4	2	2	3	1	0	4	1	0	2	3	4	0	3	2	2	0	0	2	1	1	3	0	1	2	2	0	4	2	0	2	4
28	3	2	0	1	2	1	1	4	4	1	0	1	3	3	4	0	2	2	4	1	3	1	0	4	4	0	4	2	3	4	4	4	1	3	4	2	1	0	4	2
29	0	0	3	2	3	0	0	1	0	3	1	0	1	2	4	2	3	1	0	4	2	2	2	1	0	4	2	4	1	0	3	3	3	0	2	3	1	3	1	3
30	4	4	0	0	4	1	3	2	1	0	1	3	2	0	4	4	1	0	3	4	0	2	0	3	3	1	1	3	0	3	2	1	3	1	1	2	3	3	2	0
31	0	4	0	2	4	1	0	3	4	1	1	0	1	4	3	1	0	1	0	3	1	1	4	2	2	2	0	3	4	1	4	4	2	2	3	1	3	2	2	4
32	2	0	3	2	4	2	4	3	1	4	4	4	2	4	4	0	4	0	3	1	3	0	4	3	2	2	4	4	1	4	4	0	1	0	3	1	0	1	4	1
33	0	0	3	0	4	4	4	4	1	4	2	4	4	4	2	2	4	0	2	4	4	3	4	2	1	3	1	2	1	3	1	2	2	0	4	3	1	4	3	0
34	3	1	1	4	3	2	1	2	2	2	0	3	0	0	2	3	0	0	2	1	3	4	3	0	0	3	1	1	4	4	0	4	2	2	2	0	4	3	2	3
35	3	3	4	3	0	3	1	1	0	0	1	4	0	3	1	1	4	4	0	2	0	0	0	4	3	3	0	0	4	2	1	3	2	2	2	3	2	3	1	2
36	0	3	3	2	0	4	0	3	1	4	1	2	0	4	3	2	1	4	3	2	3	1	1	4	4	3	4	0	0	4	0	3	1	4	4	4	1	2	2	4
37	4	3	1	2	1	1	0	2	2	3	2	0	4	0	3	0	1	1	3	4	4	1	2	3	0	3	4	0	0	1	1	3	1	3	2	1	3	2	0	0
38	2	0	4	4	1	1	0	3	3	2	0	3	3	1	3	4	0	4	4	4	1	3	0	2	1	0	0	2	2	2	2	3	1	0	0	3	4	2	0	3
39	1	3	2	4	1	4	1	0	0	4	2	0	4	4	3	4	3	1	3	4	3	0	2	2	0	1	2	2	4	2	0	1	3	2	2	3	1	4	3	3
40	0	0	2	4	0	4	1	3	1	1	4	2	4	1	4	4	2	2	1	1	3	4	2	0	2	2	4	3	4	1	3	0	0	3	3	0	4	1	3	3

Lösung 18

Markieren Sie jede Zahl, die mit der Zahl davor addiert die Summe 4 ergibt:

0 2 ~~2~~ 4 3 ~~1~~ 0 0 ~~4~~

1	**3**	1	**1**	3	0	3	0	2	1	**0**	4	2	0	1	**4**	**0**	**4**	0	**3**	1	4	1	2	1	1	**2**	**2**	2	0	2	**0**	4	3	2	3	3	3	3	0	2
2	4	2	**3**	1	0	3	4	**4**	0	1	0	3	0	2	**4**	**0**	4	3	0	3	**2**	2	4	2	1	4	**1**	3	**4**	**0**	4	3	3	2	0	1	**0**	**4**	0	1
3	4	2	**0**	4	1	0	0	2	**1**	3	3	**2**	2	1	1	**1**	3	4	3	0	**2**	2	0	2	3	**0**	4	4	**3**	1	0	2	4	4	3	**4**	**0**	4	**1**	3
4	4	2	3	**4**	0	1	4	2	3	0	1	**2**	2	4	2	1	**2**	2	**0**	**4**	0	0	0	0	1	2	1	4	**3**	**1**	3	**3**	**1**	3	**0**	4	1	0	3	3
5	4	4	4	**2**	2	3	**4**	0	**3**	1	3	3	**3**	1	2	4	1	1	0	3	0	**0**	4	4	3	2	**4**	**0**	**4**	0	1	2	0	1	**1**	3	0	2	1	1
6	**2**	2	**1**	3	3	**0**	**4**	**0**	4	1	1	1	0	1	4	4	**3**	1	**4**	0	**2**	2	0	1	1	2	**3**	1	4	3	3	0	2	0	**1**	3	2	0	0	3
7	2	0	0	**0**	4	**4**	0	2	1	0	1	2	**1**	**3**	1	1	0	1	2	4	1	**2**	2	**1**	3	4	2	3	**4**	0	0	**3**	**1**	3	**3**	1	0	2	0	3
8	3	4	**4**	0	**3**	1	0	1	1	**1**	**3**	1	0	0	2	4	3	3	2	4	**1**	**3**	1	0	3	**4**	**0**	4	2	0	**2**	2	0	1	1	2	4	4	**1**	3
9	3	**2**	**2**	**2**	**2**	2	**0**	4	1	4	2	3	0	**0**	4	3	0	1	2	1	**4**	0	1	1	1	2	1	0	3	**3**	1	0	0	**0**	4	1	2	1	**1**	3
10	0	1	0	2	1	1	4	1	**1**	3	2	3	2	3	0	**3**	1	**4**	0	0	3	3	**2**	**2**	**2**	2	**0**	4	3	3	**0**	4	2	4	3	0	**1**	3	**2**	2
11	4	3	**0**	**4**	**0**	4	**3**	**1**	3	0	3	0	3	2	**1**	**3**	1	2	1	1	0	0	0	0	1	2	1	2	**1**	3	0	2	1	1	4	**2**	**2**	2	3	2
12	4	3	4	1	0	**1**	3	2	3	3	4	2	4	1	1	**0**	4	2	**4**	0	2	1	2	4	**4**	**0**	**4**	0	2	**4**	0	2	**3**	1	1	**1**	3	4	**3**	1
13	2	0	**1**	3	0	**1**	3	**2**	2	1	0	1	0	0	1	2	**0**	4	**3**	1	0	**2**	2	3	2	3	4	4	1	2	3	**2**	2	4	**1**	**3**	1	**4**	0	0
14	0	1	0	2	**4**	0	1	0	3	3	2	1	**1**	**3**	1	4	2	1	2	3	4	2	**3**	1	4	1	4	**4**	0	**0**	4	**4**	0	**2**	**2**	2	**1**	3	4	2
15	3	3	2	**1**	3	2	0	1	0	**1**	3	**0**	4	**2**	2	**4**	0	**2**	**2**	2	1	1	2	**3**	1	4	**4**	0	1	0	**0**	4	2	4	3	2	3	0	3	3
16	**1**	3	4	2	**3**	1	2	3	0	3	0	1	4	4	**1**	3	2	1	**4**	0	0	2	3	**3**	**1**	3	**4**	0	1	0	2	4	**1**	3	3	0	1	**2**	**2**	2
17	4	1	0	1	4	**2**	2	3	0	0	**2**	2	1	**2**	2	3	0	0	2	0	2	**3**	1	1	2	0	**3**	1	**0**	4	1	0	1	**4**	0	**3**	**1**	**3**	1	2
18	0	**2**	2	0	0	2	3	2	1	4	2	0	1	**1**	**3**	**1**	3	2	0	0	1	4	4	**3**	**1**	3	2	**1**	3	0	3	3	3	**2**	**2**	2	**1**	3	4	1
19	1	**1**	**3**	1	2	4	1	**4**	0	0	**3**	1	1	0	2	**4**	0	2	3	4	**1**	3	3	4	3	4	1	0	3	**3**	1	2	4	**2**	2	**4**	0	**1**	3	2
20	0	1	1	1	0	3	2	0	**3**	1	2	4	1	0	2	3	0	**0**	**4**	0	**3**	**1**	3	**2**	**2**	2	1	**0**	4	**4**	**0**	4	3	4	4	2	4	3	3	2
21	4	**2**	**2**	2	4	3	**0**	**4**	0	0	1	0	**1**	3	4	4	**1**	3	**4**	0	4	2	4	1	1	1	**0**	4	2	**3**	1	4	3	4	3	4	4	2	4	4
22	4	3	2	**1**	3	**4**	0	3	**4**	0	2	0	0	2	**1**	3	2	0	**1**	3	**4**	0	**0**	4	**1**	3	2	**1**	3	3	2	0	2	1	4	2	3	**2**	2	0
23	**3**	1	1	2	1	2	0	0	0	3	0	2	**0**	4	2	4	4	**1**	3	0	2	**1**	**3**	1	4	3	0	**3**	1	**1**	3	4	4	**4**	**0**	4	2	**3**	1	1
24	2	3	**3**	1	4	4	1	1	2	**1**	3	2	4	3	4	**2**	2	4	3	**0**	**4**	**0**	4	**2**	**2**	2	4	3	3	3	2	**4**	0	0	2	0	1	**4**	0	1
25	3	4	**2**	2	**0**	**4**	0	**1**	**3**	1	**4**	0	3	3	4	2	1	4	3	0	3	0	0	**2**	2	1	1	**1**	3	4	**4**	0	2	1	0	1	1	2	**1**	3
26	3	0	2	**3**	**1**	3	4	2	3	**3**	1	2	**3**	1	**0**	4	3	**3**	1	1	0	**1**	3	**2**	2	**3**	1	2	0	1	1	2	0	0	0	**2**	2	4	2	4
27	4	2	0	2	**4**	0	**2**	2	1	0	**3**	1	1	2	0	0	**2**	2	3	**0**	4	3	2	0	1	**4**	0	**1**	3	**2**	2	4	1	4	3	3	3	**3**	**1**	3
28	2	**4**	0	1	2	4	**3**	1	4	4	4	3	2	**4**	**0**	4	**4**	0	**1**	**3**	1	4	**2**	2	**0**	4	3	**3**	1	0	1	4	4	1	1	2	1	0	2	3
29	**3**	1	**3**	1	3	2	0	3	3	3	0	1	4	2	**4**	0	1	**2**	**2**	2	**4**	0	**1**	3	2	4	2	1	0	**1**	3	0	1	0	0	3	2	3	0	0
30	0	2	3	3	2	1	**1**	**3**	1	2	3	0	**3**	1	**1**	3	3	0	2	**0**	4	3	0	1	4	**4**	0	2	**3**	1	0	1	2	**3**	1	**4**	0	**0**	4	4
31	4	**2**	2	**3**	**1**	3	**2**	2	4	4	1	4	3	0	**2**	**2**	2	4	1	**1**	3	0	1	0	**1**	3	4	1	0	1	1	4	3	0	1	4	2	**0**	**4**	0
32	1	4	1	0	**1**	3	0	1	**0**	4	4	1	4	4	**2**	2	3	**4**	0	**3**	**1**	3	**0**	**4**	**0**	4	4	2	4	4	4	**1**	3	4	2	4	2	3	0	2
33	0	3	4	**1**	3	**4**	0	**2**	2	**1**	**3**	1	2	**1**	**3**	1	2	4	3	4	4	2	**0**	4	**2**	2	4	4	4	2	4	1	4	4	4	**4**	0	3	0	0
34	3	2	3	**4**	0	**2**	**2**	2	**4**	**0**	4	4	1	**1**	3	0	0	3	4	**3**	1	2	0	0	3	2	0	0	3	0	**2**	**2**	2	1	2	3	4	1	**1**	3
35	2	**1**	3	2	3	**2**	**2**	2	**3**	1	2	**4**	0	0	3	3	**4**	0	0	0	2	**0**	4	4	1	**1**	3	**0**	4	1	0	0	1	**1**	3	0	3	4	3	3
36	4	**2**	2	1	4	4	4	**1**	3	**0**	**4**	0	**0**	4	3	4	4	1	**1**	3	2	3	4	1	2	3	**4**	0	2	1	4	**1**	3	**0**	**4**	0	2	3	3	0
37	0	0	2	**3**	1	2	**3**	**1**	**3**	1	1	0	**0**	4	3	0	3	2	1	4	4	**3**	1	1	0	3	**0**	**4**	0	2	3	**2**	2	0	1	1	2	**1**	3	4
38	3	0	2	4	3	0	0	**1**	3	**2**	**2**	**2**	2	0	0	1	2	0	**3**	1	4	4	**4**	**0**	4	**3**	**1**	3	3	0	2	3	3	0	1	1	4	**4**	0	2
39	3	3	4	**1**	3	**2**	2	**3**	1	0	2	4	**2**	2	1	0	**2**	2	0	3	4	**3**	**1**	3	4	3	4	**4**	0	2	**4**	0	0	1	4	1	4	2	**3**	1
40	3	**3**	1	**4**	0	3	3	0	0	**3**	1	4	3	4	**2**	2	0	2	4	2	4	**3**	1	1	**2**	2	4	1	4	2	4	**1**	**3**	1	**4**	**0**	4	2	0	0

Übung 19 (8 Minuten)

Markieren Sie jede Zahl, die mit der Zahl davor addiert die Summe 4 ergibt:

0 2 ~~2~~ 4 3 ~~1~~ 0 0 ~~4~~

1	1	2	3	0	4	2	0	3	0	4	2	2	0	4	4	4	0	2	1	0	1	0	4	2	3	1	2	4	2	1	3	3	0	2	2	1	4	3	1	1
2	2	0	3	1	2	0	2	3	3	2	3	3	1	3	2	2	4	0	4	0	3	0	0	1	2	0	1	1	3	0	3	1	4	1	4	0	1	4	4	3
3	3	3	1	0	2	0	3	1	3	2	2	2	0	4	2	0	0	0	3	4	1	1	1	2	3	0	0	4	2	1	1	0	4	3	1	3	0	1	2	4
4	4	0	2	4	3	1	0	1	0	2	2	3	2	2	1	3	0	2	3	4	2	3	4	2	4	3	1	3	2	0	0	4	1	0	0	4	2	1	4	0
5	0	1	2	2	1	3	4	0	1	2	3	1	3	1	2	2	3	0	3	3	3	2	1	0	0	1	1	0	3	1	2	0	2	0	2	3	1	3	4	2
6	0	2	4	2	0	3	4	1	1	3	1	4	0	0	1	4	2	0	0	0	3	1	3	1	2	1	3	4	0	2	2	1	1	0	1	3	3	3	0	2
7	4	4	0	4	0	0	1	3	0	4	0	2	4	4	4	3	3	1	2	0	2	2	4	0	1	4	4	4	2	4	3	1	4	4	1	2	3	3	4	1
8	2	0	2	0	1	2	0	2	0	4	2	4	3	0	0	0	4	3	2	3	1	3	1	3	1	3	0	0	3	3	4	1	2	3	1	2	3	0	4	4
9	4	3	1	1	2	1	2	3	3	1	0	0	0	0	2	3	1	4	0	4	3	3	3	3	1	0	1	0	2	3	2	0	2	2	2	2	3	1	1	1
10	2	2	3	3	0	3	3	0	0	0	0	1	3	1	2	2	1	3	2	1	1	0	1	4	1	0	2	3	2	1	3	2	4	2	2	1	3	1	3	0
11	3	1	4	3	2	3	4	1	0	2	4	1	3	4	0	4	1	3	0	4	3	2	4	4	0	3	1	1	2	4	2	2	0	1	3	0	2	4	2	3
12	1	0	2	2	3	0	4	1	1	0	2	2	2	0	0	1	3	0	0	1	3	0	3	3	1	0	3	2	3	1	4	2	1	0	3	2	2	1	3	2
13	4	0	0	4	0	3	3	4	3	0	3	1	4	4	0	2	2	3	1	4	1	1	1	2	2	2	4	3	4	4	2	1	0	4	4	4	4	4	4	4
14	3	1	3	3	2	2	3	1	3	1	0	1	0	1	4	0	4	1	1	4	3	3	4	1	4	0	3	4	1	2	2	0	0	3	2	3	0	2	0	0
15	1	2	1	4	2	1	4	1	4	1	3	1	0	4	2	2	1	0	1	0	0	2	4	4	1	3	2	2	3	4	3	0	4	4	3	4	0	4	1	3
16	4	2	1	1	3	0	4	0	0	4	0	2	2	3	2	4	4	0	4	3	2	2	3	4	1	2	0	4	3	2	4	1	1	4	3	4	2	0	2	1
17	2	1	3	0	4	3	2	2	1	1	2	2	3	4	1	0	0	4	4	4	0	0	3	3	2	1	0	1	3	3	0	2	4	3	1	3	2	4	2	2
18	3	3	1	4	0	1	4	4	2	2	4	1	2	3	0	3	2	3	1	1	4	0	3	1	0	2	2	0	1	1	0	1	4	1	4	0	4	0	2	4
19	4	0	2	2	0	0	2	0	0	1	1	3	3	2	4	2	4	0	4	0	4	1	3	4	3	4	4	1	4	4	3	4	4	0	1	3	4	2	1	0
20	4	3	1	4	2	2	4	4	0	3	3	4	3	1	2	2	3	0	1	0	4	0	2	1	3	2	3	2	0	0	0	4	4	1	1	1	0	0	3	1
21	2	1	2	4	4	0	2	2	0	0	1	1	0	3	1	3	3	3	1	2	1	3	3	4	1	2	0	1	4	2	0	1	3	0	4	1	4	0	4	2
22	1	4	3	4	3	1	3	2	3	1	0	2	2	0	1	2	2	1	0	2	1	4	2	1	3	0	4	2	1	2	1	4	0	3	0	4	2	3	3	1
23	4	0	4	2	1	2	1	4	2	3	4	0	1	0	1	2	2	4	4	2	3	1	4	3	3	0	0	4	2	2	3	1	1	4	4	0	3	2	1	3
24	3	3	0	3	4	4	0	4	2	2	0	4	1	3	2	3	3	2	1	1	3	2	3	1	1	2	2	1	1	0	1	2	1	0	4	0	0	1	0	0
25	4	4	1	4	4	0	3	2	2	4	0	1	3	0	4	1	1	4	3	2	1	3	4	1	4	4	3	0	0	4	4	3	1	2	0	1	4	0	2	2
26	0	4	0	3	3	2	3	1	3	3	2	3	3	3	0	4	3	2	3	0	1	1	0	0	2	2	2	2	4	0	1	1	1	0	2	2	0	1	1	0
27	4	0	3	3	1	3	0	4	0	1	1	0	1	0	3	2	1	3	1	2	2	4	0	1	1	2	3	2	0	0	3	2	4	1	2	4	3	4	4	0
28	2	3	0	0	0	3	1	1	3	4	3	1	4	3	4	3	0	3	4	4	0	2	1	3	1	4	2	4	2	2	2	4	2	1	4	0	1	0	4	3
29	1	3	4	3	4	3	4	4	1	2	0	1	4	0	2	2	1	3	4	0	4	1	2	2	4	3	2	0	3	3	1	0	1	2	3	0	2	2	3	1
30	4	0	3	2	2	3	3	4	2	1	3	0	0	1	4	1	4	0	4	1	0	4	1	0	2	2	2	0	1	3	4	3	3	2	0	3	1	0	2	3
31	3	1	0	3	2	0	4	0	4	3	3	3	2	1	2	3	3	3	4	4	1	2	2	0	0	4	0	3	1	1	2	2	3	2	1	1	0	2	4	0
32	4	1	3	1	3	1	4	1	4	4	1	2	2	0	3	2	2	4	0	0	1	0	2	4	2	0	4	0	3	2	1	4	2	1	1	4	3	3	1	2
33	1	2	0	4	0	4	3	4	4	1	0	2	4	0	4	3	1	3	3	2	4	4	1	1	3	4	4	2	0	3	1	2	3	1	4	3	2	0	3	2
34	1	2	2	0	3	2	3	4	0	0	4	2	3	1	2	4	3	2	4	4	3	2	4	3	1	1	3	1	2	0	1	3	4	1	3	0	0	4	4	2
35	4	4	2	3	1	3	3	0	1	0	4	0	3	1	4	2	4	1	2	3	3	1	0	2	2	3	2	0	3	1	4	4	3	1	0	2	0	4	4	1
36	1	4	0	1	3	1	0	3	4	2	1	2	0	0	4	2	0	1	3	2	3	0	0	1	3	3	1	4	0	2	2	3	0	2	2	1	4	4	2	1
37	0	3	0	4	4	0	3	2	4	0	1	0	4	4	3	3	1	0	4	4	4	3	2	2	1	4	2	3	1	4	1	0	1	2	2	0	3	3	1	2
38	4	4	4	1	0	1	3	4	3	1	1	4	4	3	0	4	4	0	2	0	3	1	3	0	2	4	0	3	1	0	3	3	2	2	3	0	1	2	2	1
39	1	2	3	1	0	3	4	2	2	1	3	2	0	1	1	1	1	0	2	2	3	2	2	0	4	4	3	4	0	3	3	1	0	1	3	0	0	1	3	2
40	0	3	0	2	2	2	2	1	4	1	3	0	3	4	0	2	4	0	2	1	4	3	0	2	2	3	1	4	3	0	3	3	0	4	2	1	0	0	4	1

Lösung 19

Markieren Sie jede Zahl, die mit der Zahl davor addiert die Summe 4 ergibt:

0 2 ~~2~~ 4 3 ~~1~~ 0 0 ~~4~~

1	1	1	3	4	1	2	2	0	3	3	1	2	4	2	1	3	2	4	0	1	0	1	2	0	4	4	4	0	2	2	4	0	3	0	2	4	0	3	2	1
2	3	4	4	1	0	4	1	4	1	3	0	3	1	1	0	2	1	0	0	3	0	4	0	4	2	2	3	1	3	3	2	3	3	2	0	2	1	3	0	2
3	4	2	1	0	3	1	3	4	0	1	1	2	4	0	0	3	2	1	1	1	4	3	0	0	0	2	4	0	2	2	2	3	1	3	0	2	0	1	3	3
4	0	4	1	2	4	0	0	1	4	0	0	2	3	1	3	4	2	4	3	2	4	3	2	0	3	1	2	2	3	2	2	0	1	0	1	3	4	2	0	4
5	2	4	3	1	3	2	0	2	0	2	1	3	0	1	1	0	0	1	2	3	3	3	0	3	2	2	1	3	1	3	2	1	0	4	3	1	2	2	1	0
6	2	0	3	3	3	1	0	1	1	2	2	0	4	3	1	2	1	3	1	3	0	0	0	2	4	1	0	0	4	1	3	1	1	4	3	0	2	4	2	0
7	1	4	3	3	2	1	4	4	1	3	4	2	4	4	4	1	0	4	2	2	0	2	1	3	3	4	4	4	2	0	4	0	3	1	0	0	4	0	4	4
8	4	4	0	3	2	1	3	2	1	4	3	3	0	0	3	1	3	1	3	1	3	2	3	4	0	0	0	3	4	2	4	0	2	0	2	1	0	2	0	2
9	1	1	1	3	2	2	2	2	0	2	3	2	0	1	0	1	3	3	3	3	4	0	4	1	3	2	0	0	0	0	1	3	3	2	1	2	1	1	3	4
10	0	3	1	3	1	2	2	4	2	3	1	2	3	2	0	1	4	1	0	1	1	2	3	1	2	2	1	3	1	0	0	0	0	3	3	0	3	3	2	2
11	3	2	4	2	0	3	1	0	2	2	4	2	1	1	3	0	4	4	2	3	4	0	3	1	4	0	4	3	1	4	2	0	1	4	3	2	3	4	1	3
12	2	3	1	2	2	3	0	1	2	4	1	3	2	3	0	1	3	3	0	3	1	0	0	3	1	0	0	2	2	2	0	1	1	4	0	3	2	2	0	1
13	4	4	4	4	4	4	4	0	1	2	4	4	3	4	2	2	2	1	1	1	4	1	3	2	2	0	4	4	1	3	0	3	4	3	3	0	4	0	0	4
14	0	0	2	0	3	2	3	0	0	2	2	1	4	3	0	4	1	4	3	3	4	1	1	4	0	4	1	0	1	0	1	3	1	3	2	2	3	3	1	3
15	3	1	4	0	4	3	4	4	0	3	4	3	2	2	3	1	4	4	2	0	0	1	0	1	2	2	4	0	1	3	1	4	1	4	1	2	4	1	2	1
16	1	2	0	2	4	3	4	1	1	4	2	3	4	0	2	1	4	3	2	2	3	4	0	4	4	2	3	2	2	0	4	0	0	4	0	3	1	1	2	4
17	2	2	4	2	3	1	3	4	2	0	3	3	1	0	1	2	3	3	0	0	4	4	4	0	0	1	4	3	2	2	1	1	2	2	3	4	0	3	1	2
18	4	2	0	4	0	4	1	4	1	0	1	1	0	2	2	0	1	3	0	4	1	1	3	2	3	0	3	2	1	4	2	2	4	4	1	0	4	1	3	3
19	0	1	2	4	3	1	0	4	4	3	4	4	1	4	4	3	4	3	1	4	0	4	0	4	2	4	2	3	3	1	1	0	0	2	0	0	2	2	0	4
20	1	3	0	0	1	1	1	4	4	0	0	0	2	3	2	3	1	2	0	4	0	1	0	3	2	2	1	3	4	3	3	0	4	4	2	2	4	1	3	4
21	2	4	0	4	1	4	0	3	1	0	2	4	1	0	2	1	4	3	3	1	2	1	3	3	3	1	3	0	1	1	0	0	2	2	0	4	4	2	1	2
22	1	3	3	2	4	0	3	0	4	1	2	1	2	4	0	3	1	2	4	1	2	0	1	2	2	1	0	2	2	0	1	3	2	3	1	3	4	3	4	1
23	3	1	2	3	0	4	4	1	1	3	2	2	4	0	0	3	3	4	1	3	2	4	4	2	2	1	0	1	0	4	3	2	4	1	2	1	2	4	0	4
24	0	0	1	0	0	4	0	1	2	1	0	1	1	2	2	1	1	3	2	3	1	1	2	3	3	2	3	1	4	0	2	2	4	0	4	4	3	0	3	3
25	2	2	0	4	1	0	2	1	3	4	4	0	0	3	4	4	1	4	3	1	2	3	4	1	1	4	0	3	1	0	4	2	2	3	0	4	4	1	4	4
26	0	1	1	0	2	2	0	1	1	1	0	4	2	2	2	2	0	0	1	1	0	3	2	3	4	0	3	3	3	2	3	3	1	3	2	3	3	0	4	0
27	0	4	4	3	4	2	1	4	2	3	0	0	2	3	2	1	1	0	4	2	2	1	3	1	2	3	0	1	0	1	1	0	4	0	3	1	3	3	0	4
28	3	4	0	1	0	4	1	2	4	2	2	2	4	2	4	1	3	1	2	0	4	4	3	0	3	4	3	4	1	3	4	3	1	1	3	0	0	0	3	2
29	1	3	2	2	0	3	2	1	0	1	3	3	0	2	3	4	2	2	1	4	0	4	3	1	2	2	0	4	1	0	2	1	4	4	3	4	3	4	3	1
30	3	2	0	1	3	0	2	3	3	4	3	1	0	2	2	2	0	1	4	0	1	4	0	4	1	4	1	0	0	3	1	2	4	3	3	2	2	3	0	4
31	0	4	2	0	1	1	2	3	2	2	1	1	3	0	4	0	0	2	2	1	4	4	3	3	3	2	1	2	3	3	3	4	0	4	0	2	3	0	1	3
32	2	1	3	3	4	1	1	2	4	1	2	3	0	4	0	2	4	2	0	1	0	0	4	2	2	3	0	2	2	1	4	4	1	4	1	3	1	3	1	4
33	2	3	0	2	3	4	1	3	2	1	3	0	2	4	4	3	1	1	4	4	2	3	3	1	3	4	0	4	2	0	1	4	4	3	4	0	4	0	2	1
34	2	4	4	0	0	3	1	4	3	1	0	2	1	3	1	1	3	4	2	3	4	4	2	3	4	2	1	3	2	4	0	0	4	3	2	3	0	2	2	1
35	1	4	4	0	2	0	1	3	4	4	1	3	0	2	3	2	2	0	1	3	3	2	1	4	2	4	1	3	0	4	0	1	0	3	3	1	3	2	4	4
36	1	2	4	4	1	2	2	0	3	2	2	0	4	1	3	3	1	0	0	3	2	3	1	0	2	4	0	0	2	1	2	4	3	0	1	3	1	0	4	1
37	2	1	3	3	0	2	2	1	0	1	4	1	3	2	4	1	2	2	3	4	4	4	0	1	3	3	4	4	0	1	0	4	2	3	0	4	4	0	3	0
38	1	2	2	1	0	3	2	2	3	3	0	1	3	0	4	2	0	3	1	3	0	2	0	4	4	0	3	4	4	1	1	3	4	3	1	0	1	4	4	4
39	2	3	1	0	0	3	1	0	1	3	3	0	4	3	4	4	0	2	2	3	2	2	0	1	1	1	1	0	2	3	1	2	2	4	3	0	1	3	2	1
40	1	4	0	0	1	2	4	0	3	3	0	3	4	1	3	2	2	0	3	4	1	2	0	4	2	0	4	3	0	3	1	4	1	2	2	2	2	0	3	0

Übung 20 (8 Minuten)

Markieren Sie jede Zahl, die mit der Zahl davor addiert die Summe 5 ergibt:

4 ~~1~~ ~~4~~ 2 1 2 ~~3~~ 1 1

1	4	1	4	2	1	2	2	4	4	4	4	3	2	3	1	4	3	2	4	1	2	3	4	2	2	4	2	1	3	1	3	2	1	1	3	4	3	4	4	1
2	4	1	1	2	1	4	4	1	1	3	1	4	1	4	3	4	2	2	1	2	1	2	3	2	1	1	1	2	2	4	2	3	4	2	2	3	3	4	3	3
3	1	3	1	2	3	1	2	4	4	3	2	2	4	2	4	3	1	2	3	1	3	1	4	4	3	1	3	2	3	2	3	4	1	2	1	1	3	4	4	1
4	3	2	4	4	1	1	4	2	1	3	4	2	1	1	1	4	3	4	4	2	4	1	3	3	2	3	3	1	1	2	2	3	4	2	4	1	1	4	4	3
5	3	4	2	3	2	3	1	1	1	4	2	4	4	4	4	2	3	4	1	2	1	4	2	4	2	4	1	3	3	1	4	2	3	1	2	4	4	3	4	4
6	2	2	2	2	2	3	4	1	1	3	3	2	1	2	1	2	1	1	2	4	1	3	2	3	1	3	3	4	2	1	2	3	1	4	1	3	4	1	3	4
7	3	2	2	1	3	4	4	2	1	4	2	3	2	3	3	4	2	4	2	2	4	4	1	1	1	2	2	3	1	3	3	1	4	1	1	2	1	3	2	4
8	4	2	3	1	4	1	3	3	4	3	4	4	2	4	3	1	2	3	2	4	2	4	1	1	1	2	3	3	3	1	4	4	2	2	4	2	4	4	1	4
9	3	1	2	1	1	4	3	4	3	2	1	1	2	1	1	1	3	2	4	1	2	1	3	3	3	2	3	2	1	3	2	3	4	3	2	2	4	2	1	3
10	1	3	2	3	3	4	2	4	4	1	2	3	3	1	1	4	1	4	3	2	4	1	2	2	2	2	1	2	2	1	3	3	3	2	1	3	3	3	1	1
11	1	3	1	3	2	3	2	1	2	4	4	4	2	4	1	4	2	3	3	4	1	1	2	4	4	4	4	4	2	4	2	4	4	1	1	4	3	3	3	2
12	3	1	3	2	4	1	1	3	4	2	2	2	2	3	2	2	3	2	3	3	4	3	3	3	4	4	1	1	2	1	1	4	1	3	4	4	4	2	4	2
13	2	1	1	3	4	3	4	3	4	4	1	2	3	4	2	3	2	1	1	4	3	2	2	1	2	3	4	4	2	4	3	3	1	2	3	3	2	3	1	2
14	1	4	2	2	4	3	3	1	3	1	1	1	2	2	3	2	4	2	3	1	1	2	2	3	4	3	2	1	1	2	3	4	3	1	4	2	1	4	3	2
15	4	4	1	2	1	4	2	2	4	3	2	4	1	4	1	3	1	3	2	3	1	3	1	1	2	2	4	2	1	1	4	2	2	4	4	2	3	4	3	3
16	1	4	2	4	4	2	2	3	3	3	3	1	1	2	2	1	2	1	3	3	2	2	3	1	2	4	1	4	4	1	2	1	1	4	4	1	4	3	1	2
17	4	2	4	1	2	3	2	2	4	2	1	2	4	4	2	1	4	2	1	2	1	1	4	1	3	3	2	1	4	2	3	1	4	4	3	4	3	4	3	3
18	4	4	3	4	4	2	2	2	2	1	3	4	2	3	1	4	4	1	3	1	4	2	3	2	4	4	3	4	1	1	4	3	4	2	2	1	2	3	4	1
19	1	3	4	2	2	1	4	4	2	4	1	1	3	4	1	3	2	2	2	1	3	3	2	3	1	2	3	1	4	3	3	3	4	1	2	4	3	2	1	3
20	1	1	3	2	1	4	3	1	3	2	3	2	2	4	1	3	1	4	2	4	4	4	4	3	2	1	1	3	1	4	4	2	1	4	3	1	2	4	4	2
21	2	4	4	4	1	4	3	1	1	4	2	4	4	1	4	2	2	1	1	2	3	4	1	3	3	4	3	4	2	3	3	2	4	2	2	1	3	4	1	1
22	3	3	4	4	4	1	4	2	4	4	4	1	1	1	4	2	3	1	1	4	3	2	3	3	1	1	2	2	2	3	1	3	2	4	4	4	2	1	1	1
23	1	3	4	3	3	2	2	3	2	1	1	1	2	3	4	2	2	1	1	2	3	3	3	1	1	2	1	3	2	1	1	3	2	3	4	2	3	4	1	2
24	1	3	1	1	2	4	3	2	2	1	2	3	1	4	4	4	3	3	4	2	2	4	1	4	4	2	1	4	1	4	1	3	3	4	3	2	4	4	3	1
25	1	2	4	4	4	3	1	4	1	1	1	2	3	2	2	3	2	4	2	1	1	1	3	2	3	3	4	1	2	2	2	3	4	3	3	4	4	2	2	4
26	1	1	3	4	1	1	2	3	2	2	3	3	3	4	1	2	2	3	4	4	4	1	3	4	4	1	3	1	1	2	2	3	4	3	4	2	4	2	3	1
27	3	2	3	4	1	2	4	1	2	4	3	3	2	2	1	4	2	4	4	3	4	1	1	3	3	4	4	1	2	4	1	1	3	4	4	4	2	3	4	3
28	3	4	3	3	2	3	1	2	3	4	1	3	2	1	2	4	4	4	2	3	4	4	1	3	2	1	1	4	2	1	4	2	1	1	3	1	1	3	1	2
29	4	4	2	4	4	3	3	1	3	3	3	3	3	2	3	3	2	2	2	1	1	1	4	2	2	2	1	4	4	1	4	2	3	1	4	1	3	4	4	3
30	3	3	1	4	3	1	2	3	3	2	2	1	2	1	3	1	4	1	1	3	2	3	1	3	4	4	4	2	2	2	2	4	1	4	4	3	4	4	1	1
31	4	4	2	4	2	3	2	2	1	4	1	3	4	1	2	2	3	4	1	3	4	2	3	4	4	3	4	4	2	1	1	4	2	2	3	3	1	3	1	2
32	3	4	1	1	1	4	4	2	2	2	3	4	3	2	3	2	4	2	2	3	3	1	3	1	4	2	4	3	1	1	4	3	1	1	2	1	3	1	4	4
33	2	3	2	4	4	3	3	1	4	1	2	1	1	3	3	1	2	4	4	2	4	3	1	1	1	1	4	1	3	2	2	3	2	1	2	4	2	4	4	1
34	2	4	2	2	1	1	4	4	2	2	1	1	3	1	2	2	4	4	3	3	1	2	4	1	4	4	1	4	4	1	1	4	3	2	3	3	1	4	3	3
35	1	4	1	3	4	4	3	4	3	3	2	3	4	1	2	2	2	3	2	4	2	1	1	4	2	4	3	4	3	3	4	4	1	3	2	1	1	3	4	4
36	1	4	3	1	1	3	3	4	1	2	1	3	4	2	3	1	2	4	2	3	4	3	3	2	3	3	4	1	2	4	1	4	2	3	1	1	1	1	2	4
37	4	2	4	4	1	1	2	2	4	1	3	2	4	2	3	1	1	2	2	3	4	4	3	3	4	1	2	2	1	4	3	4	3	3	4	1	3	2	3	3
38	3	1	1	4	2	1	3	1	1	4	2	3	1	3	3	2	4	3	4	1	4	4	4	4	4	2	2	2	3	1	3	2	3	3	4	4	3	2	4	4
39	3	3	2	1	3	4	4	2	3	2	3	1	2	1	1	3	2	4	4	2	1	2	2	3	4	1	4	4	3	3	3	4	3	1	4	1	3	4	2	2
40	4	3	2	1	3	4	2	1	3	1	2	1	1	2	2	4	1	1	3	2	3	4	4	3	1	4	3	2	3	2	4	3	1	4	3	3	1	3	2	4

Lösung 20

Markieren Sie jede Zahl, die mit der Zahl davor addiert die Summe 5 ergibt:

4 ~~1~~ ~~4~~ 2 1 2 ~~3~~ 1 1

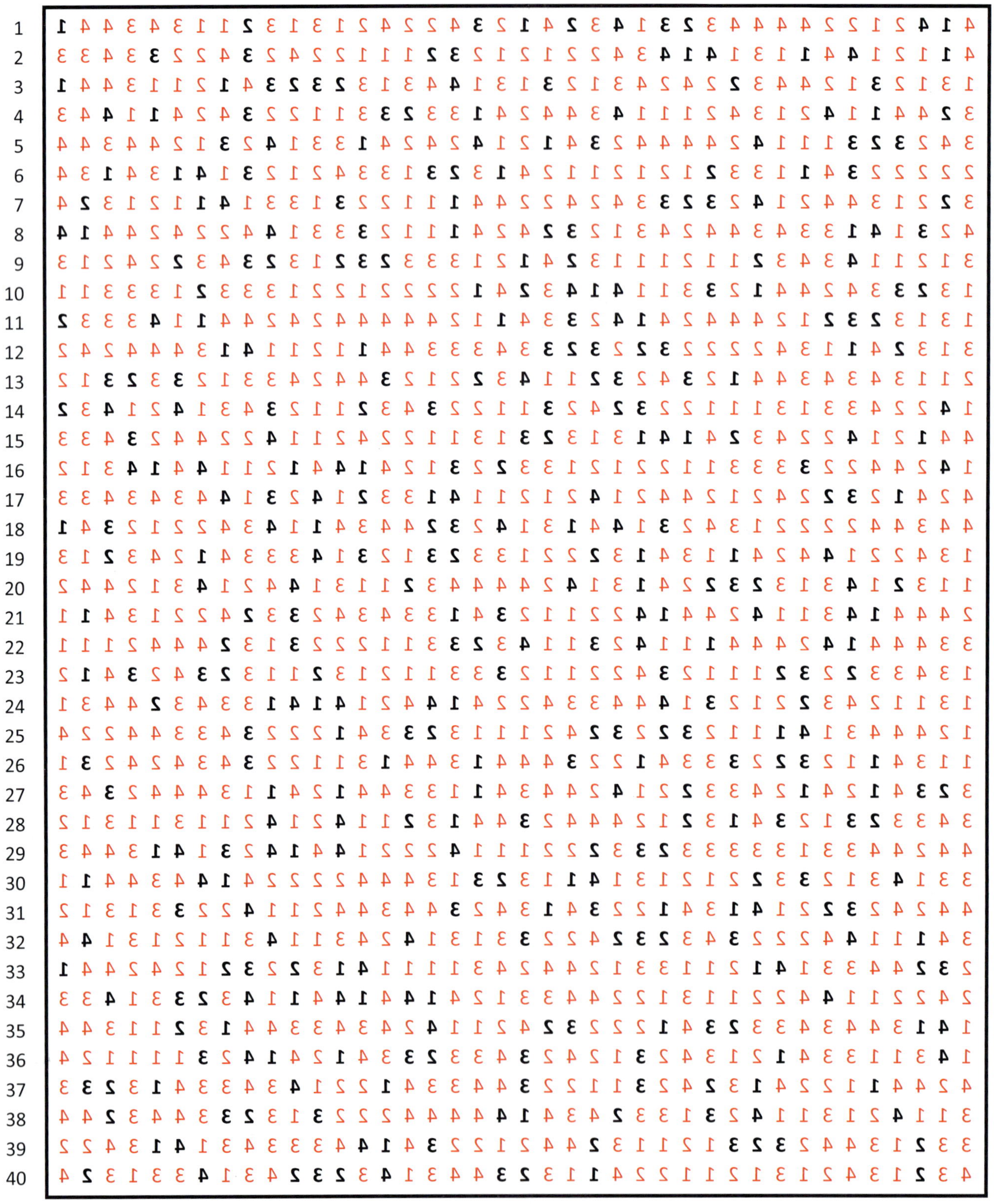

Übung 21 (8 Minuten)

Markieren Sie jede Zahl, die mit der Zahl davor addiert die Summe 5 ergibt:

4 ~~1~~ ~~4~~ 2 1 2 ~~3~~ 1 1

1	2 1 1 1 1 4 1 4 3 2 4 1 3 3 2 3 1 3 3 3 2 4 4 2 3 4 3 2 4 4 2 1 1 1 3 1 1 2 4 3
2	4 1 4 2 4 3 4 4 4 4 3 1 1 3 2 2 3 3 4 3 2 4 4 1 3 1 2 4 3 3 2 2 3 3 4 1 4 2 1 1
3	4 4 3 3 3 4 1 4 3 1 4 1 3 2 1 4 4 2 4 3 4 1 2 1 4 2 2 2 4 1 1 1 3 1 1 1 3 2 2 2
4	2 4 1 2 1 1 3 4 2 4 4 3 4 1 4 2 2 4 4 1 2 3 3 1 3 2 3 4 2 3 3 1 3 2 4 2 1 2 3 3
5	1 3 1 2 1 3 2 1 3 4 3 2 3 2 2 2 2 4 1 1 1 4 1 1 3 3 4 3 3 2 4 4 4 2 3 1 4 2 1 1
6	3 1 4 3 2 2 2 2 1 4 3 3 2 4 1 4 4 2 1 1 3 4 3 2 1 4 3 1 3 3 2 2 1 3 4 4 2 2 4 1
7	4 1 1 1 4 3 3 1 2 3 1 2 3 3 2 2 2 2 2 1 2 2 3 4 3 2 1 4 4 3 4 3 3 1 4 1 3 1 2 4
8	3 4 1 3 4 3 2 1 3 1 4 1 4 2 2 3 1 3 3 2 2 2 3 1 1 2 4 2 4 3 1 2 1 3 1 4 1 1 3 3
9	1 2 4 2 2 3 1 3 1 4 4 1 4 3 3 3 4 3 2 1 2 4 3 4 4 1 4 3 3 2 3 3 1 2 4 2 1 3 2 1
10	4 1 2 1 1 3 2 1 4 3 3 4 3 2 2 1 1 1 2 4 4 2 3 2 4 4 4 4 1 1 1 2 3 4 2 3 3 2 2 1
11	1 3 4 4 2 3 3 2 1 2 2 3 2 1 1 3 4 2 4 2 3 2 2 2 4 1 4 1 3 4 3 1 1 3 2 1 3 3 3 1
12	3 4 1 1 3 3 2 2 3 2 2 2 1 4 4 3 2 2 2 4 4 4 4 4 2 4 3 2 3 1 1 4 1 1 1 1 3 1 1 1
13	4 2 1 2 4 4 2 4 2 3 1 1 3 4 2 3 1 1 4 1 1 2 2 4 1 4 3 2 3 3 2 4 4 3 3 3 3 4 2 3
14	4 4 4 3 1 2 2 4 1 3 1 4 3 1 1 1 2 1 3 3 4 1 4 2 2 4 2 2 3 2 3 1 4 4 2 3 3 1 2 3
15	4 3 2 1 4 3 4 3 2 3 2 1 4 2 4 1 3 2 1 3 4 1 1 1 2 3 3 3 1 1 2 1 3 4 2 1 2 2 1 2
16	3 2 3 4 3 2 3 1 3 1 2 4 2 4 1 3 1 1 1 1 1 2 1 4 2 4 1 4 4 2 4 4 4 4 2 3 1 3 4 1
17	1 1 3 2 3 4 4 3 4 3 1 4 4 2 2 1 4 4 1 2 4 1 1 4 3 2 4 3 3 4 3 3 1 2 2 3 2 2 1 3
18	2 2 1 1 2 1 2 1 3 4 1 4 2 2 3 4 1 1 1 3 2 1 3 4 1 1 3 1 3 4 4 3 2 3 2 3 4 2 2 4
19	4 4 3 2 4 2 3 3 2 1 2 2 1 2 3 4 2 2 3 4 4 1 3 4 2 3 3 2 1 1 1 3 2 1 2 1 3 1 4 3
20	1 2 2 1 4 2 4 1 1 3 1 2 4 3 3 1 4 1 3 4 3 3 2 2 1 2 4 2 3 3 2 1 4 1 1 2 2 3 3 1
21	2 2 4 4 1 1 3 4 4 3 1 2 3 4 4 2 4 1 3 4 1 4 1 4 2 4 3 3 2 4 4 2 2 4 3 3 4 1 1 4
22	4 2 1 1 3 2 3 2 3 3 4 1 2 1 1 4 2 1 2 1 3 2 2 4 2 1 4 4 3 3 3 1 4 2 2 1 3 1 2 3
23	1 4 4 1 2 1 3 4 4 3 1 3 3 4 2 3 2 3 1 3 3 1 3 1 1 4 3 2 2 2 2 1 3 2 1 1 3 2 1 4
24	4 2 1 4 4 3 3 3 4 2 4 4 1 4 2 1 1 4 4 3 3 4 1 3 4 2 2 3 2 4 4 1 1 4 3 4 1 2 4 2
25	2 1 1 4 2 2 4 3 3 2 2 2 4 3 1 3 2 3 3 3 1 2 2 4 3 4 1 3 1 4 1 3 3 2 2 1 1 1 4 1
26	3 1 1 4 1 4 4 4 1 1 2 1 3 2 4 2 1 3 4 1 2 3 1 3 2 2 1 4 3 3 3 4 4 2 2 4 3 1 4 2
27	1 3 3 4 2 2 2 3 2 4 2 2 1 2 1 3 2 4 1 4 1 3 4 3 2 2 2 2 3 3 1 1 4 3 1 3 1 3 4 1
28	4 2 4 4 4 1 4 2 3 1 1 1 1 2 3 3 3 2 4 4 3 2 4 4 1 1 3 2 3 3 2 4 4 4 3 3 1 2 2 4
29	4 4 2 3 2 3 4 4 2 4 1 1 2 4 4 4 1 1 4 1 2 1 3 4 3 3 2 4 4 3 1 1 2 3 3 4 3 4 3 2
30	2 1 3 3 3 2 3 4 4 1 1 3 4 4 3 3 1 1 2 4 3 2 2 2 4 3 1 2 3 4 2 3 1 4 2 3 4 1 1 4
31	4 4 4 2 4 2 3 3 3 3 4 2 1 3 1 4 1 3 3 3 2 1 4 1 3 4 2 3 2 2 1 1 4 1 2 2 1 2 4 3
32	3 4 3 3 2 1 3 1 2 1 2 1 4 4 2 2 3 2 4 3 1 2 1 4 1 3 3 4 1 2 3 1 3 4 4 1 4 2 1 2
33	1 3 3 3 1 2 1 4 2 4 4 3 3 2 3 1 3 4 2 2 1 4 4 2 2 2 3 1 4 1 2 2 4 1 4 1 1 3 4 3
34	4 4 3 3 1 2 2 3 4 1 4 2 2 4 3 1 4 3 3 3 2 4 1 4 1 2 2 1 1 2 1 1 1 1 4 3 3 2 2 4
35	4 2 4 2 4 4 1 2 1 4 1 4 2 3 3 1 2 4 3 1 1 3 3 3 4 1 3 4 4 2 3 2 1 2 4 2 3 2 4 2
36	2 2 3 4 4 1 3 4 1 4 3 3 4 1 1 2 1 3 2 1 3 3 4 4 2 2 3 3 3 2 1 1 4 3 1 2 1 1 1 4
37	1 3 4 1 3 1 4 3 4 4 2 2 3 3 4 1 4 1 3 4 4 1 1 3 2 2 3 2 4 2 4 4 2 2 4 2 2 1 1 2
38	3 1 1 3 4 2 1 4 4 1 4 3 3 4 4 4 1 4 4 4 3 3 2 3 4 3 1 4 2 2 1 2 4 2 2 3 2 2 2 1
39	2 1 4 2 1 2 1 2 4 3 3 2 3 4 4 1 3 1 3 1 4 3 2 3 3 3 1 1 3 2 2 1 3 1 2 4 2 4 1 4
40	4 2 3 1 2 1 1 1 4 2 4 3 4 1 2 1 1 4 1 2 4 4 2 3 1 3 4 1 3 4 4 4 3 2 3 2 4 2 1 3

Lösung 21

Markieren Sie jede Zahl, die mit der Zahl davor addiert die Summe 5 ergibt:
4 ~~1~~ ~~4~~ 2 1 2 ~~3~~ 1 1

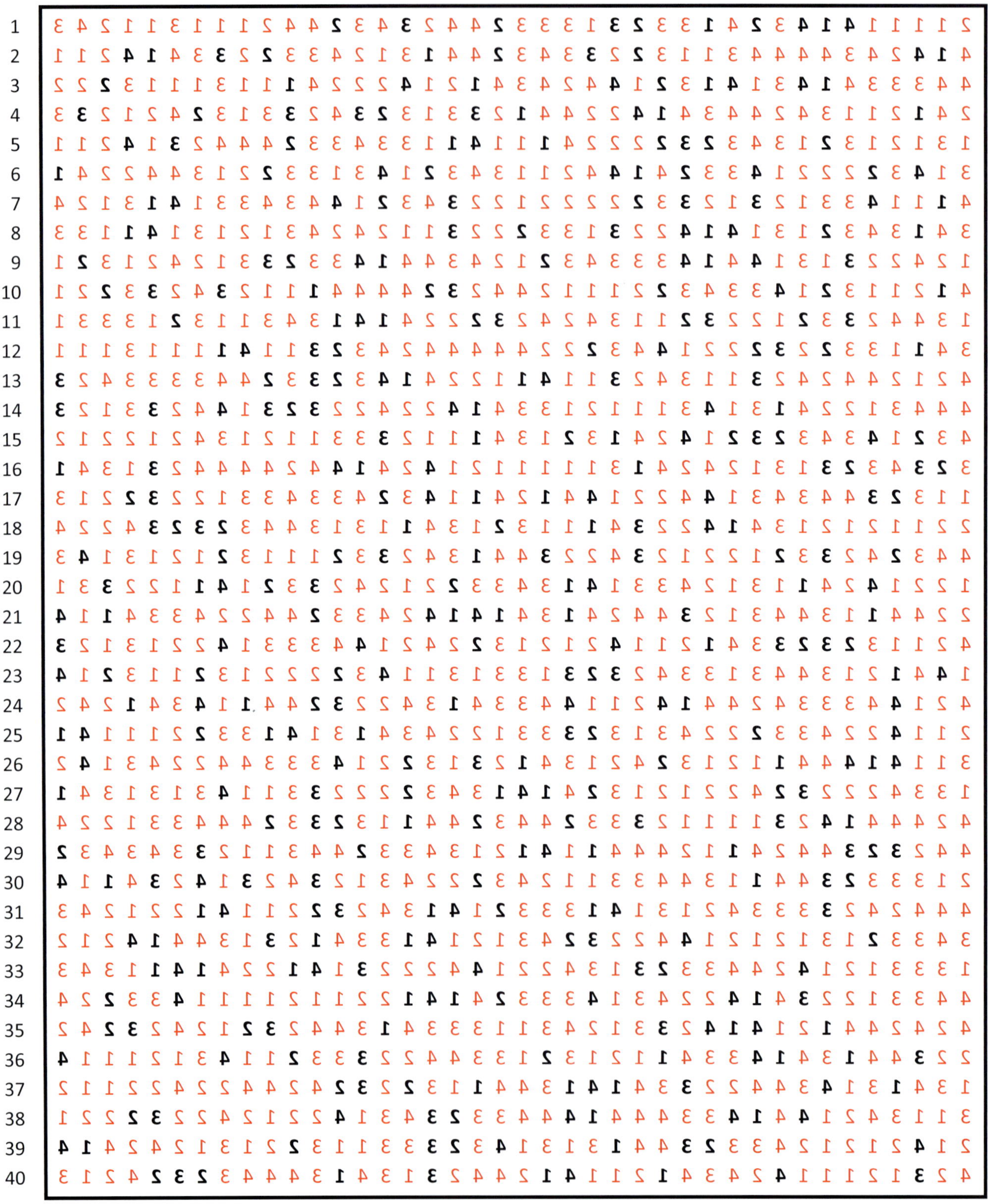

Übung 22 (8 Minuten)

Markieren Sie jede Zahl, die mit der Zahl davor addiert die Summe 6 ergibt:
3 2 3 ~~3~~ 4 ~~2~~ 2 1 ~~5~~

1	1	3	1	4	1	5	1	4	3	5	2	1	4	2	5	2	4	2	1	4	2	4	2	2	5	2	4	1	3	2	1	1	1	4	2	3	5	3	4	3
2	3	4	4	3	3	2	4	2	3	2	4	2	2	5	3	1	2	3	3	3	1	1	1	1	2	2	5	1	3	4	5	2	4	1	1	5	3	1	1	2
3	2	4	1	5	5	1	1	5	4	3	3	2	4	1	5	5	4	2	2	2	1	2	5	3	5	5	3	4	4	2	5	4	3	4	5	1	3	4	5	2
4	4	3	4	3	5	5	1	1	1	5	2	5	1	5	1	3	5	1	3	3	2	1	3	4	5	4	2	3	3	4	4	1	4	2	2	2	2	2	3	4
5	3	1	2	2	5	5	4	5	4	5	3	2	4	3	1	4	3	4	5	1	3	3	3	2	1	5	3	5	4	4	2	1	3	4	2	4	5	1	2	4
6	2	1	5	4	3	5	2	1	1	2	4	2	1	3	3	4	5	5	2	5	1	3	1	5	3	4	5	5	3	3	1	1	5	2	4	4	2	5	5	5
7	3	5	5	3	3	4	2	2	2	4	1	1	5	2	5	4	4	5	2	2	3	3	3	1	4	1	5	5	2	3	3	4	5	1	1	2	5	1	4	5
8	5	1	3	3	3	5	1	4	3	1	1	3	4	2	1	1	2	4	2	3	2	3	2	4	2	1	2	5	4	2	2	1	3	5	5	4	4	3	1	3
9	2	2	4	1	4	2	1	3	3	3	4	3	1	2	3	2	2	3	4	2	3	2	4	2	5	1	1	3	3	4	3	1	4	4	1	1	4	1	2	4
10	1	2	4	4	1	2	5	4	3	3	4	2	3	3	1	4	1	3	4	4	2	2	1	5	3	4	2	1	5	5	2	4	5	3	4	2	3	2	2	1
11	3	3	4	5	1	3	3	2	5	2	4	2	3	4	2	4	1	4	4	5	3	2	5	1	4	4	2	2	5	2	2	1	1	4	1	2	3	4	3	3
12	4	5	2	5	2	4	2	1	5	5	2	1	5	5	5	3	2	3	5	1	4	3	4	2	4	5	4	3	3	5	5	4	1	2	5	3	2	1	5	1
13	5	2	1	1	4	4	4	2	3	4	2	5	3	4	1	2	2	2	1	1	5	1	3	1	5	4	2	1	1	2	4	3	3	5	5	2	3	3	3	2
14	3	3	5	2	4	3	5	4	2	1	2	3	2	3	3	4	2	1	1	1	1	3	2	3	2	3	4	2	5	5	4	3	2	4	5	5	1	5	2	4
15	2	5	4	3	4	3	3	5	1	2	1	2	5	5	4	3	2	3	1	5	1	1	3	3	3	3	2	4	2	5	1	1	2	1	2	5	3	4	5	4
16	5	2	3	4	2	1	5	2	3	2	2	1	5	5	3	1	1	3	2	4	2	5	2	4	2	4	4	3	5	5	1	3	4	4	5	3	1	5	3	1
17	3	4	3	5	3	1	2	2	4	3	3	5	1	2	1	5	4	4	1	1	5	4	4	4	2	5	1	2	4	1	3	1	1	3	5	3	4	2	2	4
18	3	5	4	3	2	3	3	2	3	4	5	2	3	3	2	2	4	3	3	4	1	2	4	2	5	1	4	2	5	1	5	2	5	2	1	3	1	4	4	1
19	4	1	5	1	2	4	3	3	5	4	1	2	2	4	3	5	2	4	1	1	4	1	3	1	3	3	2	5	1	4	2	1	3	4	4	3	1	2	3	3
20	3	4	2	4	1	3	3	2	5	4	1	3	2	3	2	1	5	4	2	2	5	1	2	2	5	4	5	4	4	1	3	4	1	2	4	3	3	3	3	1
21	3	5	1	1	1	2	5	2	3	3	3	3	1	4	5	5	4	3	3	1	3	5	1	4	5	5	4	2	2	4	1	3	5	2	3	4	1	5	2	4
22	3	4	2	1	4	4	2	5	5	5	5	2	1	5	3	1	3	4	2	5	4	2	2	3	2	4	5	3	2	2	5	3	3	3	3	1	4	2	1	1
23	4	2	4	5	5	2	4	3	3	1	2	4	4	4	1	3	1	5	5	3	2	4	3	1	3	4	2	1	4	5	5	2	1	1	5	1	1	1	4	5
24	3	4	3	1	3	4	5	5	5	2	1	3	2	4	3	3	1	1	5	1	2	5	4	1	5	1	3	2	2	2	4	1	1	5	4	2	4	4	5	2
25	2	2	1	3	5	3	3	5	5	3	3	1	1	2	5	1	2	3	1	1	5	4	2	4	4	5	2	3	3	4	2	2	4	5	5	5	4	4	2	5
26	2	4	5	5	4	1	4	4	2	1	2	5	3	3	1	1	3	1	5	1	4	3	5	1	3	4	5	2	1	3	2	4	5	4	2	1	4	2	4	5
27	4	3	1	3	3	3	3	1	5	2	4	5	3	5	2	3	2	5	4	2	1	5	4	2	4	1	5	2	1	1	4	3	1	2	3	5	2	2	2	5
28	3	5	2	2	3	3	5	5	5	4	3	1	4	4	2	4	4	1	5	3	2	2	3	5	4	4	2	3	5	1	2	1	5	5	4	1	5	5	1	5
29	5	3	2	3	3	4	2	4	3	4	2	5	1	2	1	5	2	4	3	1	2	3	2	2	1	3	4	3	4	3	1	5	1	4	3	5	5	4	2	5
30	5	5	5	1	3	3	2	3	5	1	1	3	4	5	5	5	1	3	1	4	1	3	2	4	2	3	5	4	4	2	1	5	1	3	1	1	4	2	2	5
31	2	5	4	2	5	1	2	1	1	5	5	1	5	4	3	5	5	3	3	4	4	2	1	4	3	5	1	2	1	2	1	1	2	3	3	1	3	4	2	5
32	3	5	3	2	5	2	5	5	1	4	2	2	5	1	5	1	1	4	4	5	4	4	4	3	1	5	5	3	3	3	5	3	5	4	1	5	2	5	2	4
33	5	2	3	2	3	3	3	2	4	2	4	4	4	3	4	1	3	1	2	3	4	2	1	2	4	1	3	5	1	4	5	3	5	5	1	5	2	1	4	3
34	4	5	3	5	1	3	3	1	5	1	2	1	5	4	2	3	5	1	2	3	5	5	5	2	1	4	4	5	5	2	1	1	5	4	2	1	3	4	2	5
35	4	3	1	5	4	4	2	1	5	1	4	3	3	1	5	2	4	2	3	2	5	5	5	5	5	3	4	2	2	2	5	2	1	2	5	1	3	4	5	5
36	1	5	5	4	2	1	4	2	4	5	3	1	5	4	2	3	4	1	3	4	1	2	3	3	4	3	2	2	1	1	4	5	1	5	3	1	3	4	5	1
37	4	5	5	1	3	2	4	4	3	1	5	4	3	1	2	1	4	2	3	2	4	2	3	3	5	4	2	1	5	5	3	1	3	1	2	4	4	3	4	1
38	2	1	1	3	3	3	4	2	2	1	2	4	4	3	3	2	1	3	1	2	4	5	4	4	5	3	2	3	1	5	4	2	3	5	4	4	2	2	4	3
39	5	2	1	2	5	4	1	4	2	5	4	5	1	5	5	2	3	3	2	5	1	3	5	2	5	3	3	3	4	4	3	4	2	4	4	1	4	5	1	4
40	5	5	3	3	4	2	1	3	3	4	2	5	3	3	2	2	4	2	1	3	5	1	5	3	4	1	3	5	2	2	2	1	4	1	1	2	1	4	5	1

Lösung 22

Markieren Sie jede Zahl, die mit der Zahl davor addiert die Summe 6 ergibt:

3 2 3 ~~3~~ 4 ~~2~~ 2 1 ~~5~~

1	3	4	3	5	3	2	4	1	1	1	2	3	1	4	2	5	2	2	4	2	4	1	2	4	2	5	2	4	1	2	5	3	4	1	5	1	4	1	3	1
2	2	1	1	3	5	1	1	4	2	5	4	3	1	5	2	2	1	1	1	1	3	3	3	2	1	3	5	2	2	4	2	3	2	4	2	3	3	4	4	3
3	2	5	4	3	1	5	4	3	4	5	2	4	4	3	5	5	3	5	2	1	2	2	2	4	5	5	1	4	2	3	3	4	5	1	1	5	5	1	4	2
4	4	3	2	2	2	2	2	4	1	4	4	3	3	2	4	5	4	3	1	2	3	3	1	5	3	1	5	1	5	2	5	1	1	1	5	5	3	4	3	4
5	4	2	1	5	4	2	4	3	1	2	4	4	5	3	5	1	2	3	3	3	1	5	4	3	4	1	3	4	2	3	5	4	5	4	5	5	2	2	1	3
6	5	5	5	2	4	4	2	5	1	1	3	3	5	5	4	3	5	1	3	1	5	2	5	5	4	3	3	1	2	4	2	1	1	2	5	3	4	5	1	2
7	5	4	1	5	2	1	1	5	4	3	3	2	5	5	1	4	1	3	3	3	2	2	5	4	4	5	2	5	1	1	4	2	2	2	4	3	3	5	5	3
8	3	1	3	4	4	5	5	3	1	2	2	4	5	2	1	2	4	2	3	2	3	2	4	2	1	1	2	4	3	1	1	3	4	1	5	3	3	3	1	5
9	4	2	1	4	1	1	4	4	1	3	4	3	3	1	1	5	2	4	2	3	2	4	3	2	2	3	2	1	3	4	3	3	3	1	2	4	1	4	2	2
10	1	2	2	3	2	4	3	5	4	2	5	5	1	2	4	3	5	1	2	2	4	4	3	1	4	1	3	3	2	4	3	3	4	5	2	1	4	4	2	1
11	3	3	4	3	2	1	4	1	1	2	2	5	2	2	4	4	1	5	2	3	5	4	4	1	4	2	4	3	2	4	2	5	2	3	3	1	5	4	3	3
12	1	5	1	2	3	5	2	1	4	5	5	3	3	4	5	4	2	4	3	4	1	5	3	2	3	5	5	5	1	2	5	5	1	2	4	2	5	2	5	4
13	2	3	3	3	2	5	5	3	3	4	2	1	1	2	4	5	1	3	1	5	1	1	2	2	2	1	4	3	5	2	4	3	2	4	4	4	1	1	2	5
14	4	2	5	1	5	5	4	2	3	4	5	5	2	4	3	2	3	2	3	1	1	1	1	2	4	3	3	2	3	2	1	2	4	5	3	4	2	5	3	3
15	4	5	4	3	5	2	1	2	1	1	5	2	4	2	3	3	3	3	1	1	5	1	3	2	3	4	5	5	2	1	2	1	5	3	3	4	3	4	5	2
16	1	3	5	1	3	5	4	4	3	1	5	5	3	4	4	2	4	2	5	2	4	2	3	1	1	3	5	5	1	2	2	3	2	5	1	2	4	3	2	5
17	4	2	2	4	3	5	3	1	1	3	1	4	2	1	5	2	4	4	4	5	1	1	4	4	5	1	2	1	5	3	3	4	2	2	1	3	5	3	4	3
18	1	4	4	1	3	1	2	5	2	5	1	5	2	4	1	5	2	4	2	1	4	3	3	4	2	2	3	3	2	5	4	3	2	3	3	2	3	4	5	3
19	3	3	2	1	3	4	4	3	1	2	4	1	5	2	3	3	1	3	1	4	1	1	4	2	5	3	4	2	2	1	4	5	3	3	4	2	1	5	1	4
20	1	3	3	3	3	4	2	1	4	3	1	4	4	5	4	5	2	2	1	5	2	2	4	5	1	2	3	2	3	1	4	5	2	3	3	1	4	2	4	3
21	4	2	5	1	4	3	2	5	3	1	4	2	2	4	5	5	4	1	5	3	1	3	3	4	5	5	4	1	3	3	3	3	2	5	2	1	1	1	5	3
22	1	1	2	4	1	3	3	3	3	5	2	2	3	5	4	2	3	2	2	4	5	2	4	3	1	3	5	1	2	5	5	5	5	2	4	4	1	2	4	3
23	5	4	1	1	1	5	1	1	2	5	5	4	1	2	4	3	1	3	4	2	3	5	5	1	3	1	4	4	4	2	1	3	3	4	2	5	5	4	2	4
24	2	5	4	4	2	4	5	1	1	4	2	2	2	3	1	5	1	4	5	2	1	5	1	1	3	3	4	2	3	1	2	5	5	5	4	3	1	3	4	3
25	5	2	4	4	5	5	5	4	2	2	4	3	3	2	5	4	4	2	4	5	1	1	3	2	1	5	2	1	1	3	3	5	5	3	3	5	3	1	2	2
26	5	4	2	4	1	2	4	5	4	2	3	1	2	5	4	3	1	5	3	4	1	5	1	3	1	1	3	3	5	2	1	2	4	4	1	4	5	5	4	2
27	5	2	2	2	5	3	2	1	3	4	1	1	2	5	1	4	2	4	5	1	2	4	5	2	3	2	5	3	5	4	2	5	1	3	3	3	3	1	3	4
28	5	1	5	5	1	4	5	5	1	2	1	5	3	2	4	4	5	3	2	2	3	5	1	4	4	2	4	4	1	3	4	5	5	5	3	3	2	2	5	3
29	5	2	4	5	5	3	4	1	5	1	3	4	3	4	3	1	2	2	3	2	1	3	4	2	5	1	2	1	5	2	4	3	4	2	4	3	3	2	3	5
30	5	2	2	4	1	1	3	1	5	1	2	4	4	5	3	2	4	2	3	1	4	1	3	1	5	5	5	4	3	1	1	5	3	2	3	3	1	5	5	5
31	5	2	4	3	1	3	3	2	1	1	2	1	2	1	5	3	4	1	2	4	4	3	3	5	5	3	4	5	1	5	5	1	1	2	1	5	2	4	5	2
32	4	2	5	2	5	1	4	5	3	5	3	3	3	5	5	1	3	4	4	4	5	4	4	1	1	5	1	5	2	2	4	1	5	5	2	5	2	3	5	3
33	3	4	1	2	5	1	5	5	3	5	4	1	5	3	1	4	2	1	2	4	3	2	1	3	1	4	3	4	4	4	2	4	2	3	3	3	2	3	2	5
34	5	2	4	3	1	2	4	5	1	1	2	5	5	4	4	1	2	5	5	5	3	2	1	5	3	2	4	5	1	2	1	5	1	3	3	1	5	3	5	4
35	5	5	4	3	1	5	2	1	2	5	2	2	2	4	3	5	5	5	5	5	2	3	2	4	2	5	1	3	3	4	1	5	1	2	4	4	5	1	3	4
36	1	5	4	3	1	3	5	1	5	4	1	1	2	2	3	4	3	3	2	1	4	3	1	4	3	2	4	5	1	3	5	4	2	4	1	2	4	5	5	1
37	1	4	3	4	4	2	1	3	1	3	5	5	1	2	4	5	3	3	2	4	2	3	2	4	1	2	1	3	4	5	1	3	4	4	2	3	1	5	5	4
38	3	4	2	2	4	4	5	3	2	4	5	1	3	2	3	5	4	4	5	4	2	1	3	1	2	3	3	4	4	2	1	2	2	4	3	3	3	1	1	2
39	4	1	5	4	1	4	4	2	4	3	4	4	3	3	3	5	2	5	3	1	5	2	3	3	2	5	5	1	5	4	5	2	4	1	4	5	2	1	2	5
40	1	5	4	1	2	1	1	4	1	2	2	2	5	3	1	4	3	5	1	5	3	1	2	4	2	2	3	3	5	2	4	3	3	1	2	4	3	3	5	5

Übung 23 (8 Minuten)

Markieren Sie jede Zahl, die mit der nachstehenden Zahl addiert die Summe 6 ergibt:

3 2 ~~3~~ 3 ~~4~~ 2 2 ~~1~~ 5

1 5 4 3 4 3 2 5 1 1 5 1 1 1 2 4 2 3 3 3 1 2 2 3 5 2 4 2 3 2 1 4 5 1 2 3 4 4 1 3 2
2 1 3 1 2 1 2 4 1 3 2 1 3 4 5 4 2 4 1 5 1 2 1 4 3 5 1 1 5 3 4 2 3 4 3 2 2 4 4 2 5
3 2 4 2 2 2 2 4 2 5 4 3 3 3 5 3 1 3 1 3 4 2 4 1 1 3 4 2 3 4 2 1 4 1 4 3 2 1 3 4 1
4 5 4 3 3 5 2 2 1 5 1 5 4 5 1 3 3 1 1 3 3 1 4 4 3 3 2 2 4 1 1 5 2 1 4 4 4 1 2 2 2
5 2 1 4 2 5 3 3 2 5 1 1 4 3 4 3 4 3 2 4 1 4 3 2 3 4 4 2 3 1 2 4 4 2 3 3 1 1 1 5 1
6 5 1 5 5 4 2 4 1 4 2 2 2 5 5 3 3 1 3 5 2 5 5 5 5 1 4 2 3 3 4 5 3 1 4 1 5 3 2 5 4
7 2 3 1 2 1 1 2 5 5 2 5 2 4 4 1 3 5 1 1 5 5 1 4 3 5 4 4 5 1 3 4 3 3 3 3 4 4 2 4 4
8 1 3 5 2 5 3 5 3 1 4 3 3 2 4 3 3 2 5 2 2 4 3 4 5 2 4 1 1 1 5 1 5 1 1 4 2 3 1 3 5
9 2 5 4 2 4 1 1 4 5 3 1 5 1 4 3 2 4 4 5 2 1 5 4 1 5 5 5 2 4 3 3 5 2 3 5 3 2 5 1 2
10 5 2 2 5 1 5 1 5 4 1 3 2 4 4 2 3 1 3 1 3 2 4 3 4 4 2 5 5 2 1 5 3 5 5 5 5 5 3 3 2
11 3 1 4 2 1 4 2 3 5 3 4 1 2 5 4 2 4 3 1 5 1 4 5 3 5 4 2 1 4 3 1 5 2 1 4 1 5 4 2 1
12 4 4 5 2 3 5 1 1 4 1 4 4 2 1 5 1 5 1 5 2 3 3 1 3 5 4 5 3 2 3 3 2 5 5 3 4 2 1 2 1
13 2 5 3 1 1 4 5 2 4 1 5 4 4 2 3 3 1 3 1 4 5 1 3 3 4 2 3 2 4 3 2 5 1 3 5 5 4 5 1 3
14 4 2 1 1 3 4 1 2 3 1 5 3 3 4 3 1 1 5 3 4 4 2 3 1 5 4 3 3 2 2 1 5 2 4 1 2 2 3 1 5
15 5 5 1 5 2 4 5 3 4 5 5 5 1 2 1 1 5 2 2 1 2 1 5 4 1 3 3 3 5 4 5 2 3 3 3 4 1 4 3 2
16 3 5 4 2 2 3 4 5 2 4 5 1 2 1 1 3 4 2 1 3 2 4 4 5 3 3 1 3 4 1 4 4 2 5 1 3 5 1 3 3
17 5 5 1 5 5 4 2 5 2 2 2 4 4 4 2 5 3 3 1 3 2 2 5 2 4 4 3 1 5 3 3 1 5 4 4 4 4 1 1 2
18 2 4 1 4 4 3 2 4 3 3 5 3 1 2 5 1 5 4 4 3 3 4 2 5 2 4 1 4 5 2 3 2 4 3 2 1 3 1 5 2
19 3 5 1 5 1 1 1 3 4 2 2 3 3 1 3 1 4 1 2 5 5 1 4 4 1 3 2 5 1 3 3 4 2 3 2 2 5 4 4 2
20 2 2 3 4 3 1 3 2 1 4 2 4 2 2 3 5 5 2 3 5 1 5 4 2 1 2 4 1 5 5 5 3 5 1 5 3 1 2 1 4
21 2 1 3 3 3 1 3 2 4 5 5 5 2 1 3 4 3 3 5 3 4 4 2 5 5 3 5 1 4 2 4 2 1 1 4 5 1 3 1 1
22 4 5 2 5 1 2 5 4 5 2 4 3 5 1 3 4 3 1 2 5 1 5 5 1 4 2 5 2 3 3 4 5 5 3 3 1 4 1 5 5
23 2 1 2 5 2 3 5 3 3 5 3 2 5 1 2 4 1 3 4 2 4 5 3 4 2 5 2 1 3 2 5 5 1 4 1 5 1 2 4 5
24 5 5 1 2 4 1 4 3 2 1 4 2 5 1 3 3 5 1 5 3 4 1 3 2 1 2 5 3 5 4 3 1 5 1 4 2 3 4 3 1
25 4 3 5 2 4 1 5 1 4 5 5 4 2 2 5 5 5 5 3 2 5 4 2 5 1 2 4 5 4 3 1 1 5 5 2 3 3 1 3 3
26 2 1 4 5 2 5 2 4 1 1 5 3 1 1 2 1 4 4 3 2 4 2 3 3 5 4 3 1 2 3 3 1 2 4 5 2 1 5 1 5
27 2 4 1 2 4 4 3 3 5 5 1 5 5 2 4 4 5 5 1 3 2 3 1 2 5 4 1 5 3 3 2 5 5 2 4 1 3 2 2 1
28 1 5 3 4 2 4 5 3 5 2 2 3 3 1 4 2 2 4 3 3 1 2 1 3 4 4 4 2 1 4 1 5 3 4 2 3 5 3 2 5
29 2 3 5 3 3 4 1 5 2 1 5 3 4 4 5 4 5 3 4 2 1 5 4 1 1 3 2 5 4 3 2 4 2 1 5 1 3 1 1 5
30 2 4 3 3 4 1 1 5 4 3 5 1 2 2 5 5 5 1 4 2 4 5 2 2 1 5 3 4 3 5 5 2 2 5 3 3 5 2 1 5
31 3 5 1 5 1 4 2 2 1 5 4 2 1 2 5 3 3 2 4 4 2 1 3 1 3 5 5 4 5 4 1 5 5 5 5 2 5 4 5 3
32 4 2 5 1 3 5 1 1 1 2 1 3 4 2 3 4 2 4 5 3 4 2 1 3 4 1 2 3 4 2 5 4 1 3 5 4 2 2 3 3
33 4 5 1 5 2 2 2 4 1 3 3 2 1 3 3 5 4 1 1 1 5 2 4 4 4 3 1 3 4 2 4 2 2 5 3 5 2 3 2 5
34 1 2 1 3 2 5 1 4 5 3 5 1 5 1 1 4 2 3 5 2 4 3 4 4 2 4 3 2 4 5 1 4 1 4 4 3 1 3 5 2
35 5 3 4 2 4 4 2 2 5 3 5 4 1 3 1 1 5 4 2 4 1 2 5 1 5 5 3 2 2 5 1 2 2 2 3 1 3 4 5 1
36 4 1 2 4 4 2 4 4 2 3 1 1 2 4 2 2 1 1 3 4 4 1 5 1 3 5 2 1 1 3 2 3 5 3 3 3 4 3 2 1
37 5 2 3 4 1 1 3 3 3 1 3 2 4 3 5 1 1 3 3 1 5 2 5 2 2 3 1 3 4 5 4 2 1 5 4 4 2 1 4 2
38 1 2 5 1 3 3 5 1 2 1 2 4 5 3 4 2 5 3 3 3 5 5 1 1 4 3 4 4 2 5 2 5 3 2 4 5 4 1 1 2
39 3 3 1 3 4 2 4 5 3 2 2 4 2 5 3 3 1 3 4 1 1 3 5 2 2 1 5 1 3 4 2 3 1 2 5 4 2 1 4 1
40 4 3 4 4 3 2 1 1 4 3 2 1 3 3 5 3 3 2 1 5 5 4 3 2 4 4 4 2 4 2 5 5 1 1 5 3 3 1 2 1

Lösung 23

Markieren Sie jede Zahl, die mit der nachstehenden Zahl addiert die Summe 6 ergibt:
3 2 ~~3~~ 3 ~~4~~ 2 2 ~~1~~ 5

1	2	3	1	4	4	3	2	1	**5**	4	1	2	3	2	**4**	**2**	5	3	2	2	1	3	**3**	**3**	2	**4**	**2**	1	1	1	**5**	**1**	1	**5**	2	3	4	3	4	5
2	5	2	**4**	4	**2**	2	3	4	3	2	**4**	3	5	**1**	1	**5**	3	4	1	2	1	**5**	**1**	4	**2**	**4**	5	4	3	1	2	3	1	4	**2**	1	2	1	3	1
3	1	4	3	1	2	3	4	1	4	1	2	**4**	3	2	**4**	3	1	1	4	**2**	**4**	3	1	3	1	3	5	3	**3**	**3**	4	5	2	**4**	**2**	2	2	2	**4**	**2**
4	2	2	2	1	4	4	4	1	2	5	**1**	1	4	**2**	2	3	**3**	4	4	1	3	**3**	1	1	3	**3**	1	**5**	4	5	**1**	**5**	**1**	2	2	5	3	**3**	4	5
5	1	**5**	**1**	1	1	3	**3**	2	**4**	4	**2**	1	3	2	**4**	4	3	2	3	4	1	4	**2**	3	4	3	4	3	4	1	1	**5**	2	3	**3**	5	2	**4**	1	2
6	4	5	2	3	5	**1**	4	1	3	5	4	3	**3**	2	**4**	1	**5**	5	5	5	2	5	3	1	3	**3**	5	5	2	2	2	**4**	1	4	**2**	**4**	5	5	**1**	**5**
7	4	4	**2**	**4**	4	3	**3**	**3**	**3**	4	3	1	**5**	4	4	5	3	4	1	**5**	5	**1**	1	**5**	3	1	4	4	**2**	5	2	5	5	2	1	1	2	1	3	2
8	5	3	1	3	2	**4**	1	1	**5**	**1**	**5**	**1**	1	1	4	**2**	5	4	3	4	**2**	2	5	2	3	**3**	4	**2**	3	**3**	4	1	3	5	3	5	2	5	3	1
9	2	1	**5**	2	3	5	3	2	5	3	**3**	4	**2**	5	5	5	**1**	4	5	**1**	2	5	4	4	**2**	3	4	1	**5**	**1**	3	5	4	1	1	4	**2**	**4**	5	2
10	2	3	**3**	5	5	5	5	5	3	5	**1**	2	5	5	2	**4**	4	3	4	**2**	3	1	3	1	3	2	**4**	4	**2**	3	1	4	5	**1**	**5**	**1**	**5**	2	2	5
11	1	2	**4**	5	**1**	4	1	2	5	**1**	3	4	1	2	**4**	5	3	5	4	1	**5**	**1**	3	4	**2**	**4**	5	2	1	4	3	5	3	2	**4**	1	2	**4**	1	3
12	1	2	1	2	**4**	3	5	5	2	3	**3**	2	3	5	4	5	3	1	3	**3**	2	5	**1**	**5**	**1**	**5**	**1**	2	**4**	4	1	4	1	1	**5**	3	2	5	4	4
13	3	1	**5**	4	5	5	3	1	**5**	2	3	4	**2**	3	2	**4**	3	**3**	1	**5**	4	1	3	1	3	**3**	2	**4**	4	5	**1**	4	**2**	5	4	1	1	3	5	2
14	5	**1**	3	2	2	1	4	**2**	5	**1**	2	2	3	**3**	4	5	**1**	3	2	**4**	4	3	5	**1**	1	3	4	3	**3**	5	**1**	3	2	1	4	3	1	1	2	**4**
15	2	3	4	1	4	3	**3**	**3**	2	5	4	5	3	**3**	**3**	1	4	5	**1**	2	1	2	2	5	**1**	1	2	1	**5**	5	5	4	3	5	4	**2**	5	**1**	**5**	5
16	3	**3**	1	**5**	3	1	**5**	2	**4**	4	1	4	3	1	3	**3**	5	4	4	**2**	3	1	2	**4**	3	1	1	2	1	**5**	4	**2**	5	4	3	2	2	**4**	5	3
17	2	1	1	4	4	4	4	5	**1**	3	**3**	5	**1**	3	4	4	**2**	5	2	2	3	1	3	**3**	5	2	**4**	4	4	**2**	2	2	5	2	**4**	5	5	**1**	**5**	5
18	2	5	**1**	3	1	2	3	4	**2**	3	2	5	4	1	4	**2**	5	2	**4**	3	**3**	4	4	5	**1**	**5**	2	1	3	5	3	**3**	4	**2**	3	4	4	1	4	**2**
19	2	**4**	4	5	2	2	3	2	**4**	3	**3**	1	**5**	2	3	1	4	4	1	**5**	5	2	1	4	1	3	1	3	**3**	2	2	**4**	3	1	1	1	**5**	**1**	**5**	3
20	4	1	2	1	3	5	**1**	**5**	3	5	5	5	**1**	4	**2**	1	2	**4**	5	**1**	**5**	3	2	5	5	3	2	2	**4**	**2**	**4**	1	2	3	1	3	4	3	2	2
21	1	1	3	1	**5**	4	1	1	2	**4**	**2**	**4**	1	**5**	3	5	5	2	**4**	4	3	5	3	**3**	4	3	1	2	5	5	5	4	**2**	3	1	3	**3**	**3**	1	2
22	5	5	**1**	4	1	3	**3**	5	5	4	3	**3**	2	5	2	**4**	1	**5**	5	**1**	**5**	2	1	3	4	3	1	**5**	3	4	**2**	5	4	5	2	1	**5**	2	5	4
23	5	4	**2**	1	**5**	**1**	4	1	**5**	5	2	3	1	2	5	2	**4**	3	5	4	**2**	**4**	3	1	4	**2**	1	**5**	2	3	5	3	**3**	5	3	2	5	2	1	2
24	1	3	4	3	2	**4**	1	**5**	**1**	3	4	5	3	5	2	1	2	3	1	4	3	5	**1**	**5**	3	**3**	1	**5**	2	**4**	1	2	3	4	1	4	**2**	1	**5**	5
25	3	**3**	1	3	**3**	2	5	5	**1**	1	3	4	5	4	**2**	1	**5**	2	**4**	5	2	3	5	5	5	5	2	2	**4**	5	5	4	1	**5**	**1**	4	**2**	5	3	4
26	5	**1**	**5**	**1**	2	5	4	**2**	1	3	**3**	2	1	3	4	5	3	**3**	2	**4**	**2**	3	4	4	1	2	1	1	3	5	**1**	1	4	**2**	5	2	5	4	1	2
27	1	2	2	3	1	4	**2**	5	5	2	3	**3**	5	**1**	4	5	2	1	3	2	3	1	**5**	5	4	4	**2**	5	5	**1**	**5**	5	3	**3**	4	4	**2**	1	4	**2**
28	5	2	3	5	3	2	**4**	3	5	**1**	4	1	2	**4**	4	4	3	1	2	1	3	**3**	4	**2**	2	**4**	1	3	**3**	2	2	5	3	5	4	**2**	**4**	3	5	**1**
29	5	**1**	1	3	1	**5**	**1**	2	**4**	**2**	3	4	5	2	3	1	1	4	5	**1**	2	**4**	3	5	4	5	4	4	3	5	**1**	2	5	**1**	4	3	**3**	5	3	2
30	5	**1**	2	5	3	**3**	5	2	2	5	5	3	4	3	5	**1**	2	2	5	4	**2**	**4**	1	**5**	5	5	2	2	1	**5**	3	4	5	**1**	1	4	3	**3**	4	**2**
31	3	5	4	5	2	5	5	5	5	**1**	4	5	4	5	5	3	1	3	1	2	**4**	4	**2**	3	**3**	5	2	1	2	**4**	5	**1**	2	2	**4**	1	**5**	**1**	**5**	3
32	3	**3**	2	2	**4**	5	3	1	4	5	2	**4**	3	2	1	4	3	1	2	**4**	3	5	4	**2**	**4**	3	2	**4**	3	1	2	1	1	1	**5**	3	1	**5**	2	**4**
33	5	2	3	2	5	3	5	2	2	**4**	**2**	**4**	3	1	3	4	4	4	**2**	5	**1**	1	1	4	5	3	**3**	1	2	3	**3**	1	4	**2**	2	2	5	**1**	**5**	4
34	2	5	3	1	3	4	4	1	4	1	**5**	4	**2**	3	4	**2**	**4**	4	3	4	**2**	5	3	2	**4**	1	1	**5**	**1**	**5**	3	5	4	1	**5**	2	3	1	2	1
35	1	**5**	4	3	1	3	2	2	2	1	**5**	2	2	3	5	5	**1**	**5**	2	1	4	**2**	**4**	5	**1**	1	3	1	4	5	3	5	2	2	**4**	4	**2**	**4**	3	5
36	1	2	3	4	3	**3**	**3**	5	3	2	3	1	1	2	5	3	1	**5**	**1**	4	4	3	1	1	2	2	**4**	**2**	1	1	3	2	**4**	4	**2**	**4**	4	**2**	1	4
37	2	**4**	1	2	**4**	4	5	**1**	2	**4**	5	4	3	1	3	2	2	5	2	5	**1**	3	**3**	1	1	**5**	3	4	**2**	3	1	3	**3**	**3**	1	1	4	3	2	5
38	2	1	1	4	5	4	**2**	3	5	2	5	2	**4**	4	3	4	1	1	**5**	5	3	**3**	**3**	5	2	**4**	3	5	4	**2**	1	2	1	**5**	3	**3**	1	**5**	2	1
39	1	4	1	2	**4**	5	2	1	3	2	**4**	3	1	**5**	**1**	2	2	5	3	1	1	4	3	1	3	**3**	5	2	**4**	**2**	2	3	5	4	**2**	**4**	3	1	3	**3**
40	1	2	1	3	**3**	5	**1**	1	**5**	5	2	**4**	**2**	**4**	4	4	**2**	3	4	5	5	**1**	2	3	**3**	5	3	**3**	1	2	3	4	1	1	2	3	4	4	3	4

Übung 24 (8 Minuten)

Markieren Sie jede ungerade Zahl, deren Vorgänger ebenfalls ungerade war:

2 3 ~~5~~ 4 1 ~~1~~ 2 5 ~~1~~

1	6	2	6	2	6	3	4	6	2	6	3	6	2	2	5	5	2	4	6	6	5	1	4	6	5	1	6	4	4	1	3	1	3	6	6	5	3	5	1	3
2	6	6	4	3	1	6	6	4	2	6	2	1	3	6	4	5	6	6	5	6	2	1	5	1	4	3	1	6	2	5	3	4	2	6	5	3	5	1	3	6
3	4	2	1	4	6	6	4	5	5	3	6	3	3	6	6	6	2	6	4	6	2	6	1	5	5	2	6	3	1	3	4	6	6	2	3	1	2	5	1	5
4	6	2	1	5	1	3	5	6	4	6	6	3	1	6	3	4	4	4	2	6	2	6	4	1	3	5	6	6	1	6	2	3	1	5	5	4	6	3	6	2
5	6	5	3	6	2	2	4	4	1	2	6	3	1	5	6	5	3	3	1	6	2	1	5	1	6	6	4	3	4	5	5	1	2	6	3	6	6	4	6	2
6	4	1	3	5	3	2	2	3	5	4	6	2	6	3	4	1	2	6	2	6	2	6	3	4	4	3	1	6	6	6	5	1	5	1	5	5	6	6	4	6
7	6	4	5	2	4	4	3	5	1	5	2	6	2	2	6	1	3	6	2	3	1	4	2	6	6	1	6	6	3	5	1	5	3	1	6	6	4	5	4	6
8	4	4	6	1	3	5	3	3	6	2	3	1	5	6	2	6	4	6	6	2	2	4	6	6	5	3	6	4	6	1	2	2	3	4	5	1	6	5	1	5
9	5	2	5	2	3	3	3	2	3	3	5	6	6	1	1	1	2	6	6	4	4	6	4	6	2	1	5	1	5	1	6	6	6	6	6	4	5	4	6	6
10	6	6	1	5	3	2	4	5	4	2	5	5	1	3	2	1	6	5	3	1	3	6	2	6	6	5	6	4	4	2	6	3	1	6	2	6	3	1	4	6
11	2	5	1	4	5	2	1	3	1	6	6	6	6	4	3	6	2	1	3	5	6	3	5	1	3	5	3	4	5	4	4	2	6	6	2	6	6	2	6	6
12	5	4	4	5	6	6	2	1	3	3	1	6	4	4	4	3	1	2	6	2	6	4	6	3	5	6	6	1	2	3	3	5	6	2	6	2	1	1	5	5
13	6	2	6	2	1	1	6	6	4	3	1	1	6	2	4	2	2	5	4	6	6	5	1	6	2	4	3	1	3	4	5	3	4	3	5	6	5	3	5	6
14	3	4	6	6	6	2	2	6	6	1	6	5	1	5	5	6	6	4	4	6	1	5	4	3	5	3	1	2	4	6	3	3	5	1	2	6	1	2	6	6
15	4	1	1	1	4	5	5	3	6	6	6	6	6	2	6	4	1	5	3	2	6	6	6	2	4	5	4	2	3	3	1	3	1	6	6	6	6	2	5	6
16	5	4	1	6	5	2	4	6	2	4	6	5	1	1	6	6	6	6	4	6	6	4	6	4	2	3	2	5	6	3	3	1	1	5	3	1	5	3	2	6
17	6	3	6	5	1	2	6	5	3	1	1	6	1	1	6	4	2	6	2	6	5	1	5	3	5	4	4	2	2	5	3	4	6	6	3	6	4	6	6	6
18	1	3	2	2	1	6	5	6	6	6	6	2	4	2	2	6	4	4	3	3	2	6	4	5	4	4	5	1	5	6	6	5	1	5	6	3	1	3	3	1
19	6	2	6	6	1	1	2	6	4	6	5	3	2	6	5	3	3	3	2	6	6	4	5	4	5	1	3	6	6	4	5	3	4	2	6	6	1	1	5	6
20	6	5	5	3	5	1	2	1	3	3	2	4	6	2	4	6	4	1	4	2	6	6	6	1	3	6	4	6	5	3	4	5	5	2	1	1	6	6	3	6
21	3	4	1	3	2	6	6	4	6	3	1	5	1	5	5	1	3	3	4	5	6	6	3	6	6	6	6	2	6	4	4	1	6	2	6	2	5	5	2	1
22	2	5	2	4	1	2	3	3	1	3	2	3	3	2	6	3	5	6	6	6	6	1	5	6	6	6	6	4	6	5	1	5	1	4	6	4	4	5	1	6
23	6	1	3	3	5	3	2	6	4	6	6	6	6	4	2	6	5	2	4	1	6	2	6	1	1	4	2	2	4	6	1	1	6	6	5	3	5	3	5	4
24	6	1	3	2	6	6	6	4	6	5	6	2	5	3	3	2	4	6	6	6	4	6	4	2	1	3	3	5	6	1	6	4	1	1	2	3	5	5	5	6
25	2	3	2	6	4	2	5	1	3	6	4	5	1	6	2	1	4	6	5	2	6	3	3	6	4	6	6	6	1	5	1	1	4	6	6	3	5	3	5	4
26	6	6	5	4	6	6	6	4	6	4	3	3	1	3	2	6	1	5	5	1	3	1	6	4	1	2	3	2	2	4	5	1	2	5	3	6	4	6	6	5
27	2	2	1	1	5	5	1	3	5	3	6	1	6	6	3	6	3	4	4	2	6	6	2	4	6	6	6	6	6	1	3	1	5	4	2	2	3	6	4	5
28	3	4	6	1	3	2	4	6	1	1	3	1	4	5	2	6	6	6	3	5	5	6	2	2	6	4	6	5	1	3	3	5	6	2	1	6	4	2	5	4
29	2	6	3	6	4	2	3	4	6	6	2	5	4	6	6	3	6	5	1	6	6	4	2	5	5	2	3	1	5	3	5	1	6	4	1	1	1	3	6	2
30	6	4	4	2	6	6	2	3	3	5	1	6	5	6	3	4	6	2	4	6	6	6	6	1	3	1	5	2	4	3	5	5	2	2	6	6	3	1	1	6
31	2	4	6	1	3	3	2	5	5	1	4	6	3	1	5	3	1	5	6	2	6	6	6	6	2	6	6	2	5	4	3	6	3	5	4	6	6	4	1	6
32	3	1	2	5	3	3	3	6	5	3	5	2	6	4	6	4	2	6	6	1	5	5	1	4	4	6	1	6	6	6	6	1	3	4	1	6	2	2	6	6
33	1	2	5	2	4	5	4	4	2	6	5	4	6	6	1	3	5	3	6	6	6	2	1	2	2	4	6	6	4	6	5	3	1	3	1	1	3	3	6	6
34	4	2	2	1	5	3	1	6	1	3	1	3	1	5	6	2	6	6	6	6	4	2	4	5	5	6	6	6	3	5	6	4	6	6	4	4	3	2	6	6
35	6	3	3	1	4	2	6	5	3	1	2	5	3	6	5	5	1	3	6	5	1	5	2	6	6	4	1	6	2	4	6	6	6	4	4	2	6	4	2	3
36	1	5	4	5	6	1	3	3	1	2	5	5	3	2	1	3	2	6	1	1	5	6	2	6	3	5	4	4	6	6	6	2	6	6	4	4	6	3	2	6
37	2	2	4	6	6	4	3	4	6	2	1	4	6	4	6	2	6	2	6	2	6	5	6	1	6	1	3	5	6	1	5	3	1	5	5	6	3	1	3	3
38	6	6	6	2	6	5	5	6	4	1	2	6	2	1	2	2	4	4	6	6	4	6	5	3	5	1	3	2	1	3	3	1	3	6	4	3	6	5	5	6
39	6	4	6	2	6	2	1	3	3	4	5	5	3	5	6	1	5	1	3	2	1	5	3	6	6	2	2	6	4	4	3	4	6	6	6	6	2	1	6	4
40	6	1	1	5	3	6	2	4	3	6	3	5	4	2	6	5	3	1	2	5	5	6	6	3	5	1	1	6	1	4	6	2	4	2	6	6	2	6	6	4

Lösung 24

Markieren Sie jede ungerade Zahl, deren Vorgänger ebenfalls ungerade war:

2 3 ~~5~~ 4 1 ~~1~~ 2 5 ~~1~~

1	**3**	**1**	**5**	**3**	5	6	6	**3**	**1**	**3**	1	4	4	6	**1**	5	6	4	**1**	5	6	6	4	2	**5**	5	2	2	6	3	6	2	6	4	3	6	2	6	2	6
2	6	**3**	**1**	**5**	**3**	5	6	2	4	**3**	5	2	6	**1**	3	4	**1**	**5**	1	2	6	5	6	6	5	4	6	**3**	1	2	6	2	4	6	6	**1**	3	4	6	6
3	**5**	**1**	5	2	**1**	3	2	6	6	4	**3**	**1**	3	6	2	**5**	**5**	1	6	2	6	4	6	2	6	6	6	**3**	3	6	**3**	**5**	5	4	6	6	4	1	2	4
4	2	6	3	6	4	**5**	**5**	**1**	3	2	6	1	6	6	**5**	**3**	1	4	6	2	6	2	4	4	4	3	6	**1**	3	6	6	4	6	**5**	**3**	**1**	**5**	1	2	6
5	2	6	4	6	6	3	6	2	**1**	**5**	5	4	3	4	6	6	**1**	**5**	1	2	6	**1**	**3**	**3**	5	6	**5**	**1**	3	6	2	1	4	4	2	2	6	**3**	5	6
6	6	4	6	6	**5**	**5**	**1**	**5**	**1**	5	6	6	6	**1**	3	4	4	3	6	2	6	2	6	2	1	4	3	6	2	6	4	**5**	3	2	2	**3**	**5**	**3**	1	4
7	6	4	5	4	6	6	**1**	**3**	**5**	**1**	**5**	3	6	6	1	6	6	2	4	**1**	3	2	6	**3**	1	6	2	2	6	2	**5**	**1**	**5**	3	4	4	2	5	4	6
8	**5**	**1**	5	6	**1**	5	4	3	2	2	1	6	4	6	**3**	5	6	6	4	2	2	6	6	4	6	2	6	**5**	**1**	3	2	6	**3**	**3**	**5**	**3**	1	6	4	4
9	6	6	4	5	4	6	6	6	6	6	**1**	**5**	**1**	**5**	1	2	6	4	6	4	4	6	6	2	**1**	**1**	1	6	6	**5**	**3**	3	2	**3**	**3**	3	2	5	2	5
10	6	4	**1**	3	6	2	6	**1**	3	6	2	4	4	6	5	6	6	2	6	**3**	**1**	**3**	5	6	1	2	**3**	**1**	**5**	5	2	4	5	4	2	**3**	**5**	1	6	6
11	6	6	2	6	6	2	6	6	2	4	4	5	4	**3**	**5**	**3**	**1**	**5**	3	6	**5**	**3**	1	2	6	3	4	6	6	6	6	**1**	**3**	1	2	5	4	**1**	5	2
12	**5**	**5**	**1**	1	2	6	2	6	**5**	**3**	3	2	1	6	6	**5**	3	6	4	6	2	6	2	**1**	3	4	4	4	6	**1**	**3**	**3**	1	2	6	6	5	4	4	5
13	6	**5**	**3**	5	6	**5**	3	4	**3**	5	4	**3**	**1**	3	4	2	6	**1**	5	6	6	4	5	2	2	4	2	6	**1**	**1**	3	4	6	6	**1**	1	2	6	2	6
14	6	6	2	1	6	2	**1**	**5**	**3**	3	6	4	2	**1**	**3**	**5**	3	4	**5**	1	6	4	4	6	6	**5**	**5**	**1**	5	6	1	6	6	2	2	6	6	6	4	3
15	6	5	2	6	6	6	6	**1**	**3**	**1**	**3**	3	2	4	5	4	2	6	6	6	2	**3**	**5**	1	4	6	2	6	6	6	6	6	**3**	**5**	5	4	**1**	**1**	1	4
16	6	2	**3**	**5**	**1**	**3**	**5**	**1**	**1**	**3**	3	6	5	2	3	2	4	6	4	6	6	4	6	6	6	6	**1**	**1**	5	6	4	2	6	4	2	5	6	1	4	5
17	6	6	6	4	6	3	6	6	4	**3**	5	2	2	4	4	**5**	**3**	**5**	**1**	5	6	2	6	2	4	6	**1**	1	6	**1**	**1**	**3**	5	6	2	**1**	5	6	3	6
18	**1**	**3**	**3**	**1**	3	6	**5**	**1**	5	6	6	**5**	**1**	5	4	4	5	4	6	2	**3**	3	4	4	6	2	2	4	2	6	6	6	6	5	6	1	2	2	**3**	1
19	6	**5**	**1**	1	6	6	2	4	**3**	5	4	6	6	**3**	**1**	5	4	5	4	6	6	2	**3**	**3**	**3**	5	6	2	**3**	5	6	4	6	2	**1**	1	6	6	2	6
20	6	3	6	6	**1**	1	2	**5**	5	4	**3**	5	6	4	6	**3**	1	6	6	6	2	4	1	4	6	4	2	6	4	2	**3**	**3**	1	2	**1**	**5**	**3**	5	2	6
21	1	2	**5**	5	2	6	2	6	1	4	4	6	2	6	6	6	6	3	6	6	5	4	**3**	**3**	**1**	**5**	**5**	**1**	**5**	**1**	3	6	4	6	6	2	**3**	1	4	3
22	6	**1**	5	4	4	6	4	**1**	**5**	**1**	5	6	4	6	6	6	6	**5**	1	6	6	6	6	**5**	3	6	2	**3**	3	2	**3**	**1**	**3**	3	2	1	4	2	5	2
23	4	**5**	**3**	**5**	**3**	5	6	6	**1**	1	6	4	2	2	4	**1**	1	6	2	6	1	4	2	5	6	2	4	6	6	6	6	4	6	2	**3**	**5**	**3**	**3**	1	6
24	6	**5**	**5**	**5**	3	2	**1**	1	4	6	1	6	**5**	**3**	**3**	1	2	4	6	4	6	6	6	4	2	**3**	**3**	5	2	6	5	6	4	6	6	6	2	**3**	1	6
25	4	**5**	**3**	**5**	3	6	6	4	**1**	**1**	**5**	1	6	6	6	4	6	**3**	3	6	2	5	6	4	1	2	6	**1**	5	4	6	**3**	**1**	5	2	4	6	2	3	2
26	5	6	6	4	6	**3**	5	2	**1**	5	4	2	2	3	2	1	4	6	**1**	**3**	**1**	**5**	**5**	1	6	2	**3**	**1**	**3**	3	4	6	4	6	6	6	4	5	6	6
27	5	4	6	3	2	2	4	**5**	**1**	**3**	1	6	6	6	6	6	4	2	6	6	2	4	4	3	6	3	6	6	1	6	**3**	**5**	**3**	**1**	**5**	**5**	**1**	1	2	2
28	4	5	2	4	6	1	2	6	**5**	**3**	**3**	**1**	5	6	4	6	2	2	6	**5**	**5**	3	6	6	6	2	5	4	**1**	**3**	**1**	1	6	4	2	**3**	1	6	4	3
29	2	6	**3**	**1**	**1**	1	4	6	**1**	**5**	**3**	**5**	**1**	3	2	**5**	5	2	4	6	6	**1**	5	6	3	6	6	4	5	2	6	6	4	3	2	4	6	3	6	2
30	6	**1**	**1**	3	6	6	2	2	**5**	**5**	3	4	2	**5**	**1**	**3**	1	6	6	6	6	4	2	6	4	3	6	5	6	**1**	**5**	**3**	3	2	6	6	2	4	4	6
31	6	1	4	6	6	4	**5**	3	6	3	4	5	2	6	6	2	6	6	6	6	2	6	**5**	**1**	**3**	**5**	**1**	3	6	4	**1**	**5**	5	2	**3**	**3**	1	6	4	2
32	6	6	2	2	6	1	4	**3**	1	6	6	6	6	1	6	4	4	**1**	**5**	**5**	1	6	6	2	4	6	4	6	2	**5**	**3**	5	6	**3**	**3**	**3**	5	2	**1**	3
33	6	6	**3**	**3**	**1**	**1**	**3**	**1**	**3**	5	6	4	6	6	4	2	2	1	2	6	6	6	**3**	**5**	**3**	1	6	6	4	5	6	2	4	4	5	4	2	5	2	1
34	6	6	2	3	4	4	6	6	4	6	**5**	3	6	6	6	**5**	5	4	2	4	6	6	6	6	2	6	**5**	**1**	**3**	**1**	**3**	1	6	**1**	**3**	**5**	1	2	2	4
35	3	2	4	6	2	4	4	6	6	6	4	2	6	1	4	6	6	2	**5**	**1**	5	6	**3**	**1**	**5**	5	6	**3**	5	2	**1**	**3**	5	6	2	4	**1**	**3**	3	6
36	6	2	3	6	4	4	6	6	2	6	6	6	4	4	**5**	3	6	2	6	**5**	**1**	1	6	2	**3**	1	2	**3**	**5**	5	2	**1**	**3**	**3**	1	6	5	4	**5**	1
37	**3**	**3**	**1**	3	6	**5**	**5**	**1**	**3**	**5**	1	6	**5**	**3**	1	6	1	6	5	6	2	6	2	6	2	6	4	6	4	1	2	6	4	3	4	6	6	4	2	2
38	6	**5**	5	6	3	4	6	**3**	**1**	**3**	**3**	1	2	**3**	**1**	**5**	**3**	5	6	4	6	6	4	4	2	2	1	2	6	2	1	4	6	**5**	5	6	2	6	6	6
39	4	6	1	2	6	6	6	6	4	3	4	4	6	2	2	6	6	**3**	**5**	1	2	**3**	**1**	**5**	1	6	**5**	**3**	**5**	5	4	**3**	**3**	1	2	6	2	6	4	6
40	4	6	6	2	6	6	2	4	2	6	4	1	6	**1**	**1**	**5**	3	6	6	**5**	5	2	**1**	**3**	5	6	2	4	**5**	3	6	3	4	2	6	**3**	**5**	**1**	1	6

Übung 25 (8 Minuten)

Markieren Sie jede ungerade Zahl, deren Nachfolger ebenfalls ungerade ist:

2 3 5 4 1 1 2 5 1

1 6 2 6 2 6 3 4 6 2 6 3 6 2 2 5 5 2 4 6 6 5 1 4 6 5 1 6 4 4 1 3 1 3 6 6 5 3 5 1 3

2 6 6 4 3 1 6 6 4 2 6 2 1 3 6 4 5 6 6 5 6 2 1 5 1 4 3 1 6 2 5 3 4 2 6 5 3 5 1 3 6

3 4 2 1 4 6 6 4 5 5 3 6 3 3 6 6 6 2 6 4 6 2 6 1 5 5 2 6 3 1 3 4 6 6 2 3 1 2 5 1 5

4 6 2 1 5 1 3 5 6 4 6 6 3 1 6 3 4 4 4 2 6 2 6 4 1 3 5 6 6 1 6 2 3 1 5 5 4 6 3 6 2

5 6 5 3 6 2 2 4 4 1 2 6 3 1 5 6 5 3 3 1 6 2 1 5 1 6 6 4 3 4 5 5 1 2 6 3 6 6 4 6 2

6 4 1 3 5 3 2 2 3 5 4 6 2 6 3 4 1 2 6 2 6 2 6 3 4 4 3 1 6 6 6 5 1 5 1 5 5 6 6 4 6

7 6 4 5 2 4 4 3 5 1 5 2 6 2 2 6 1 3 6 2 3 1 4 2 6 6 1 6 6 3 5 1 5 3 1 6 6 4 5 4 6

8 4 4 6 1 3 5 3 3 6 2 3 1 5 6 2 6 4 6 6 2 2 4 6 6 5 3 6 4 6 1 2 2 3 4 5 1 6 5 1 5

9 5 2 5 2 3 3 3 2 3 3 5 6 6 1 1 1 2 6 6 4 4 6 4 6 2 1 5 1 5 1 6 6 6 6 6 4 5 4 6 6

10 6 6 1 5 3 2 4 5 4 2 5 5 1 3 2 1 6 5 3 1 3 6 2 6 6 5 6 4 4 2 6 3 1 6 2 6 3 1 4 6

11 2 5 1 4 5 2 1 3 1 6 6 6 6 4 3 6 2 1 3 5 6 3 5 1 3 5 3 4 5 4 4 2 6 6 2 6 6 2 6 6

12 5 4 4 5 6 6 2 1 3 3 1 6 4 4 4 3 1 2 6 2 6 4 6 3 5 6 6 1 2 3 3 5 6 2 6 2 1 1 5 5

13 6 2 6 2 1 1 6 6 4 3 1 1 6 2 4 2 2 5 4 6 6 5 1 6 2 4 3 1 3 4 5 3 4 3 5 6 5 3 5 6

14 3 4 6 6 6 2 2 6 6 1 6 5 1 5 5 6 6 4 4 6 1 5 4 3 5 3 1 2 4 6 3 3 5 1 2 6 1 2 6 6

15 4 1 1 1 4 5 5 3 6 6 6 6 6 2 6 4 1 5 3 2 6 6 6 2 4 5 4 2 3 3 1 3 1 6 6 6 6 2 5 6

16 5 4 1 6 5 2 4 6 2 4 6 5 1 1 6 6 6 6 4 6 6 4 6 4 2 3 2 5 6 3 3 1 1 5 3 1 5 3 2 6

17 6 3 6 5 1 2 6 5 3 1 1 6 1 1 6 4 2 6 2 6 5 1 5 3 5 4 4 2 2 5 3 4 6 6 3 6 4 6 6 6

18 1 3 2 2 1 6 5 6 6 6 6 2 4 2 2 6 4 4 3 3 2 6 4 5 4 4 5 1 5 6 6 5 1 5 6 3 1 3 3 1

19 6 2 6 6 1 1 2 6 4 6 5 3 2 6 5 3 3 3 2 6 6 4 5 4 5 1 3 6 6 4 5 3 4 2 6 6 1 1 5 6

20 6 5 5 3 5 1 2 1 3 3 2 4 6 2 4 6 4 1 4 2 6 6 6 1 3 6 4 6 5 3 4 5 5 2 1 1 6 6 3 6

21 3 4 1 3 2 6 6 4 6 3 1 5 1 5 5 1 3 3 4 5 6 6 3 6 6 6 6 2 6 4 4 1 6 2 6 2 5 5 2 1

22 2 5 2 4 1 2 3 3 1 3 2 3 3 2 6 3 5 6 6 6 6 1 5 6 6 6 6 4 6 5 1 5 1 4 6 4 4 5 1 6

23 6 1 3 3 5 3 2 6 4 6 6 6 6 4 2 6 5 2 4 1 6 2 6 1 1 4 2 2 4 6 1 1 6 6 5 3 5 3 5 4

24 6 1 3 2 6 6 6 4 6 5 6 2 5 3 3 2 4 6 6 6 4 6 4 2 1 3 3 5 6 1 6 4 1 1 2 3 5 5 5 6

25 2 3 2 6 4 2 5 1 3 6 4 5 1 6 2 1 4 6 5 2 6 3 3 6 4 6 6 6 1 5 1 1 4 6 6 3 5 3 5 4

26 6 6 5 4 6 6 6 4 6 4 3 3 1 3 2 6 1 5 5 1 3 1 6 4 1 2 3 2 2 4 5 1 2 5 3 6 4 6 6 5

27 2 2 1 1 5 5 1 3 5 3 6 1 6 6 3 6 3 4 4 2 6 6 2 4 6 6 6 6 6 1 3 1 5 4 2 2 3 6 4 5

28 3 4 6 1 3 2 4 6 1 1 3 1 4 5 2 6 6 6 3 5 5 6 2 2 6 4 6 5 1 3 3 5 6 2 1 6 4 2 5 4

29 2 6 3 6 4 2 3 4 6 6 2 5 4 6 6 3 6 5 1 6 6 4 2 5 5 2 3 1 5 3 5 1 6 4 1 1 1 3 6 2

30 6 4 4 2 6 6 2 3 3 5 1 6 5 6 3 4 6 2 4 6 6 6 6 1 3 1 5 2 4 3 5 5 2 2 6 6 3 1 1 6

31 2 4 6 1 3 3 2 5 5 1 4 6 3 1 5 3 1 5 6 2 6 6 6 6 2 6 6 2 5 4 3 6 3 5 4 6 6 4 1 6

32 3 1 2 5 3 3 3 6 5 3 5 2 6 4 6 4 2 6 6 1 5 5 1 4 4 6 1 6 6 6 6 1 3 4 1 6 2 2 6 6

33 1 2 5 2 4 5 4 4 2 6 5 4 6 6 1 3 5 3 6 6 6 2 1 2 2 4 6 6 4 6 5 3 1 3 1 1 3 3 6 6

34 4 2 2 1 5 3 1 6 1 3 1 3 1 5 6 2 6 6 6 6 4 2 4 5 5 6 6 6 3 5 6 4 6 6 4 4 3 2 6 6

35 6 3 3 1 4 2 6 5 3 1 2 5 3 6 5 5 1 3 6 5 1 5 2 6 6 4 1 6 2 4 6 6 6 4 4 2 6 4 2 3

36 1 5 4 5 6 1 3 3 1 2 5 5 3 2 1 3 2 6 1 1 5 6 2 6 3 5 4 4 6 6 6 2 6 6 4 4 6 3 2 6

37 2 2 4 6 6 4 3 4 6 2 1 4 6 4 6 2 6 2 6 2 6 5 6 1 6 1 3 5 6 1 5 3 1 5 5 6 3 1 3 3

38 6 6 6 2 6 5 5 6 4 1 2 6 2 1 2 2 4 4 6 6 4 6 5 3 5 1 3 2 1 3 3 1 3 6 4 3 6 5 5 6

39 6 4 6 2 6 2 1 3 3 4 5 5 3 5 6 1 5 1 3 2 1 5 3 6 6 2 2 6 4 4 3 4 6 6 6 6 2 1 6 4

40 6 1 1 5 3 6 2 4 3 6 3 5 4 2 6 5 3 1 2 5 5 6 6 3 5 1 1 6 1 4 6 2 4 2 6 6 2 6 6 4

Lösung 25

Markieren Sie jede ungerade Zahl, deren Nachfolger ebenfalls ungerade ist:
2 ~~3~~ 5 4 ~~1~~ 1 2 ~~5~~ 1

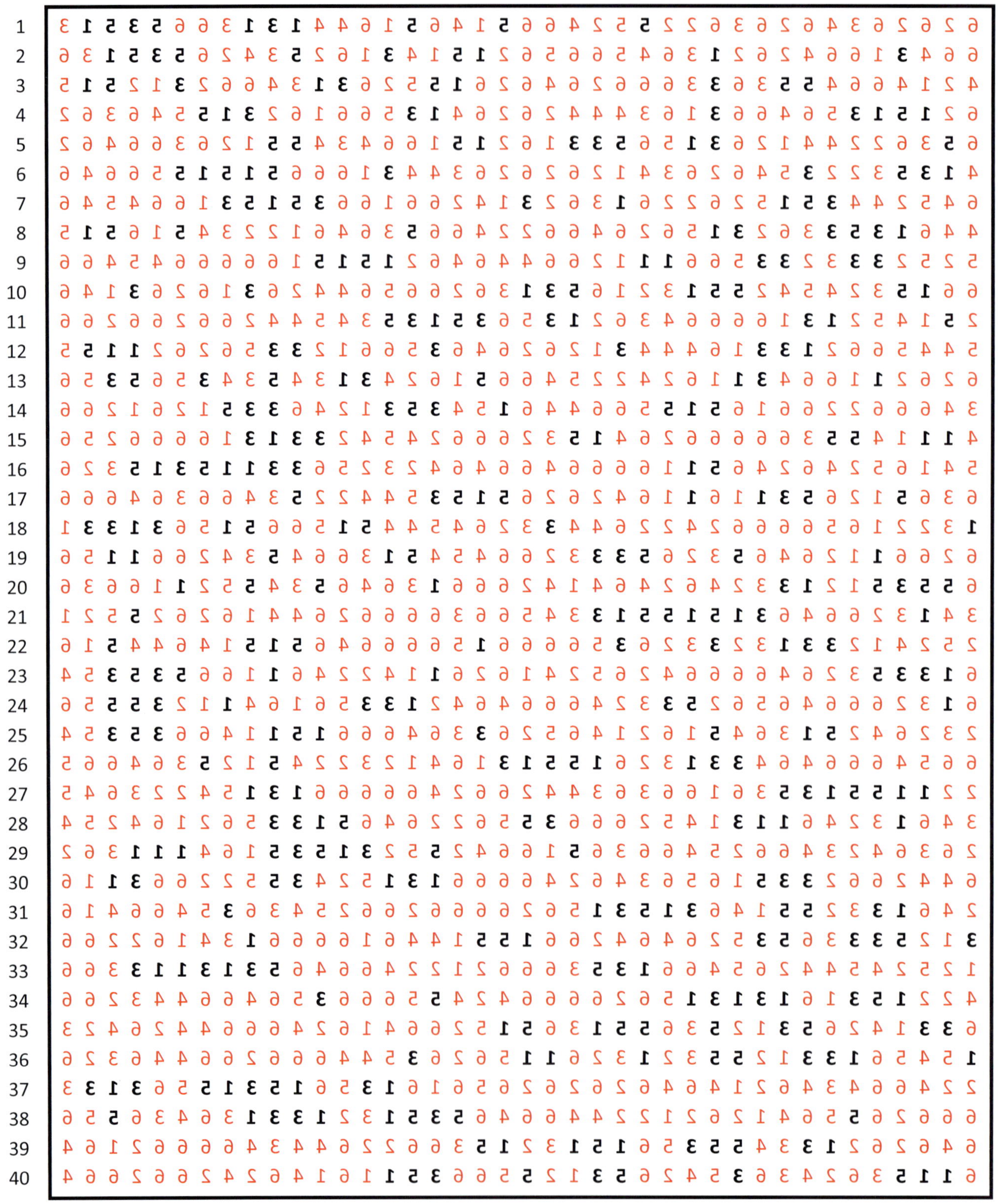

Übung 26 (8 Minuten)

Markieren Sie jede 8, die auf eine 3 folgt: 3 ~~8~~ 8 3 ~~8~~ 3 ~~8~~

1	8	8	8	3	3	8	8	3	3	3	8	3	8	8	3	3	8	3	3	3	8	3	8	8	3	3	8	3	3	8	8	3	3	8	8	3	3	8	8	8
2	3	8	8	8	3	3	8	3	3	3	8	8	8	3	8	8	8	3	3	8	8	3	3	3	3	8	8	3	8	3	8	8	3	3	3	3	8	3	8	3
3	8	3	3	8	8	8	8	3	8	3	3	3	8	3	3	8	8	8	3	8	8	3	3	8	3	3	8	3	8	8	3	3	3	8	8	8	3	8	3	3
4	8	3	8	8	8	3	8	8	3	8	3	8	3	3	3	8	8	8	3	3	8	3	3	3	8	8	3	3	3	8	3	8	8	8	8	8	8	3	3	8
5	8	3	8	8	3	8	8	8	3	3	8	8	3	8	8	8	8	8	3	8	8	3	8	3	3	3	3	8	3	3	8	8	3	3	3	8	3	3	8	8
6	8	8	8	3	8	8	3	3	3	3	3	3	8	3	3	8	3	3	3	3	8	3	8	8	8	8	8	3	3	8	3	8	3	8	3	8	3	3	8	3
7	8	3	3	8	3	8	3	3	8	8	3	3	8	3	8	8	8	8	8	8	3	8	3	8	3	3	8	3	3	8	8	8	3	8	8	8	8	8	3	3
8	3	3	3	8	8	3	3	3	3	3	8	3	3	3	3	8	3	8	3	8	8	3	8	3	3	8	3	3	8	8	8	8	3	3	3	3	8	3	3	8
9	8	8	8	3	3	3	8	8	3	8	3	3	3	8	8	3	3	8	3	8	3	8	3	8	8	8	3	3	3	3	3	8	3	8	8	8	3	8	8	3
10	8	3	3	8	8	3	3	3	3	3	3	8	8	8	8	8	3	8	3	8	8	3	3	3	3	8	3	8	3	8	3	8	3	3	3	8	8	3	3	8
11	8	8	8	3	8	8	3	3	8	3	8	8	8	3	3	3	8	3	8	3	8	8	8	8	3	3	8	3	3	8	8	3	8	8	3	8	8	3	3	3
12	8	8	8	8	8	8	8	3	8	8	3	8	3	8	8	3	3	3	8	3	3	3	8	8	3	8	3	3	8	8	3	8	8	3	8	3	3	3	3	8
13	8	3	3	8	8	8	8	8	3	3	3	3	8	3	3	8	3	8	8	3	8	3	3	8	3	8	8	3	8	3	3	8	8	8	3	8	8	3	3	3
14	3	3	3	8	8	8	8	8	3	8	8	8	3	8	3	3	8	8	8	8	3	8	3	8	8	3	3	3	8	8	8	3	8	3	3	8	8	8	3	8
15	8	8	3	8	8	8	8	3	8	8	8	3	8	8	3	8	3	8	8	8	8	3	3	8	8	3	8	8	8	3	3	8	3	8	8	3	8	3	3	3
16	3	8	3	3	8	8	3	8	8	8	8	3	8	8	8	8	3	8	8	3	3	3	3	3	8	3	8	8	8	3	3	3	8	8	8	8	3	8	3	8
17	3	8	8	3	3	3	3	3	8	3	3	8	3	8	3	3	8	8	8	3	8	3	8	8	3	8	8	8	3	3	3	8	8	8	8	8	8	8	3	8
18	3	8	3	3	8	3	8	3	8	8	3	8	8	8	8	8	8	8	3	8	8	8	8	8	3	3	3	3	3	8	3	8	8	3	8	3	8	8	8	8
19	8	3	8	8	8	3	8	8	3	3	3	8	8	3	3	3	8	8	8	8	3	3	8	3	3	8	8	3	8	3	3	3	8	3	3	8	3	8	8	3
20	8	3	8	3	3	3	8	8	3	8	3	8	3	3	3	8	8	3	3	3	8	8	3	3	3	3	3	8	3	3	8	8	8	3	8	3	3	8	8	3
21	8	8	8	3	8	8	3	8	3	8	3	3	3	3	3	8	3	8	3	3	3	8	8	8	8	8	8	3	3	8	3	8	8	3	3	3	8	8	3	8
22	3	8	8	8	8	8	8	8	3	3	8	8	8	3	8	3	3	8	8	8	8	8	8	3	3	8	3	3	8	8	3	8	3	8	3	8	8	3	3	8
23	3	8	8	3	3	3	3	8	8	3	3	8	8	8	8	8	3	3	8	3	8	8	8	8	8	3	3	8	3	8	8	3	3	8	8	3	8	3	3	8
24	8	3	8	8	8	3	8	3	3	8	3	8	8	3	8	8	3	8	3	3	8	3	3	3	8	3	8	8	8	8	8	8	8	3	3	8	8	8	3	3
25	3	3	8	3	8	8	3	3	3	8	8	8	3	8	3	8	8	8	3	8	8	8	3	8	8	8	3	8	8	8	8	8	8	8	3	3	8	3	3	8
26	3	8	3	3	3	3	8	3	8	3	8	3	8	8	3	3	8	3	3	8	3	8	8	8	8	8	3	3	3	8	3	8	8	8	8	8	8	8	8	3
27	8	3	3	8	8	3	8	3	3	8	3	3	3	8	3	3	8	8	8	3	8	3	8	8	8	3	8	8	3	8	8	8	8	8	3	3	3	8	8	3
28	8	8	8	3	3	8	8	8	3	8	3	3	3	3	8	8	8	8	3	8	3	3	3	8	8	8	8	3	8	3	8	8	8	3	8	3	8	3	3	8
29	8	8	3	8	3	3	3	3	3	8	8	8	3	8	8	8	3	3	3	8	8	3	3	8	3	8	3	8	8	8	3	8	3	8	8	3	8	8	8	8
30	3	8	8	3	3	8	3	8	3	3	8	8	3	8	3	8	8	8	8	3	3	8	3	3	8	8	8	8	8	8	3	3	3	3	3	8	8	3	3	8
31	8	8	3	3	3	3	8	8	3	3	8	8	8	3	8	8	3	3	8	3	8	3	3	8	8	3	8	8	3	8	3	8	8	3	3	8	8	3	3	3
32	8	8	8	3	3	8	3	3	8	8	3	3	8	3	3	3	3	3	3	3	8	8	3	8	3	3	8	3	8	3	8	8	8	8	3	3	8	3	8	3
33	3	8	3	3	8	3	3	3	8	3	8	8	8	8	3	3	8	3	3	8	3	8	3	8	3	3	3	3	3	3	8	8	8	3	8	3	3	3	3	3
34	8	8	8	3	3	8	3	8	8	8	3	8	3	8	8	8	8	3	8	8	3	3	3	3	8	3	8	8	8	3	8	8	3	8	8	8	3	3	8	8
35	3	8	8	8	8	3	8	8	8	8	3	8	8	3	3	3	8	8	3	8	8	3	8	3	8	3	3	8	3	8	8	8	3	8	8	8	8	8	3	3
36	8	3	3	8	8	8	8	3	3	3	3	8	3	3	3	3	3	8	3	8	3	3	3	8	3	3	8	3	8	3	3	8	3	8	3	3	8	8	3	3
37	8	8	8	3	8	3	3	8	8	8	8	8	3	8	8	8	8	3	8	3	3	3	3	8	3	3	3	8	8	3	8	8	3	8	3	8	3	8	8	8
38	8	3	8	8	8	3	3	8	3	8	8	8	8	8	3	3	8	3	8	8	8	3	8	3	8	3	3	3	3	3	3	8	3	8	3	3	3	3	8	8
39	3	8	3	3	3	8	8	8	8	3	3	3	8	8	3	3	8	8	8	8	3	8	8	8	8	3	8	3	8	8	3	8	8	8	3	8	3	8	8	8
40	8	3	8	3	3	3	8	8	8	3	8	3	3	3	3	8	8	8	8	3	3	8	3	8	3	8	3	8	8	8	3	3	3	8	3	3	3	8	8	3

Lösung 26

Markieren Sie jede 8, die auf eine 3 folgt: 3 8̸ 8 3 8̸ 3 8̸

1	8	8	**8**	ε	ε	8	**8**	ε	ε	8	**8**	ε	ε	**8**	ε	ε	8	**8**	ε	**8**	ε	ε	ε	**8**	ε	ε	8	**8**	ε	**8**	ε	ε	ε	8	**8**	ε	ε	8	8	8
2	ε	**8**	ε	**8**	ε	ε	ε	ε	8	**8**	ε	**8**	ε	8	**8**	ε	ε	ε	ε	8	**8**	ε	ε	8	8	**8**	ε	8	8	**8**	ε	ε	ε	**8**	ε	ε	8	8	**8**	ε
3	ε	ε	**8**	ε	8	8	**8**	ε	ε	ε	8	**8**	ε	**8**	ε	ε	**8**	ε	ε	8	**8**	ε	8	8	**8**	ε	ε	**8**	ε	ε	ε	**8**	ε	8	8	8	**8**	ε	ε	8
4	**8**	ε	ε	8	8	8	8	8	**8**	ε	**8**	ε	ε	ε	8	**8**	ε	ε	ε	**8**	ε	ε	8	8	**8**	ε	ε	ε	**8**	ε	**8**	ε	8	**8**	ε	8	8	**8**	ε	8
5	8	**8**	ε	ε	**8**	ε	ε	ε	8	**8**	ε	ε	**8**	ε	ε	ε	ε	**8**	ε	8	**8**	ε	8	8	8	8	**8**	ε	8	**8**	ε	ε	8	8	**8**	ε	8	**8**	ε	8
6	ε	**8**	ε	ε	**8**	ε	**8**	ε	**8**	ε	**8**	ε	ε	8	8	8	8	**8**	ε	**8**	ε	ε	ε	ε	**8**	ε	ε	**8**	ε	ε	ε	ε	ε	ε	8	**8**	ε	8	8	8
7	ε	ε	8	8	8	8	**8**	ε	8	8	**8**	ε	ε	**8**	ε	ε	**8**	ε	**8**	ε	8	8	8	8	8	**8**	ε	**8**	ε	ε	8	**8**	ε	ε	**8**	ε	**8**	ε	ε	8
8	**8**	ε	ε	**8**	ε	ε	ε	ε	8	8	8	**8**	ε	ε	**8**	ε	ε	**8**	ε	8	**8**	ε	**8**	ε	**8**	ε	ε	ε	ε	**8**	ε	ε	ε	ε	ε	8	**8**	ε	ε	ε
9	ε	8	**8**	ε	8	8	**8**	ε	**8**	ε	ε	ε	ε	ε	8	8	**8**	ε	**8**	ε	**8**	ε	**8**	ε	ε	8	**8**	ε	ε	ε	**8**	ε	8	**8**	ε	ε	ε	8	8	8
10	**8**	ε	ε	8	**8**	ε	ε	ε	**8**	ε	**8**	ε	**8**	ε	**8**	ε	ε	ε	ε	8	**8**	ε	**8**	ε	8	8	8	8	**8**	ε	ε	ε	ε	ε	ε	8	**8**	ε	ε	8
11	ε	ε	ε	8	**8**	ε	8	**8**	ε	8	**8**	ε	ε	**8**	ε	ε	8	8	8	**8**	ε	**8**	ε	**8**	ε	ε	ε	8	8	**8**	ε	**8**	ε	ε	8	**8**	ε	8	8	8
12	**8**	ε	ε	ε	ε	**8**	ε	8	**8**	ε	8	**8**	ε	ε	**8**	ε	8	**8**	ε	ε	ε	**8**	ε	ε	ε	8	**8**	ε	**8**	ε	8	**8**	ε	8	8	8	8	8	8	8
13	ε	ε	ε	8	**8**	ε	8	8	**8**	ε	ε	**8**	ε	8	**8**	ε	**8**	ε	ε	**8**	ε	8	**8**	ε	**8**	ε	ε	**8**	ε	ε	ε	ε	8	8	8	8	**8**	ε	ε	8
14	**8**	ε	8	8	**8**	ε	ε	**8**	ε	8	8	**8**	ε	ε	ε	8	**8**	ε	**8**	ε	8	8	8	**8**	ε	ε	**8**	ε	8	8	**8**	ε	8	8	8	8	**8**	ε	ε	ε
15	ε	ε	ε	**8**	ε	8	**8**	ε	**8**	ε	ε	8	8	**8**	ε	8	**8**	ε	ε	8	8	8	**8**	ε	**8**	ε	8	**8**	ε	8	8	**8**	ε	8	8	8	**8**	ε	8	8
16	**8**	ε	**8**	ε	8	8	8	**8**	ε	ε	ε	8	8	**8**	ε	**8**	ε	ε	ε	ε	ε	8	**8**	ε	8	8	8	**8**	ε	8	8	8	**8**	ε	8	**8**	ε	ε	**8**	ε
17	**8**	ε	8	8	8	8	8	8	**8**	ε	ε	ε	8	8	**8**	ε	8	**8**	ε	**8**	ε	8	8	**8**	ε	ε	**8**	ε	**8**	ε	ε	**8**	ε	ε	ε	ε	ε	8	**8**	ε
18	8	8	8	**8**	ε	**8**	ε	8	**8**	ε	**8**	ε	ε	ε	ε	ε	8	8	8	8	**8**	ε	8	8	8	8	8	8	**8**	ε	8	**8**	ε	**8**	ε	**8**	ε	ε	**8**	ε
19	ε	8	**8**	ε	**8**	ε	ε	**8**	ε	ε	ε	**8**	ε	8	**8**	ε	ε	**8**	ε	ε	8	8	8	**8**	ε	ε	ε	8	**8**	ε	ε	ε	8	**8**	ε	8	8	**8**	ε	8
20	ε	8	**8**	ε	ε	**8**	ε	8	8	**8**	ε	ε	**8**	ε	ε	ε	ε	ε	8	**8**	ε	ε	ε	8	**8**	ε	ε	ε	**8**	ε	**8**	ε	8	**8**	ε	ε	ε	**8**	ε	8
21	**8**	ε	8	**8**	ε	ε	ε	8	**8**	ε	**8**	ε	ε	8	8	8	8	8	**8**	ε	ε	ε	**8**	ε	**8**	ε	ε	ε	ε	ε	**8**	ε	**8**	ε	8	**8**	ε	8	8	8
22	**8**	ε	ε	8	**8**	ε	**8**	ε	**8**	ε	8	**8**	ε	ε	**8**	ε	ε	8	8	8	8	8	**8**	ε	ε	**8**	ε	8	8	**8**	ε	ε	8	8	8	8	8	8	**8**	ε
23	**8**	ε	ε	**8**	ε	8	**8**	ε	ε	8	**8**	ε	**8**	ε	ε	8	8	8	8	**8**	ε	**8**	ε	ε	8	8	8	8	**8**	ε	ε	8	**8**	ε	ε	ε	ε	8	**8**	ε
24	ε	ε	8	8	**8**	ε	ε	8	8	8	8	8	8	**8**	ε	**8**	ε	ε	ε	**8**	ε	ε	**8**	ε	8	**8**	ε	8	**8**	ε	**8**	ε	ε	**8**	ε	8	8	**8**	ε	8
25	**8**	ε	ε	**8**	ε	ε	8	8	8	8	8	8	**8**	ε	8	8	**8**	ε	8	8	**8**	ε	8	8	**8**	ε	**8**	ε	8	8	**8**	ε	ε	ε	8	**8**	ε	**8**	ε	ε
26	ε	8	8	8	8	8	8	8	**8**	ε	**8**	ε	ε	ε	8	8	8	8	**8**	ε	**8**	ε	ε	**8**	ε	ε	8	**8**	ε	**8**	ε	**8**	ε	**8**	ε	ε	ε	ε	**8**	ε
27	ε	8	**8**	ε	ε	ε	8	8	8	8	**8**	ε	8	**8**	ε	8	8	**8**	ε	**8**	ε	8	8	**8**	ε	ε	**8**	ε	ε	ε	**8**	ε	ε	**8**	ε	8	**8**	ε	ε	8
28	**8**	ε	ε	**8**	ε	**8**	ε	8	8	**8**	ε	**8**	ε	8	8	8	**8**	ε	ε	ε	**8**	ε	8	8	8	**8**	ε	ε	ε	ε	**8**	ε	8	8	**8**	ε	ε	8	8	8
29	8	8	8	**8**	ε	8	**8**	ε	**8**	ε	8	8	**8**	ε	**8**	ε	**8**	ε	ε	8	**8**	ε	ε	ε	8	8	**8**	ε	8	8	**8**	ε	ε	ε	ε	ε	**8**	ε	8	8
30	**8**	ε	ε	8	**8**	ε	ε	ε	ε	ε	8	8	8	8	8	**8**	ε	ε	**8**	ε	ε	8	8	8	**8**	ε	**8**	ε	8	**8**	ε	ε	**8**	ε	**8**	ε	ε	8	**8**	ε
31	ε	ε	ε	8	**8**	ε	ε	8	**8**	ε	**8**	ε	8	**8**	ε	8	**8**	ε	ε	**8**	ε	**8**	ε	ε	8	**8**	ε	8	8	**8**	ε	ε	8	**8**	ε	ε	ε	ε	8	8
32	ε	**8**	ε	**8**	ε	ε	8	8	8	**8**	ε	**8**	ε	**8**	ε	ε	**8**	ε	8	**8**	ε	ε	ε	ε	ε	ε	ε	**8**	ε	ε	8	**8**	ε	ε	**8**	ε	ε	8	8	8
33	ε	ε	ε	ε	ε	**8**	ε	8	8	**8**	ε	ε	ε	ε	ε	ε	**8**	ε	**8**	ε	**8**	ε	ε	**8**	ε	ε	8	8	8	**8**	ε	**8**	ε	ε	ε	**8**	ε	ε	**8**	ε
34	8	**8**	ε	ε	8	8	**8**	ε	8	**8**	ε	8	8	**8**	ε	**8**	ε	ε	ε	ε	8	**8**	ε	8	8	8	**8**	ε	**8**	ε	8	8	**8**	ε	**8**	ε	ε	8	8	8
35	ε	ε	8	8	8	8	**8**	ε	8	8	**8**	ε	**8**	ε	ε	**8**	ε	**8**	ε	8	**8**	ε	8	**8**	ε	ε	ε	8	**8**	ε	8	8	8	**8**	ε	8	8	8	**8**	ε
36	ε	ε	8	**8**	ε	ε	**8**	ε	**8**	ε	ε	**8**	ε	**8**	ε	ε	**8**	ε	ε	ε	**8**	ε	**8**	ε	ε	ε	ε	ε	**8**	ε	ε	ε	ε	8	8	8	**8**	ε	ε	8
37	8	8	**8**	ε	**8**	ε	**8**	ε	8	**8**	ε	8	**8**	ε	ε	ε	**8**	ε	ε	ε	ε	**8**	ε	8	8	8	**8**	ε	8	8	8	8	**8**	ε	ε	**8**	ε	8	8	8
38	8	**8**	ε	ε	ε	ε	**8**	ε	**8**	ε	ε	ε	ε	ε	ε	**8**	ε	**8**	ε	8	8	**8**	ε	**8**	ε	ε	8	8	8	8	**8**	ε	**8**	ε	ε	8	8	**8**	ε	8
39	8	8	**8**	ε	**8**	ε	8	8	**8**	ε	8	**8**	ε	**8**	ε	8	8	8	**8**	ε	8	8	8	**8**	ε	ε	8	**8**	ε	ε	ε	8	8	8	**8**	ε	ε	ε	**8**	ε
40	ε	8	**8**	ε	ε	ε	**8**	ε	ε	ε	8	8	**8**	ε	**8**	ε	**8**	ε	**8**	ε	ε	8	8	8	**8**	ε	ε	ε	ε	**8**	ε	8	8	**8**	ε	ε	ε	**8**	ε	8

Übung 27 (8 Minuten)

Markieren Sie jeden Würfel, dessen Augenzahl mit der des nachfolgenden Würfels addiert die Augensumme 7 ergibt: ⚀ ~~⚃~~ ⚂ ⚄ ~~⚅~~ ⚀ ⚀ ~~⚃~~ ⚂

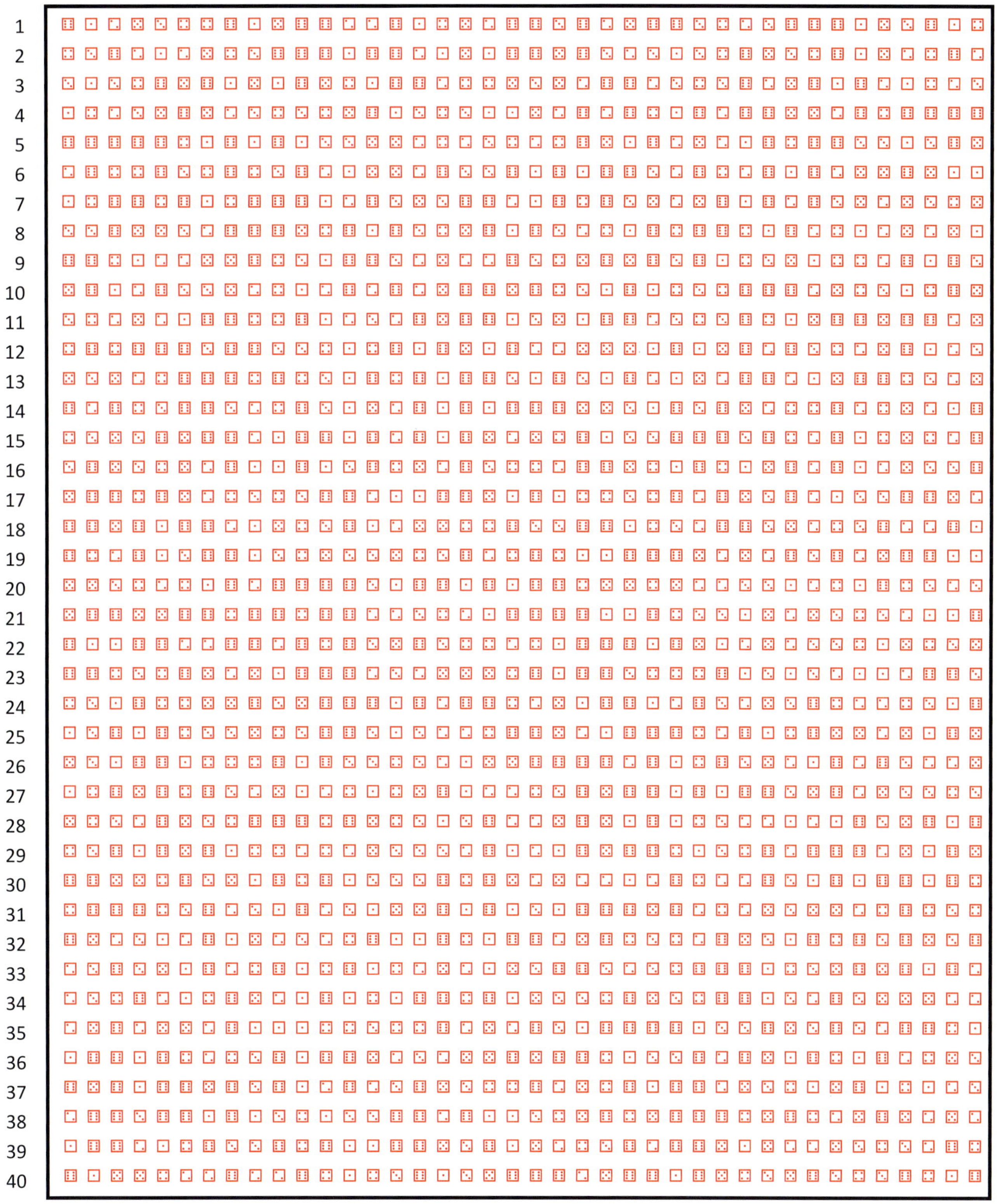

Lösung 27

Markieren Sie jeden Würfel, dessen Augenzahl mit der des nachfolgenden Würfels addiert die Augensumme 7 ergibt: 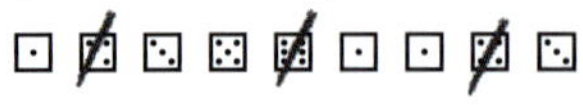

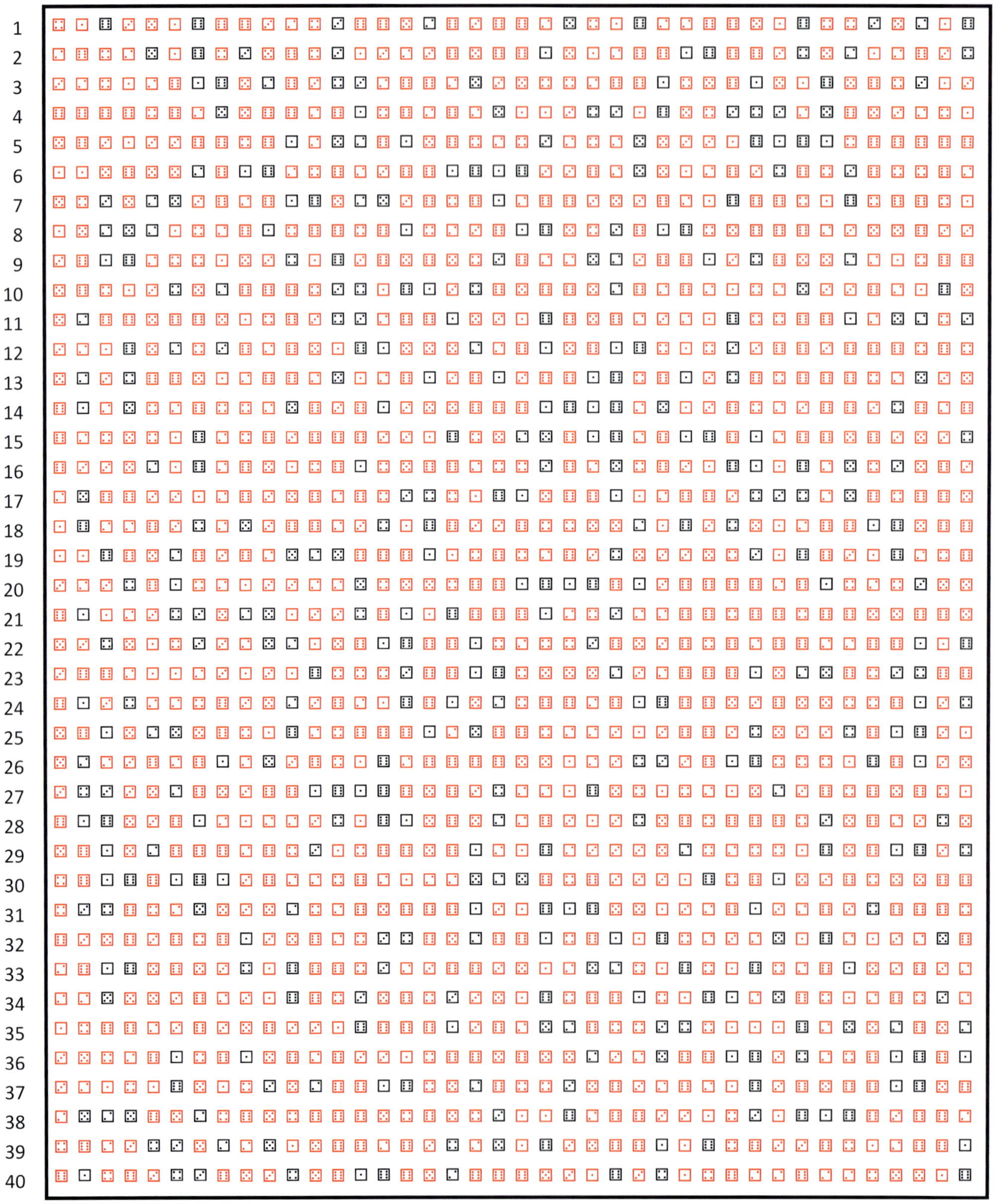

Übung 28 (8 Minuten)

Markieren Sie jeden Würfel, dessen Augenzahl mit der des nachfolgenden Würfels addiert die Augensumme 7 ergibt: ⚀ ~~⚃~~ ⚂ ⚄ ~~⚅~~ ⚀ ⚀ ~~⚃~~ ⚂

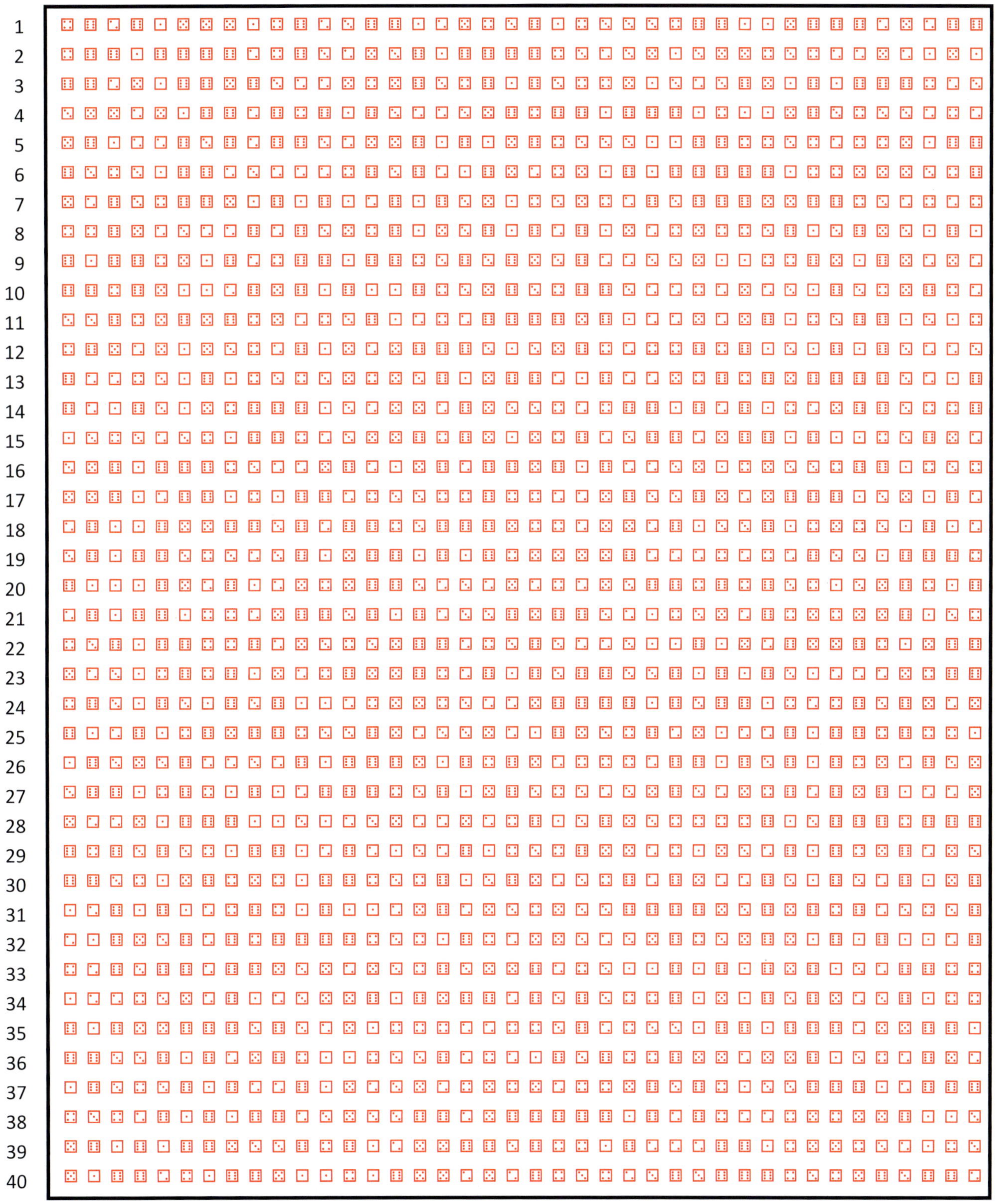

Lösung 28

Markieren Sie jeden Würfel, dessen Augenzahl mit der des nachfolgenden Würfels addiert die Augensumme 7 ergibt: ⚀ ~~⚃~~ ⚂ ⚄ ~~⚅~~ ⚀ ⚀ ~~⚃~~ ⚂

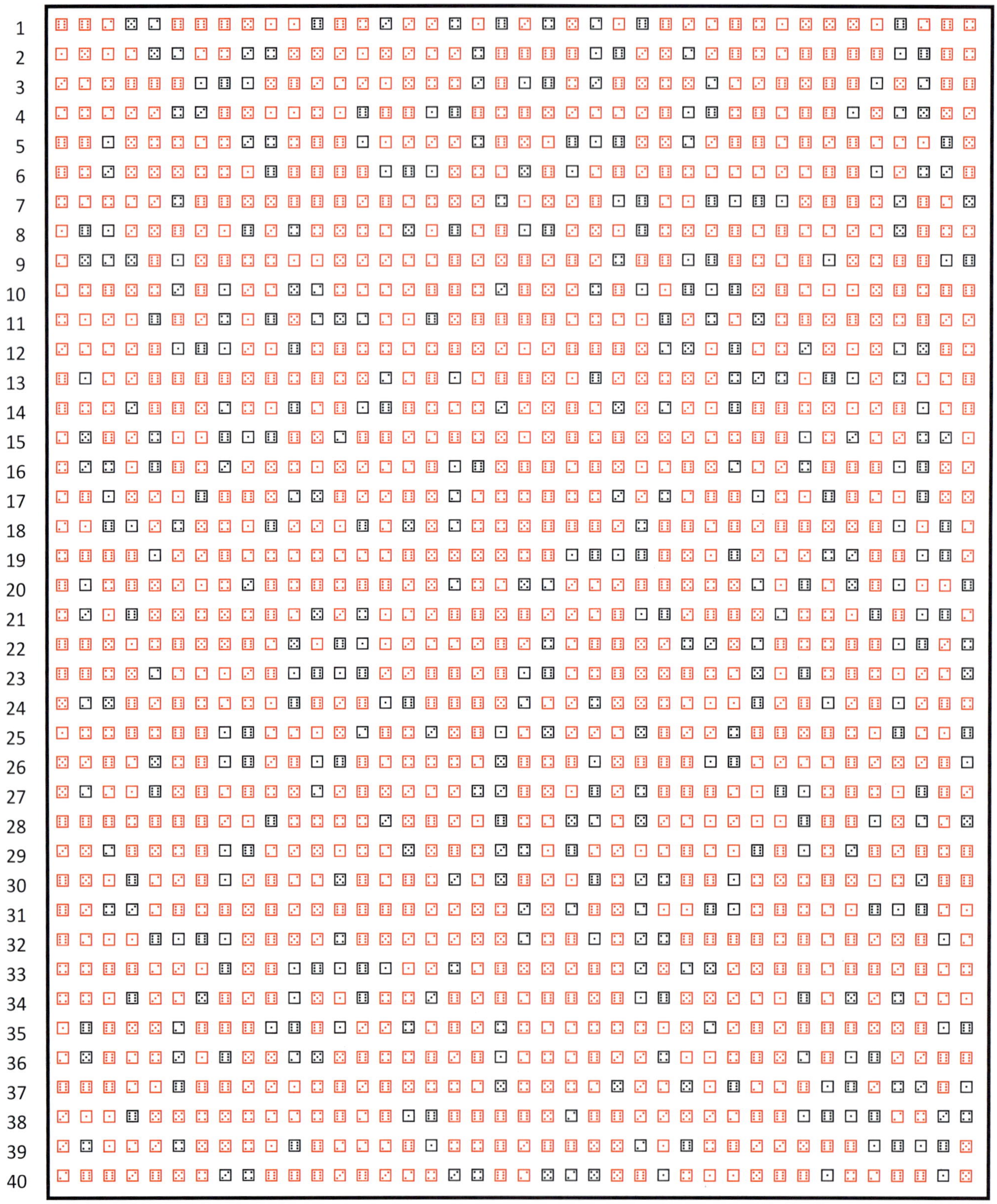

Übung 29 (8 Minuten)

Markieren Sie jeden Würfel, dessen Augenzahl mit der des nachfolgenden Würfels subtrahiert die Augensumme -2 oder +2 ergibt: ⚀ ⚃ ~~⚂~~ ⚄ ~~⚅~~ ⚃ ~~⚁~~ ⚂

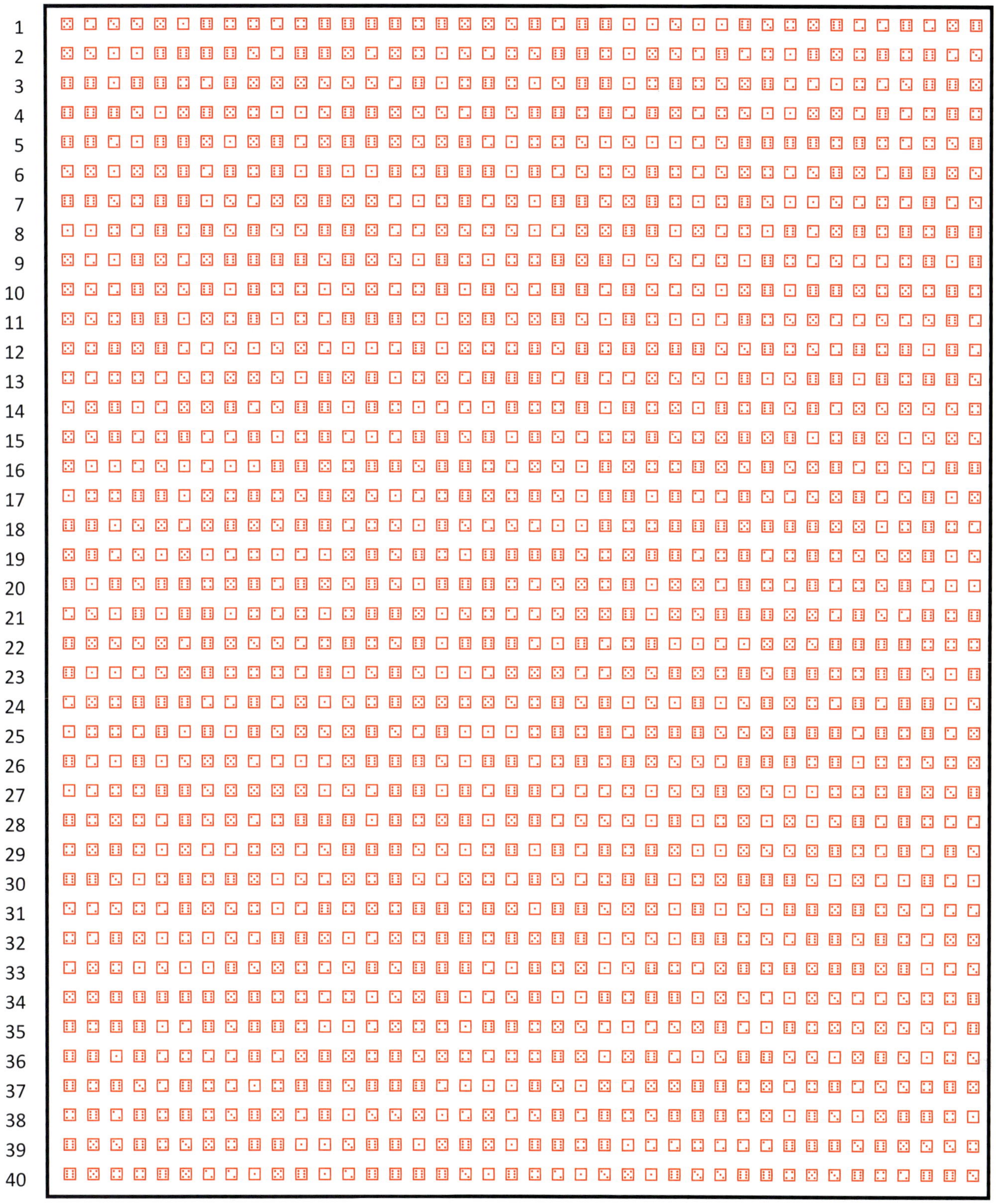

Lösung 29

Markieren Sie jeden Würfel, dessen Augenzahl mit der des nachfolgenden Würfels subtrahiert die Augensumme -2 oder +2 ergibt: ⚀ ⚃ ~~⚂~~ ⚄ ~~⚅~~ ⚃ ~~⚁~~ ⚂

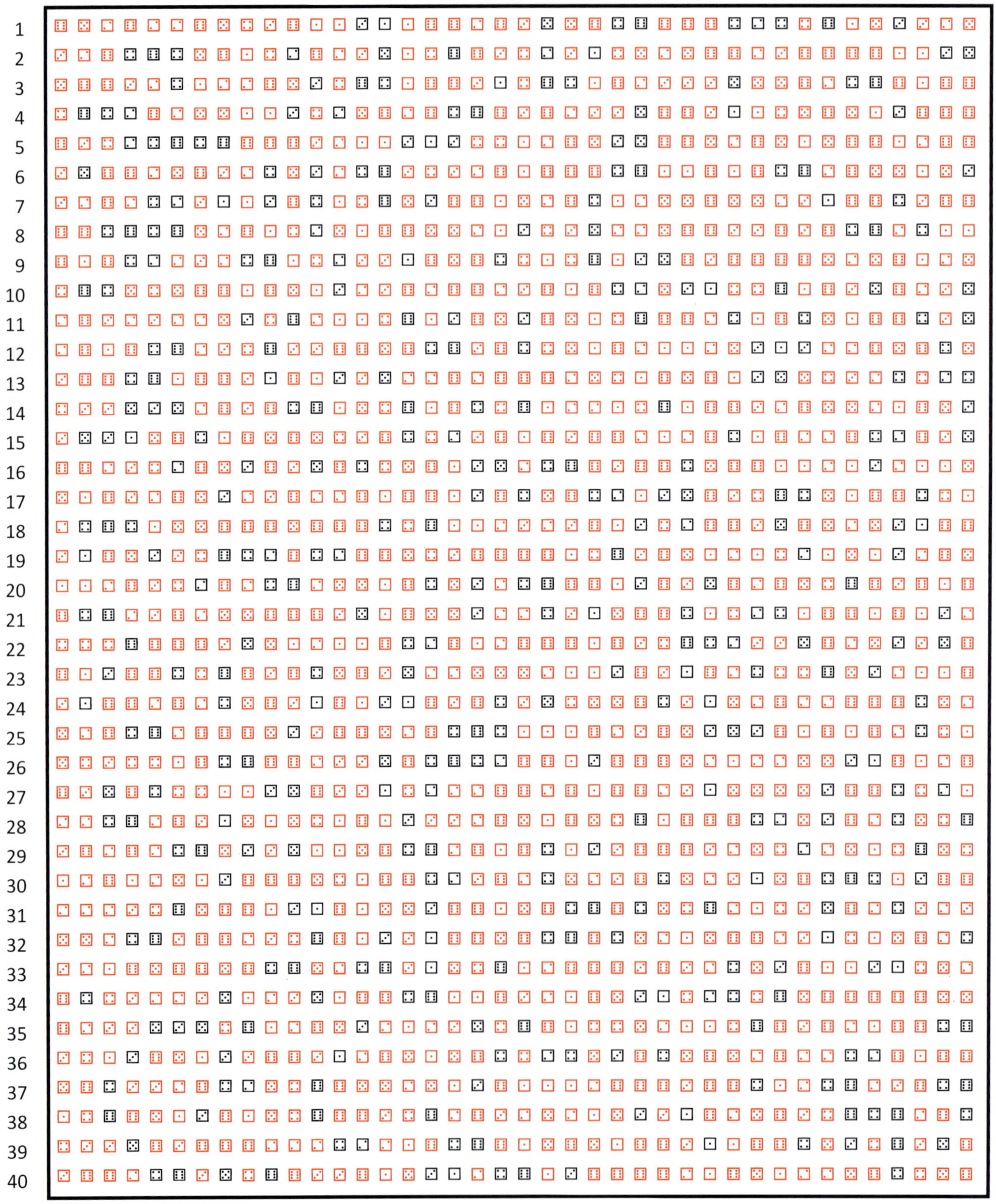

Übung 30 (8 Minuten)

Markieren Sie jedes Zeichen, das gegenüber dessen Vorgänger um 180 Grad gedreht wurde: 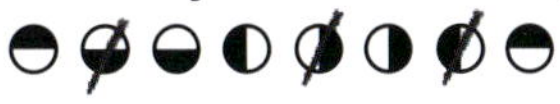

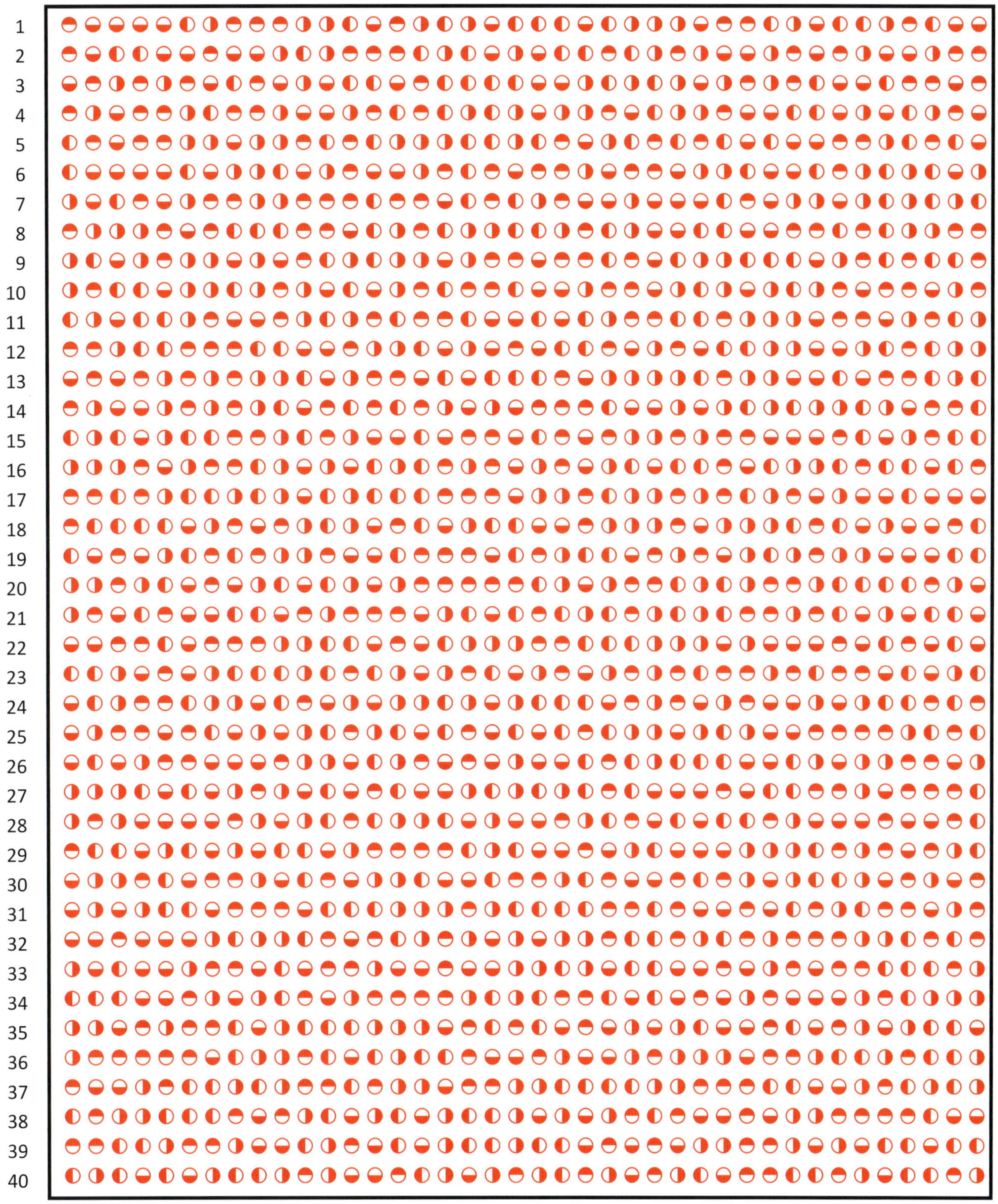

Lösung 30

Markieren Sie jedes Zeichen, das gegenüber dessen Vorgänger um 180 Grad gedreht wurde: 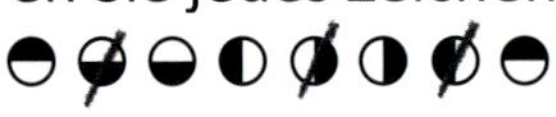

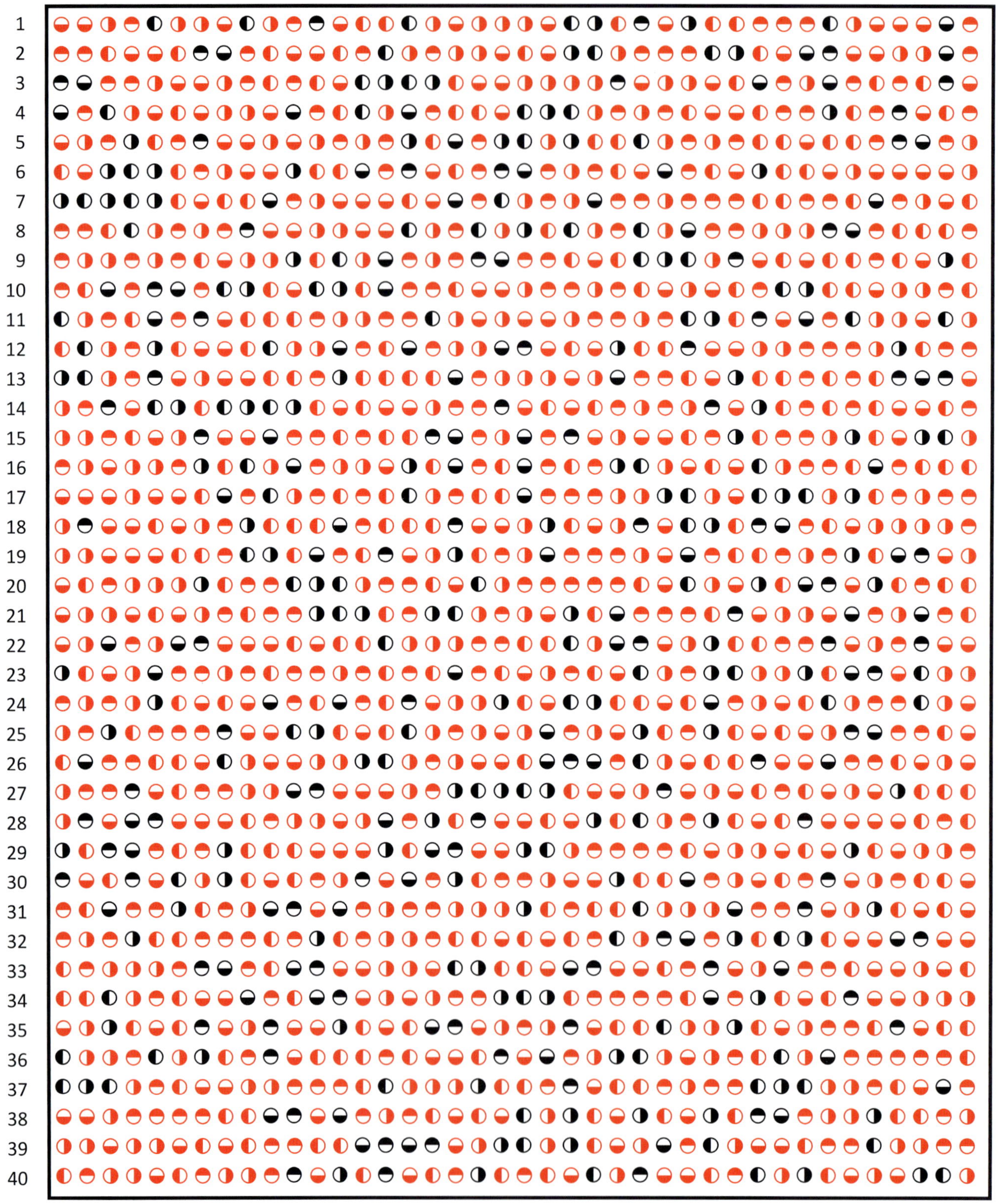

Übung 31 (8 Minuten)

Markieren Sie jedes Zeichen, das gegenüber dessen Nachfolger um 180 Grad gedreht wurde: 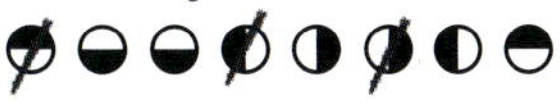

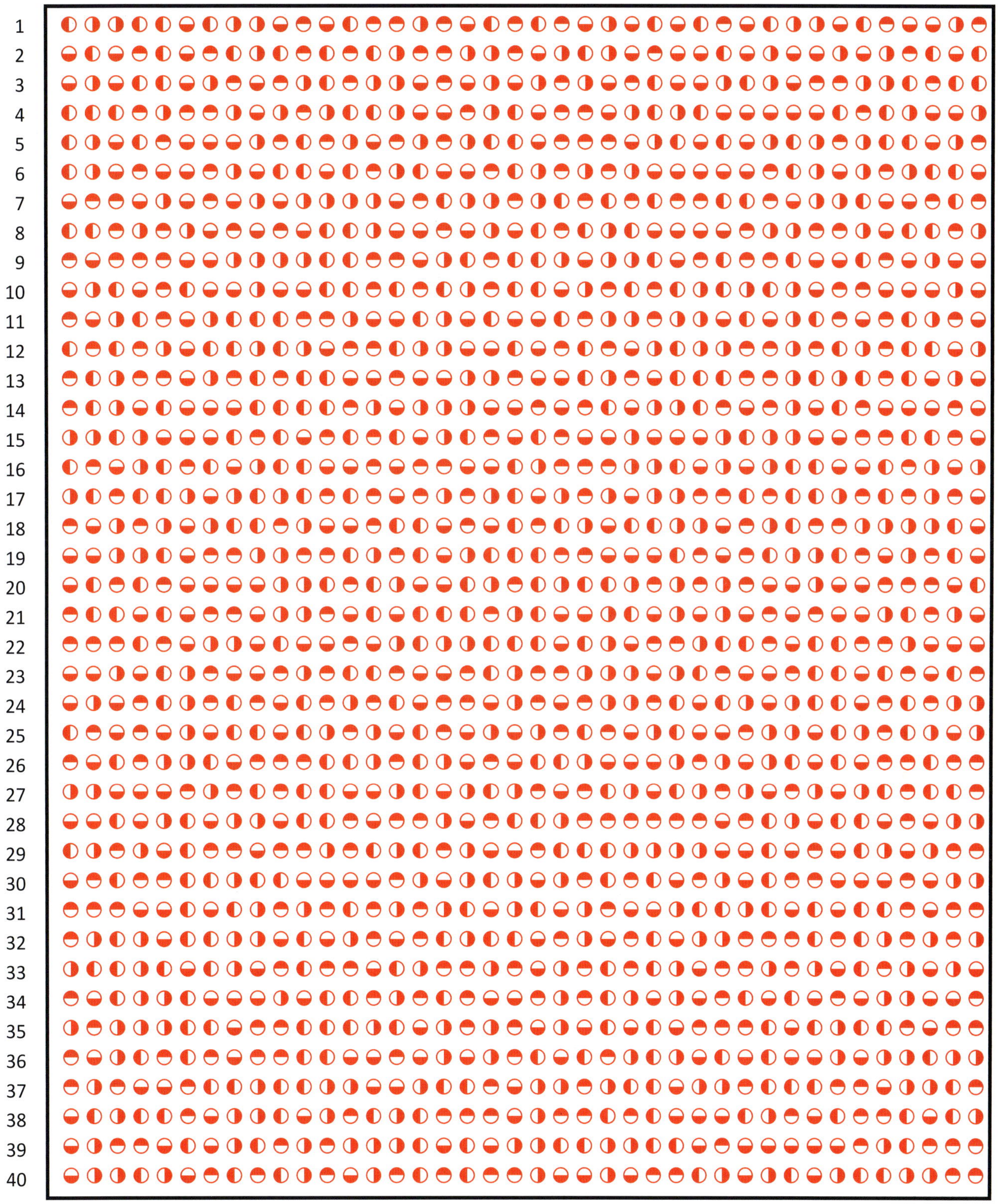

Lösung 31

Markieren Sie jedes Zeichen, das gegenüber dessen Nachfolger um 180 Grad gedreht wurde: 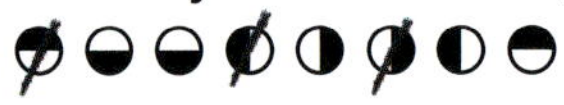

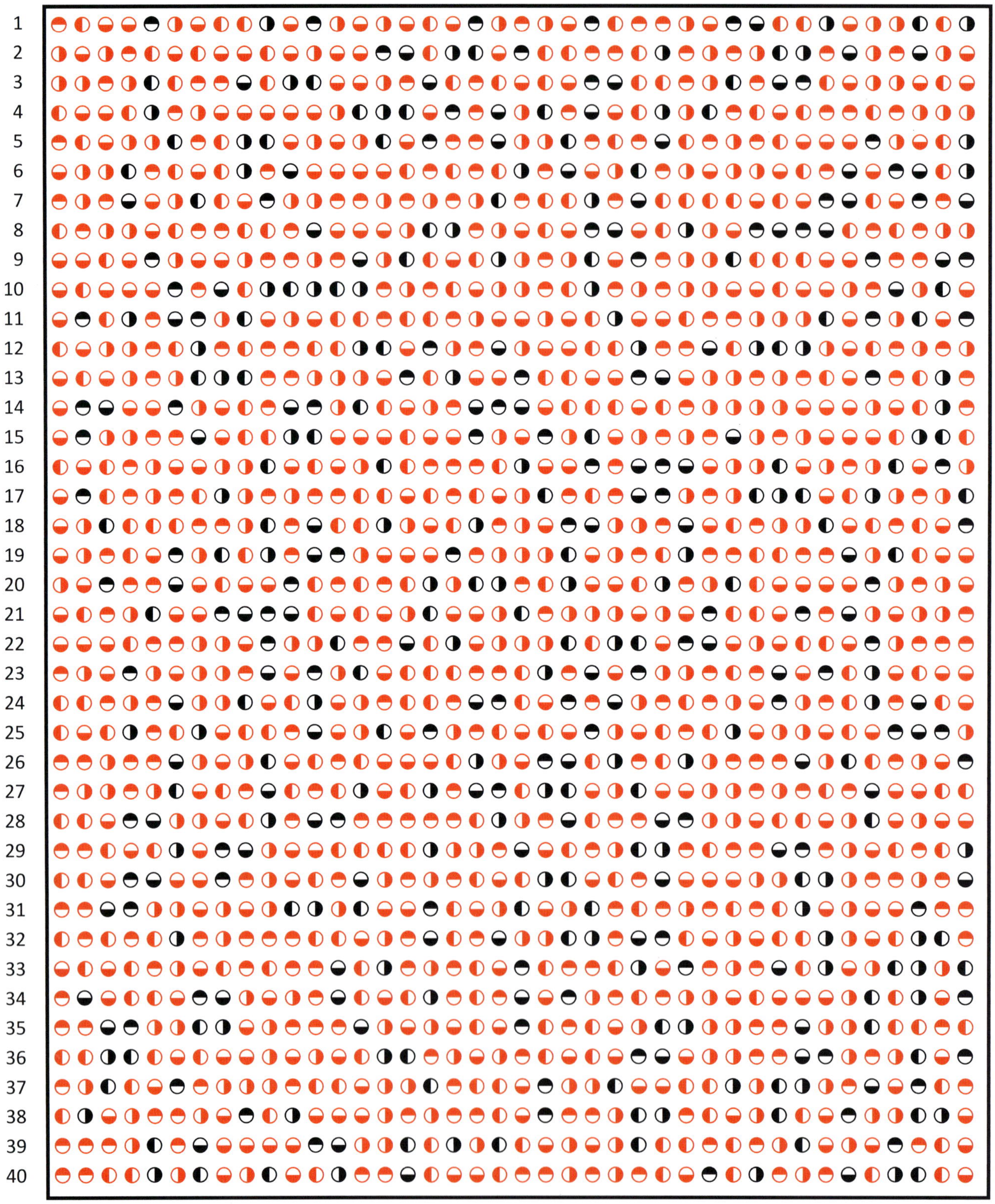

Übung 32 (8 Minuten)

Markieren Sie jedes Zeichen, das gegenüber dessen Vorgänger um 180 Grad gedreht wurde: ⊔ ~~⊓~~ ⊐ ~~⊏~~ ⊔ ⊐ ~~⊏~~

1	⊔	⊏	⊏	⊐	⊔	⊐	⊔	⊏	⊔	⊓	⊔	⊔	⊓	⊏	⊓	⊏	⊐	⊐	⊓	⊓	⊓	⊐	⊓	⊐	⊐	⊓	⊔	⊓	⊔	⊏	⊔	⊏	⊏	⊓	⊏	⊓	⊔	⊏	⊓	⊔
2	⊏	⊏	⊏	⊐	⊔	⊔	⊏	⊐	⊓	⊐	⊔	⊔	⊓	⊓	⊏	⊏	⊔	⊓	⊓	⊔	⊔	⊓	⊔	⊏	⊏	⊓	⊏	⊐	⊓	⊓	⊔	⊔	⊔	⊓	⊐	⊓	⊏	⊏	⊔	⊐
3	⊐	⊔	⊐	⊔	⊓	⊓	⊓	⊓	⊏	⊐	⊏	⊓	⊔	⊓	⊓	⊓	⊏	⊐	⊔	⊔	⊔	⊔	⊐	⊏	⊔	⊐	⊓	⊐	⊏	⊔	⊏	⊔	⊏	⊓	⊓	⊐	⊔	⊓	⊏	⊐
4	⊓	⊏	⊔	⊓	⊔	⊔	⊏	⊔	⊓	⊓	⊓	⊐	⊏	⊓	⊓	⊐	⊔	⊔	⊔	⊔	⊔	⊐	⊏	⊔	⊏	⊏	⊐	⊐	⊔	⊓	⊓	⊏	⊓	⊏	⊐	⊓	⊓	⊏	⊐	⊔
5	⊔	⊐	⊏	⊔	⊓	⊓	⊏	⊏	⊏	⊓	⊏	⊔	⊐	⊓	⊐	⊔	⊐	⊓	⊓	⊏	⊔	⊏	⊐	⊏	⊐	⊓	⊔	⊔	⊔	⊓	⊓	⊔	⊏	⊐	⊐	⊔	⊏	⊓	⊓	⊔
6	⊏	⊐	⊔	⊓	⊔	⊏	⊏	⊓	⊔	⊏	⊐	⊏	⊔	⊐	⊔	⊔	⊐	⊐	⊓	⊓	⊐	⊏	⊐	⊐	⊓	⊏	⊐	⊐	⊐	⊐	⊓	⊓	⊐	⊓	⊐	⊐	⊏	⊔	⊐	⊔
7	⊔	⊔	⊔	⊐	⊐	⊓	⊏	⊓	⊓	⊏	⊐	⊏	⊔	⊔	⊔	⊏	⊐	⊐	⊐	⊏	⊔	⊓	⊔	⊔	⊏	⊏	⊔	⊓	⊏	⊓	⊏	⊐	⊏	⊓	⊔	⊔	⊏	⊓	⊓	⊏
8	⊓	⊓	⊔	⊔	⊔	⊐	⊓	⊓	⊔	⊏	⊔	⊏	⊐	⊐	⊏	⊏	⊓	⊏	⊔	⊓	⊏	⊔	⊏	⊐	⊏	⊔	⊐	⊐	⊓	⊔	⊏	⊔	⊐	⊔	⊐	⊏	⊐	⊐	⊓	⊏
9	⊓	⊐	⊓	⊏	⊏	⊔	⊏	⊏	⊐	⊓	⊓	⊔	⊏	⊐	⊓	⊔	⊓	⊏	⊏	⊔	⊓	⊏	⊔	⊏	⊔	⊏	⊐	⊐	⊓	⊓	⊓	⊔	⊔	⊐	⊓	⊏	⊔	⊓	⊐	⊔
10	⊔	⊓	⊓	⊏	⊔	⊐	⊐	⊓	⊏	⊓	⊐	⊏	⊏	⊓	⊓	⊓	⊔	⊏	⊏	⊓	⊐	⊏	⊔	⊏	⊔	⊐	⊓	⊔	⊓	⊏	⊏	⊓	⊔	⊐	⊐	⊏	⊓	⊔	⊏	⊐
11	⊔	⊏	⊐	⊓	⊏	⊓	⊐	⊓	⊐	⊔	⊓	⊓	⊐	⊐	⊔	⊓	⊔	⊓	⊐	⊐	⊓	⊐	⊏	⊏	⊐	⊐	⊏	⊔	⊓	⊏	⊓	⊔	⊐	⊓	⊏	⊏	⊔	⊐	⊔	⊐
12	⊔	⊔	⊓	⊏	⊔	⊔	⊔	⊐	⊓	⊐	⊔	⊐	⊐	⊏	⊓	⊐	⊓	⊓	⊓	⊔	⊔	⊓	⊔	⊐	⊐	⊏	⊏	⊔	⊔	⊓	⊏	⊐	⊏	⊏	⊏	⊓	⊔	⊏	⊏	⊏
13	⊐	⊔	⊐	⊐	⊏	⊐	⊐	⊔	⊔	⊐	⊓	⊔	⊐	⊏	⊓	⊔	⊐	⊔	⊓	⊓	⊏	⊐	⊐	⊐	⊓	⊓	⊓	⊐	⊐	⊏	⊏	⊐	⊓	⊓	⊏	⊔	⊏	⊏	⊓	⊔
14	⊐	⊔	⊔	⊐	⊐	⊐	⊐	⊓	⊔	⊔	⊓	⊏	⊔	⊓	⊓	⊓	⊓	⊐	⊓	⊓	⊓	⊏	⊐	⊐	⊏	⊏	⊓	⊏	⊐	⊏	⊔	⊓	⊏	⊏	⊏	⊔	⊔	⊓	⊏	⊐
15	⊐	⊓	⊔	⊏	⊔	⊏	⊏	⊔	⊐	⊓	⊔	⊓	⊔	⊏	⊔	⊏	⊏	⊓	⊓	⊐	⊐	⊔	⊏	⊓	⊔	⊓	⊏	⊏	⊐	⊓	⊓	⊓	⊔	⊏	⊏	⊔	⊐	⊐	⊏	⊐
16	⊐	⊏	⊓	⊐	⊓	⊐	⊐	⊔	⊔	⊔	⊐	⊓	⊔	⊏	⊐	⊏	⊔	⊓	⊔	⊐	⊓	⊓	⊐	⊓	⊐	⊏	⊔	⊏	⊓	⊔	⊏	⊓	⊐	⊐	⊐	⊐	⊏	⊏	⊐	⊓
17	⊓	⊏	⊐	⊐	⊐	⊏	⊓	⊐	⊐	⊏	⊔	⊔	⊓	⊏	⊓	⊓	⊐	⊏	⊔	⊏	⊓	⊓	⊔	⊔	⊔	⊐	⊐	⊔	⊏	⊏	⊐	⊐	⊐	⊐	⊓	⊔	⊐	⊏	⊔	⊓
18	⊓	⊐	⊔	⊏	⊐	⊔	⊓	⊔	⊐	⊓	⊐	⊐	⊐	⊔	⊔	⊓	⊐	⊔	⊏	⊏	⊏	⊔	⊓	⊔	⊏	⊏	⊏	⊐	⊏	⊐	⊔	⊐	⊓	⊏	⊓	⊓	⊐	⊓	⊏	⊔
19	⊏	⊐	⊓	⊐	⊓	⊓	⊔	⊐	⊏	⊔	⊏	⊓	⊐	⊓	⊏	⊏	⊐	⊔	⊔	⊓	⊐	⊐	⊐	⊔	⊔	⊓	⊐	⊏	⊔	⊏	⊏	⊐	⊔	⊏	⊓	⊏	⊓	⊐	⊏	⊐
20	⊓	⊐	⊐	⊔	⊐	⊔	⊔	⊏	⊏	⊓	⊐	⊏	⊐	⊐	⊏	⊏	⊏	⊓	⊐	⊐	⊔	⊏	⊏	⊔	⊐	⊏	⊓	⊓	⊏	⊐	⊔	⊔	⊓	⊓	⊓	⊔	⊓	⊏	⊓	⊔
21	⊔	⊏	⊓	⊐	⊐	⊔	⊓	⊔	⊏	⊓	⊐	⊏	⊐	⊏	⊔	⊏	⊔	⊐	⊔	⊓	⊓	⊏	⊏	⊐	⊓	⊐	⊔	⊏	⊐	⊔	⊐	⊏	⊔	⊓	⊓	⊐	⊐	⊔	⊐	⊐
22	⊓	⊓	⊓	⊏	⊏	⊐	⊐	⊔	⊔	⊐	⊓	⊐	⊓	⊐	⊐	⊏	⊓	⊔	⊔	⊓	⊓	⊐	⊓	⊔	⊏	⊔	⊏	⊐	⊐	⊐	⊓	⊔	⊏	⊐	⊏	⊏	⊔	⊓	⊏	⊏
23	⊔	⊏	⊐	⊐	⊔	⊔	⊐	⊓	⊔	⊔	⊓	⊐	⊔	⊏	⊓	⊐	⊓	⊓	⊔	⊓	⊐	⊐	⊓	⊏	⊏	⊐	⊏	⊏	⊓	⊓	⊔	⊔	⊐	⊔	⊓	⊐	⊏	⊏	⊔	⊐
24	⊐	⊔	⊐	⊓	⊓	⊐	⊐	⊐	⊓	⊔	⊐	⊓	⊓	⊔	⊐	⊐	⊔	⊏	⊏	⊐	⊏	⊏	⊓	⊏	⊏	⊔	⊓	⊏	⊐	⊓	⊏	⊐	⊓	⊓	⊔	⊐	⊔	⊓	⊔	⊔
25	⊓	⊔	⊐	⊔	⊏	⊐	⊐	⊏	⊔	⊐	⊓	⊓	⊏	⊓	⊏	⊏	⊏	⊓	⊔	⊓	⊐	⊏	⊔	⊐	⊐	⊏	⊏	⊓	⊓	⊔	⊔	⊐	⊔	⊏	⊐	⊔	⊏	⊔	⊔	⊓
26	⊔	⊓	⊐	⊔	⊐	⊓	⊔	⊏	⊓	⊏	⊐	⊏	⊔	⊐	⊓	⊓	⊏	⊓	⊔	⊓	⊏	⊏	⊏	⊏	⊔	⊓	⊐	⊐	⊏	⊏	⊓	⊔	⊔	⊏	⊔	⊓	⊏	⊔	⊔	⊐
27	⊐	⊐	⊔	⊓	⊓	⊔	⊐	⊏	⊏	⊔	⊓	⊔	⊔	⊏	⊓	⊓	⊓	⊏	⊓	⊏	⊓	⊏	⊓	⊔	⊐	⊓	⊔	⊏	⊐	⊐	⊐	⊓	⊐	⊔	⊏	⊓	⊐	⊏	⊏	⊐
28	⊔	⊓	⊏	⊏	⊓	⊏	⊓	⊏	⊏	⊓	⊔	⊓	⊔	⊐	⊔	⊏	⊐	⊔	⊓	⊏	⊐	⊐	⊔	⊓	⊓	⊓	⊐	⊏	⊏	⊏	⊓	⊓	⊏	⊔	⊔	⊐	⊔	⊔	⊓	⊐
29	⊏	⊏	⊓	⊐	⊏	⊔	⊏	⊐	⊓	⊏	⊏	⊐	⊐	⊐	⊔	⊏	⊐	⊔	⊏	⊐	⊓	⊔	⊏	⊓	⊔	⊐	⊓	⊔	⊐	⊐	⊔	⊏	⊓	⊐	⊓	⊓	⊔	⊏	⊏	⊐
30	⊐	⊓	⊐	⊓	⊐	⊐	⊓	⊓	⊔	⊐	⊏	⊔	⊔	⊔	⊐	⊐	⊔	⊔	⊓	⊏	⊔	⊓	⊐	⊏	⊏	⊓	⊐	⊔	⊓	⊔	⊏	⊏	⊔	⊏	⊐	⊏	⊐	⊔	⊏	⊔
31	⊐	⊐	⊐	⊐	⊓	⊓	⊐	⊏	⊏	⊔	⊓	⊔	⊏	⊓	⊓	⊐	⊓	⊏	⊔	⊏	⊓	⊔	⊐	⊏	⊔	⊏	⊐	⊓	⊏	⊏	⊐	⊔	⊔	⊓	⊔	⊐	⊏	⊓	⊏	⊔
32	⊔	⊓	⊏	⊔	⊓	⊓	⊔	⊏	⊓	⊔	⊐	⊔	⊐	⊏	⊏	⊓	⊏	⊐	⊔	⊔	⊔	⊏	⊔	⊓	⊔	⊓	⊓	⊓	⊐	⊓	⊏	⊏	⊐	⊐	⊐	⊔	⊔	⊏	⊏	⊏
33	⊓	⊐	⊐	⊏	⊔	⊔	⊔	⊏	⊐	⊓	⊔	⊔	⊐	⊐	⊓	⊐	⊓	⊔	⊏	⊏	⊔	⊏	⊓	⊔	⊏	⊐	⊓	⊐	⊏	⊐	⊓	⊓	⊐	⊔	⊔	⊏	⊔	⊓	⊐	⊔
34	⊓	⊏	⊓	⊔	⊓	⊓	⊏	⊓	⊔	⊔	⊔	⊐	⊏	⊏	⊔	⊔	⊓	⊐	⊓	⊏	⊏	⊐	⊓	⊔	⊐	⊓	⊔	⊔	⊔	⊐	⊐	⊔	⊓	⊓	⊏	⊏	⊔	⊐	⊏	⊏
35	⊔	⊏	⊐	⊐	⊐	⊏	⊓	⊓	⊏	⊏	⊔	⊓	⊏	⊓	⊓	⊔	⊔	⊓	⊔	⊐	⊓	⊏	⊔	⊔	⊏	⊔	⊐	⊏	⊐	⊐	⊐	⊔	⊏	⊔	⊓	⊔	⊐	⊓	⊓	⊓
36	⊏	⊐	⊔	⊐	⊓	⊔	⊏	⊏	⊏	⊔	⊏	⊔	⊔	⊐	⊏	⊔	⊓	⊐	⊓	⊔	⊓	⊏	⊓	⊔	⊔	⊓	⊓	⊏	⊐	⊓	⊏	⊏	⊐	⊐	⊐	⊔	⊏	⊏	⊓	⊐
37	⊐	⊓	⊓	⊐	⊐	⊓	⊔	⊐	⊏	⊏	⊐	⊐	⊔	⊔	⊔	⊓	⊐	⊓	⊓	⊐	⊔	⊔	⊏	⊓	⊏	⊏	⊐	⊏	⊔	⊓	⊐	⊏	⊐	⊔	⊏	⊓	⊐	⊏	⊓	⊓
38	⊔	⊔	⊓	⊐	⊏	⊐	⊔	⊔	⊏	⊏	⊔	⊏	⊐	⊐	⊓	⊔	⊏	⊓	⊐	⊔	⊔	⊓	⊐	⊏	⊏	⊔	⊏	⊐	⊐	⊓	⊓	⊔	⊐	⊔	⊐	⊐	⊔	⊓	⊓	⊏
39	⊓	⊔	⊐	⊓	⊏	⊐	⊓	⊔	⊏	⊐	⊓	⊐	⊐	⊔	⊏	⊏	⊔	⊔	⊏	⊔	⊓	⊏	⊓	⊏	⊏	⊔	⊐	⊏	⊓	⊓	⊏	⊔	⊐	⊓	⊓	⊔	⊏	⊔	⊓	⊔
40	⊔	⊏	⊔	⊏	⊐	⊔	⊔	⊓	⊐	⊐	⊔	⊔	⊏	⊐	⊓	⊏	⊓	⊓	⊏	⊔	⊓	⊔	⊐	⊓	⊏	⊐	⊔	⊏	⊏	⊐	⊔	⊓	⊐	⊓	⊓	⊐	⊏	⊏	⊔	⊓

Lösung 32

Markieren Sie jedes Zeichen, das gegenüber dessen Vorgänger um 180 Grad gedreht wurde: ⊔ ~~⊓~~ ⊐ ~~⊏~~ ⊔ ⊐ ~~⊏~~

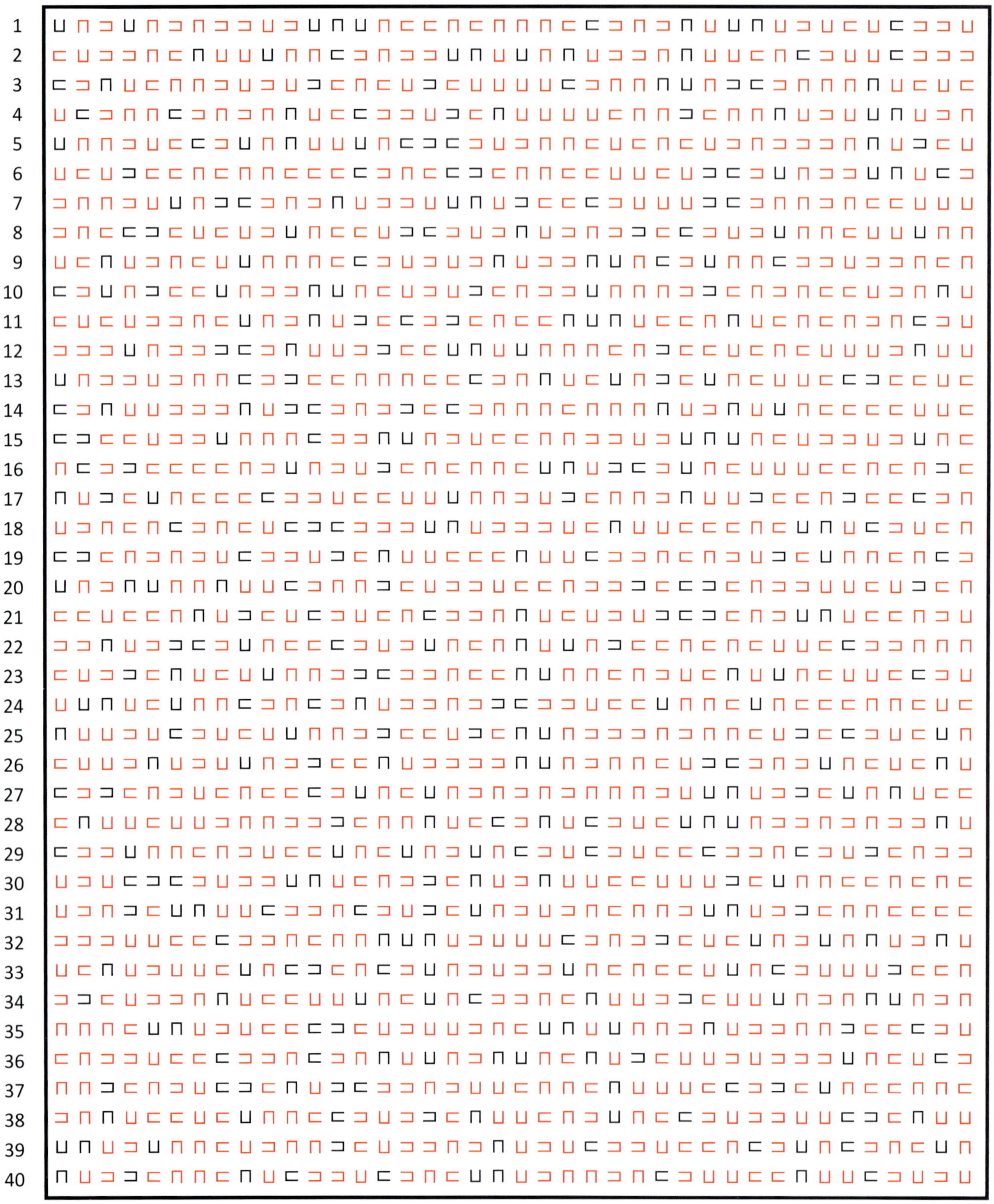

Übung 33 (8 Minuten)

Markieren Sie jedes Zeichen, das gegenüber dessen Vorgänger um 90 Grad gegen den Uhrzeigersinn gedreht wurde: ⊐ ~~⊓~~ ⊐ ⊏ ~~⊔~~ ~~⊐~~ ⊔

1 ⊔ ⊐ ⊐ ⊐ ⊔ ⊓ ⊔ ⊔ ⊏ ⊔ ⊏ ⊓ ⊓ ⊓ ⊐ ⊓ ⊓ ⊏ ⊓ ⊔ ⊐ ⊐ ⊓ ⊔ ⊔ ⊔ ⊏ ⊔ ⊐ ⊔ ⊓ ⊐ ⊏ ⊏ ⊏ ⊔ ⊏ ⊓ ⊐ ⊓
2 ⊐ ⊐ ⊐ ⊓ ⊓ ⊏ ⊐ ⊓ ⊔ ⊏ ⊏ ⊔ ⊏ ⊔ ⊔ ⊔ ⊔ ⊐ ⊓ ⊓ ⊓ ⊓ ⊐ ⊏ ⊏ ⊐ ⊓ ⊓ ⊓ ⊐ ⊐ ⊔ ⊏ ⊐ ⊐ ⊓ ⊔ ⊏ ⊐ ⊓
3 ⊏ ⊔ ⊔ ⊓ ⊓ ⊓ ⊏ ⊐ ⊔ ⊔ ⊓ ⊏ ⊐ ⊐ ⊐ ⊐ ⊏ ⊐ ⊔ ⊏ ⊏ ⊐ ⊓ ⊐ ⊏ ⊏ ⊏ ⊓ ⊏ ⊔ ⊐ ⊔ ⊔ ⊐ ⊐ ⊓ ⊏ ⊓ ⊐ ⊏
4 ⊔ ⊏ ⊓ ⊐ ⊐ ⊏ ⊐ ⊓ ⊓ ⊐ ⊐ ⊐ ⊏ ⊔ ⊐ ⊐ ⊓ ⊔ ⊔ ⊓ ⊏ ⊐ ⊐ ⊔ ⊏ ⊐ ⊓ ⊔ ⊐ ⊐ ⊏ ⊏ ⊓ ⊏ ⊏ ⊔ ⊓ ⊓ ⊔ ⊐
5 ⊐ ⊔ ⊓ ⊐ ⊓ ⊏ ⊔ ⊏ ⊐ ⊓ ⊏ ⊓ ⊔ ⊓ ⊔ ⊏ ⊔ ⊔ ⊏ ⊏ ⊏ ⊔ ⊔ ⊐ ⊏ ⊏ ⊏ ⊐ ⊐ ⊐ ⊐ ⊓ ⊔ ⊏ ⊓ ⊏ ⊐ ⊔ ⊓ ⊓
6 ⊏ ⊏ ⊏ ⊔ ⊓ ⊐ ⊔ ⊓ ⊐ ⊔ ⊔ ⊐ ⊔ ⊐ ⊓ ⊐ ⊔ ⊏ ⊐ ⊓ ⊓ ⊏ ⊏ ⊐ ⊓ ⊔ ⊔ ⊏ ⊓ ⊐ ⊐ ⊓ ⊐ ⊐ ⊔ ⊓ ⊏ ⊔ ⊓ ⊐
7 ⊏ ⊔ ⊏ ⊏ ⊐ ⊓ ⊐ ⊏ ⊐ ⊔ ⊐ ⊓ ⊐ ⊓ ⊐ ⊐ ⊏ ⊓ ⊔ ⊔ ⊏ ⊐ ⊐ ⊓ ⊐ ⊏ ⊔ ⊐ ⊐ ⊐ ⊔ ⊔ ⊏ ⊓ ⊔ ⊐ ⊓ ⊓ ⊐ ⊏
8 ⊏ ⊐ ⊓ ⊓ ⊐ ⊐ ⊐ ⊓ ⊏ ⊐ ⊏ ⊔ ⊐ ⊐ ⊔ ⊔ ⊏ ⊐ ⊐ ⊔ ⊔ ⊓ ⊐ ⊏ ⊓ ⊐ ⊓ ⊔ ⊓ ⊓ ⊓ ⊏ ⊔ ⊏ ⊓ ⊔ ⊏ ⊔ ⊐ ⊏
9 ⊔ ⊓ ⊐ ⊏ ⊔ ⊔ ⊓ ⊔ ⊏ ⊓ ⊓ ⊏ ⊔ ⊓ ⊏ ⊏ ⊔ ⊓ ⊓ ⊐ ⊐ ⊐ ⊏ ⊓ ⊏ ⊓ ⊏ ⊐ ⊐ ⊏ ⊏ ⊐ ⊓ ⊏ ⊔ ⊔ ⊔ ⊓ ⊔ ⊓
10 ⊐ ⊓ ⊓ ⊓ ⊏ ⊔ ⊔ ⊓ ⊓ ⊔ ⊔ ⊏ ⊔ ⊔ ⊐ ⊏ ⊓ ⊓ ⊔ ⊐ ⊐ ⊔ ⊏ ⊏ ⊓ ⊓ ⊏ ⊐ ⊔ ⊐ ⊐ ⊐ ⊐ ⊐ ⊔ ⊐ ⊏ ⊏ ⊐ ⊓
11 ⊓ ⊏ ⊓ ⊐ ⊐ ⊔ ⊏ ⊓ ⊔ ⊐ ⊔ ⊔ ⊓ ⊐ ⊓ ⊓ ⊏ ⊔ ⊐ ⊏ ⊐ ⊐ ⊐ ⊏ ⊐ ⊓ ⊓ ⊐ ⊐ ⊔ ⊐ ⊏ ⊔ ⊓ ⊓ ⊔ ⊏ ⊐ ⊏ ⊔
12 ⊔ ⊏ ⊔ ⊓ ⊓ ⊔ ⊏ ⊔ ⊐ ⊓ ⊓ ⊓ ⊔ ⊓ ⊏ ⊓ ⊔ ⊔ ⊐ ⊓ ⊐ ⊏ ⊔ ⊏ ⊓ ⊔ ⊏ ⊏ ⊏ ⊏ ⊐ ⊐ ⊔ ⊓ ⊓ ⊓ ⊏ ⊔ ⊏ ⊏
13 ⊔ ⊏ ⊏ ⊐ ⊐ ⊐ ⊏ ⊐ ⊐ ⊏ ⊐ ⊏ ⊏ ⊏ ⊐ ⊏ ⊔ ⊓ ⊐ ⊓ ⊐ ⊐ ⊐ ⊓ ⊓ ⊓ ⊏ ⊔ ⊐ ⊓ ⊔ ⊓ ⊔ ⊔ ⊏ ⊔ ⊐ ⊓ ⊔ ⊏
14 ⊓ ⊔ ⊏ ⊐ ⊓ ⊏ ⊔ ⊓ ⊔ ⊏ ⊓ ⊏ ⊓ ⊐ ⊓ ⊏ ⊓ ⊏ ⊏ ⊓ ⊓ ⊔ ⊏ ⊓ ⊔ ⊐ ⊐ ⊔ ⊐ ⊐ ⊏ ⊐ ⊔ ⊏ ⊏ ⊏ ⊐ ⊐ ⊔ ⊐
15 ⊐ ⊔ ⊏ ⊐ ⊔ ⊓ ⊐ ⊓ ⊓ ⊔ ⊔ ⊏ ⊏ ⊏ ⊏ ⊓ ⊏ ⊔ ⊐ ⊏ ⊓ ⊏ ⊓ ⊏ ⊓ ⊓ ⊏ ⊔ ⊓ ⊐ ⊔ ⊓ ⊏ ⊏ ⊐ ⊐ ⊓ ⊐ ⊔ ⊔
16 ⊏ ⊓ ⊏ ⊔ ⊐ ⊐ ⊔ ⊐ ⊐ ⊐ ⊐ ⊓ ⊐ ⊐ ⊓ ⊓ ⊓ ⊔ ⊏ ⊔ ⊏ ⊐ ⊐ ⊐ ⊓ ⊏ ⊓ ⊔ ⊐ ⊐ ⊏ ⊐ ⊔ ⊔ ⊏ ⊏ ⊐ ⊐ ⊔ ⊓
17 ⊓ ⊔ ⊏ ⊐ ⊏ ⊔ ⊔ ⊐ ⊔ ⊏ ⊏ ⊐ ⊓ ⊐ ⊔ ⊓ ⊓ ⊐ ⊐ ⊏ ⊏ ⊔ ⊓ ⊓ ⊔ ⊐ ⊓ ⊔ ⊐ ⊓ ⊏ ⊏ ⊓ ⊓ ⊔ ⊐ ⊐ ⊔ ⊏ ⊐
18 ⊔ ⊏ ⊓ ⊐ ⊐ ⊔ ⊐ ⊓ ⊓ ⊓ ⊏ ⊓ ⊓ ⊔ ⊏ ⊐ ⊔ ⊏ ⊓ ⊏ ⊔ ⊏ ⊔ ⊏ ⊓ ⊐ ⊐ ⊓ ⊏ ⊔ ⊓ ⊓ ⊐ ⊏ ⊏ ⊔ ⊓ ⊔ ⊔ ⊏
19 ⊔ ⊓ ⊔ ⊓ ⊐ ⊓ ⊓ ⊔ ⊐ ⊐ ⊔ ⊔ ⊐ ⊔ ⊏ ⊓ ⊔ ⊓ ⊔ ⊏ ⊏ ⊏ ⊏ ⊓ ⊏ ⊓ ⊏ ⊐ ⊔ ⊐ ⊔ ⊏ ⊔ ⊐ ⊓ ⊓ ⊐ ⊏ ⊓ ⊏
20 ⊐ ⊐ ⊏ ⊔ ⊓ ⊓ ⊓ ⊔ ⊏ ⊓ ⊐ ⊐ ⊏ ⊐ ⊓ ⊏ ⊔ ⊓ ⊔ ⊓ ⊔ ⊏ ⊏ ⊔ ⊏ ⊔ ⊐ ⊓ ⊐ ⊏ ⊏ ⊏ ⊔ ⊔ ⊐ ⊔ ⊔ ⊔ ⊏ ⊏
21 ⊐ ⊐ ⊔ ⊐ ⊓ ⊓ ⊏ ⊐ ⊔ ⊐ ⊓ ⊔ ⊓ ⊏ ⊔ ⊏ ⊓ ⊐ ⊏ ⊓ ⊔ ⊔ ⊔ ⊓ ⊓ ⊓ ⊔ ⊓ ⊏ ⊐ ⊔ ⊐ ⊏ ⊏ ⊔ ⊓ ⊔ ⊔ ⊏ ⊏
22 ⊓ ⊏ ⊔ ⊐ ⊔ ⊏ ⊓ ⊐ ⊓ ⊔ ⊔ ⊏ ⊓ ⊐ ⊐ ⊐ ⊔ ⊓ ⊐ ⊏ ⊏ ⊓ ⊓ ⊓ ⊏ ⊔ ⊔ ⊔ ⊏ ⊏ ⊔ ⊓ ⊏ ⊏ ⊔ ⊓ ⊔ ⊏ ⊔ ⊓
23 ⊔ ⊏ ⊏ ⊐ ⊓ ⊓ ⊓ ⊔ ⊓ ⊔ ⊐ ⊓ ⊏ ⊔ ⊓ ⊓ ⊔ ⊔ ⊔ ⊐ ⊓ ⊐ ⊐ ⊐ ⊐ ⊐ ⊐ ⊔ ⊏ ⊔ ⊏ ⊏ ⊔ ⊓ ⊔ ⊏ ⊐ ⊔ ⊐ ⊏
24 ⊔ ⊐ ⊓ ⊐ ⊓ ⊏ ⊓ ⊐ ⊏ ⊐ ⊓ ⊏ ⊓ ⊔ ⊏ ⊐ ⊔ ⊏ ⊏ ⊐ ⊔ ⊔ ⊔ ⊐ ⊏ ⊓ ⊏ ⊐ ⊓ ⊓ ⊔ ⊔ ⊓ ⊔ ⊏ ⊔ ⊏ ⊏ ⊓ ⊔
25 ⊐ ⊐ ⊔ ⊔ ⊐ ⊔ ⊓ ⊏ ⊓ ⊓ ⊏ ⊔ ⊏ ⊓ ⊐ ⊓ ⊔ ⊐ ⊔ ⊏ ⊏ ⊏ ⊏ ⊔ ⊐ ⊐ ⊔ ⊓ ⊔ ⊓ ⊓ ⊔ ⊏ ⊓ ⊔ ⊏ ⊏ ⊔ ⊐ ⊐
26 ⊔ ⊐ ⊐ ⊏ ⊐ ⊐ ⊏ ⊏ ⊏ ⊓ ⊏ ⊔ ⊐ ⊏ ⊔ ⊓ ⊓ ⊓ ⊓ ⊔ ⊓ ⊏ ⊓ ⊏ ⊔ ⊏ ⊐ ⊓ ⊔ ⊐ ⊐ ⊐ ⊏ ⊓ ⊐ ⊔ ⊓ ⊓ ⊔ ⊏
27 ⊓ ⊏ ⊔ ⊏ ⊐ ⊐ ⊔ ⊓ ⊔ ⊔ ⊓ ⊓ ⊐ ⊓ ⊓ ⊏ ⊔ ⊓ ⊓ ⊐ ⊓ ⊔ ⊏ ⊏ ⊏ ⊔ ⊐ ⊏ ⊐ ⊔ ⊏ ⊓ ⊔ ⊓ ⊏ ⊔ ⊏ ⊐ ⊏ ⊏
28 ⊓ ⊐ ⊔ ⊏ ⊐ ⊏ ⊔ ⊓ ⊓ ⊓ ⊏ ⊔ ⊔ ⊏ ⊔ ⊓ ⊏ ⊏ ⊔ ⊔ ⊏ ⊐ ⊓ ⊔ ⊏ ⊔ ⊏ ⊓ ⊓ ⊓ ⊐ ⊐ ⊔ ⊐ ⊐ ⊏ ⊓ ⊐ ⊐ ⊓
29 ⊏ ⊐ ⊓ ⊔ ⊔ ⊔ ⊓ ⊏ ⊐ ⊔ ⊏ ⊐ ⊓ ⊓ ⊏ ⊐ ⊓ ⊐ ⊐ ⊏ ⊐ ⊏ ⊏ ⊓ ⊔ ⊐ ⊓ ⊐ ⊔ ⊓ ⊔ ⊔ ⊓ ⊓ ⊔ ⊐ ⊏ ⊔ ⊔ ⊐
30 ⊐ ⊐ ⊔ ⊏ ⊔ ⊓ ⊔ ⊏ ⊓ ⊔ ⊏ ⊓ ⊔ ⊏ ⊐ ⊏ ⊔ ⊏ ⊔ ⊔ ⊐ ⊔ ⊐ ⊓ ⊓ ⊓ ⊏ ⊐ ⊏ ⊔ ⊔ ⊐ ⊏ ⊏ ⊓ ⊐ ⊐ ⊐ ⊓ ⊓
31 ⊓ ⊓ ⊐ ⊔ ⊓ ⊏ ⊏ ⊐ ⊏ ⊏ ⊏ ⊏ ⊓ ⊏ ⊏ ⊔ ⊐ ⊓ ⊔ ⊔ ⊐ ⊐ ⊐ ⊐ ⊐ ⊐ ⊔ ⊐ ⊔ ⊓ ⊓ ⊐ ⊔ ⊐ ⊔ ⊓ ⊏ ⊓ ⊏ ⊏
32 ⊓ ⊓ ⊐ ⊓ ⊏ ⊐ ⊏ ⊐ ⊐ ⊐ ⊓ ⊓ ⊏ ⊏ ⊐ ⊏ ⊐ ⊓ ⊔ ⊔ ⊔ ⊐ ⊓ ⊐ ⊐ ⊏ ⊐ ⊔ ⊔ ⊔ ⊓ ⊔ ⊓ ⊔ ⊏ ⊔ ⊏ ⊔ ⊐ ⊐
33 ⊏ ⊏ ⊏ ⊔ ⊔ ⊏ ⊔ ⊐ ⊐ ⊏ ⊐ ⊐ ⊔ ⊐ ⊐ ⊔ ⊓ ⊏ ⊐ ⊏ ⊓ ⊐ ⊓ ⊔ ⊓ ⊔ ⊐ ⊓ ⊐ ⊔ ⊏ ⊐ ⊓ ⊓ ⊏ ⊏ ⊓ ⊔ ⊓ ⊔
34 ⊏ ⊐ ⊏ ⊐ ⊐ ⊏ ⊐ ⊔ ⊓ ⊏ ⊓ ⊔ ⊔ ⊓ ⊏ ⊓ ⊔ ⊏ ⊔ ⊔ ⊏ ⊐ ⊓ ⊔ ⊏ ⊐ ⊔ ⊐ ⊓ ⊔ ⊓ ⊐ ⊓ ⊐ ⊏ ⊔ ⊐ ⊐ ⊐ ⊓
35 ⊐ ⊏ ⊔ ⊔ ⊔ ⊐ ⊏ ⊐ ⊔ ⊐ ⊏ ⊓ ⊓ ⊏ ⊓ ⊐ ⊓ ⊔ ⊐ ⊔ ⊐ ⊏ ⊏ ⊔ ⊓ ⊓ ⊔ ⊔ ⊐ ⊏ ⊏ ⊓ ⊏ ⊏ ⊓ ⊓ ⊐ ⊔ ⊓ ⊔
36 ⊐ ⊓ ⊓ ⊐ ⊐ ⊓ ⊏ ⊐ ⊏ ⊓ ⊔ ⊓ ⊔ ⊏ ⊓ ⊔ ⊔ ⊐ ⊏ ⊐ ⊐ ⊔ ⊏ ⊐ ⊐ ⊓ ⊏ ⊔ ⊓ ⊏ ⊓ ⊏ ⊐ ⊐ ⊔ ⊓ ⊔ ⊐ ⊏ ⊓
37 ⊓ ⊐ ⊓ ⊐ ⊐ ⊔ ⊏ ⊐ ⊏ ⊔ ⊐ ⊏ ⊔ ⊓ ⊓ ⊏ ⊔ ⊐ ⊐ ⊔ ⊓ ⊓ ⊔ ⊓ ⊔ ⊔ ⊐ ⊔ ⊔ ⊓ ⊏ ⊏ ⊓ ⊓ ⊔ ⊏ ⊐ ⊓ ⊔ ⊏
38 ⊐ ⊏ ⊓ ⊓ ⊐ ⊓ ⊏ ⊐ ⊐ ⊏ ⊏ ⊐ ⊔ ⊓ ⊏ ⊔ ⊓ ⊓ ⊔ ⊔ ⊐ ⊏ ⊐ ⊐ ⊔ ⊏ ⊐ ⊓ ⊓ ⊏ ⊓ ⊏ ⊔ ⊔ ⊏ ⊔ ⊓ ⊓ ⊔ ⊏
39 ⊔ ⊔ ⊓ ⊏ ⊐ ⊐ ⊓ ⊓ ⊓ ⊔ ⊓ ⊐ ⊏ ⊐ ⊐ ⊔ ⊔ ⊐ ⊔ ⊓ ⊏ ⊔ ⊔ ⊐ ⊏ ⊏ ⊔ ⊐ ⊏ ⊔ ⊓ ⊓ ⊏ ⊐ ⊐ ⊏ ⊐ ⊔ ⊏ ⊐
40 ⊐ ⊓ ⊓ ⊔ ⊓ ⊏ ⊔ ⊐ ⊓ ⊓ ⊔ ⊓ ⊏ ⊏ ⊏ ⊐ ⊓ ⊓ ⊐ ⊏ ⊔ ⊏ ⊐ ⊔ ⊓ ⊐ ⊏ ⊓ ⊔ ⊔ ⊐ ⊏ ⊔ ⊓ ⊓ ⊐ ⊐ ⊔ ⊔ ⊏

Lösung 33

Markieren Sie jedes Zeichen, das gegenüber dessen Vorgänger um 90 Grad gegen den Uhrzeigersinn gedreht wurde: ⊐ ~~⊓~~ ⊐ ⊏ ~~⊔~~ ~~⊐~~ ⊔

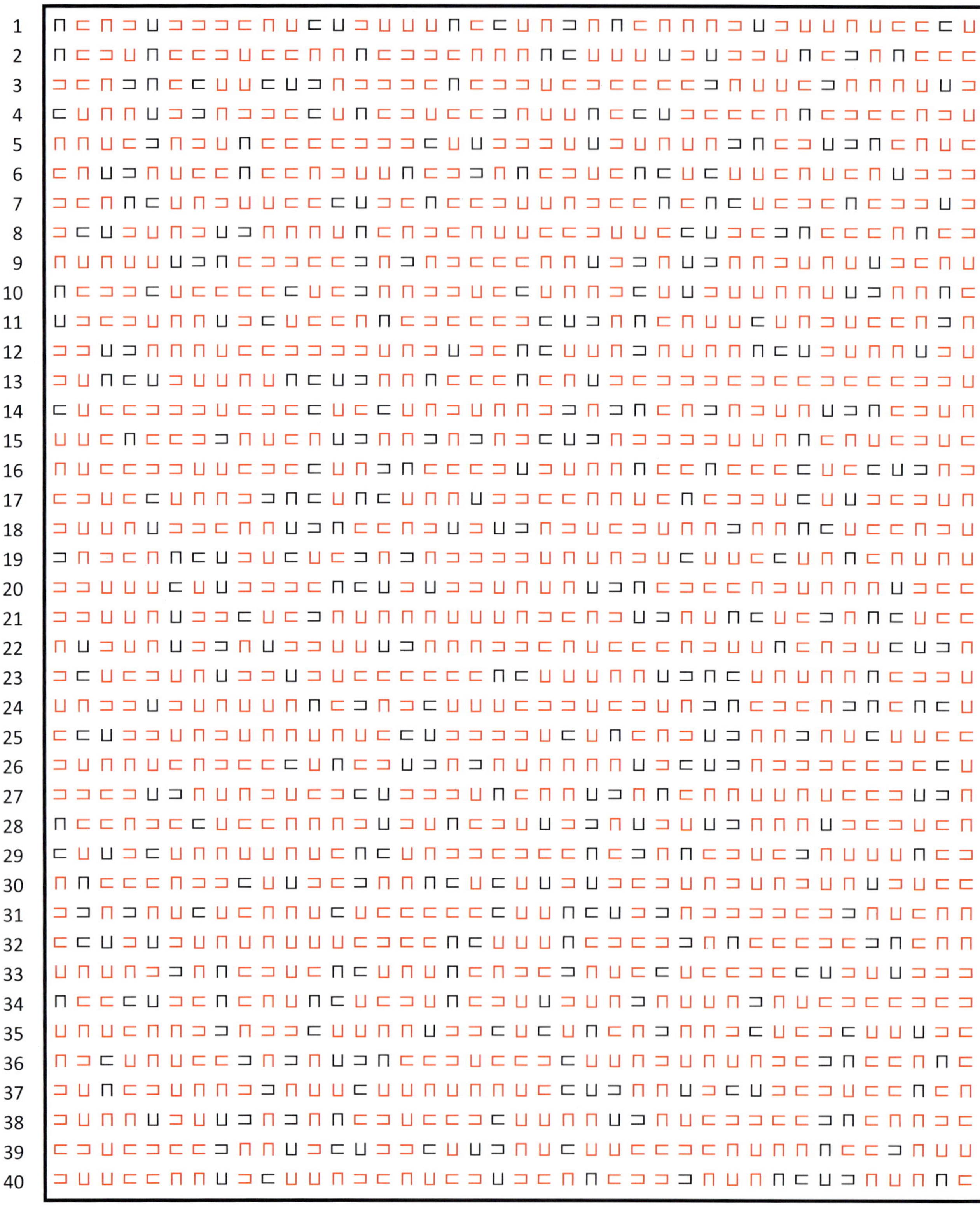

Übung 33 (8 Minuten)

Markieren Sie jedes Zeichen, das gegenüber dessen Vorgänger um 90 Grad gegen den Uhrzeigersinn gedreht wurde: ⊐ ~~⊓~~ ⊐ ⊏ ~~⊔~~ ~~⊐~~ ⊔

1	⊔	⊐	⊐	⊐	⊔	⊓	⊔	⊔	⊏	⊔	⊏	⊓	⊓	⊓	⊐	⊓	⊓	⊏	⊓	⊔	⊐	⊐	⊓	⊔	⊔	⊔	⊏	⊔	⊐	⊔	⊓	⊐	⊏	⊏	⊏	⊔	⊏	⊓	⊐	⊓
2	⊐	⊐	⊐	⊓	⊓	⊏	⊐	⊓	⊔	⊏	⊏	⊔	⊏	⊔	⊔	⊔	⊔	⊐	⊓	⊓	⊓	⊓	⊐	⊏	⊏	⊐	⊓	⊓	⊓	⊐	⊐	⊔	⊏	⊐	⊐	⊓	⊔	⊏	⊐	⊓
3	⊏	⊔	⊔	⊓	⊓	⊓	⊏	⊐	⊔	⊔	⊓	⊏	⊐	⊐	⊐	⊐	⊏	⊐	⊔	⊏	⊏	⊐	⊓	⊐	⊏	⊏	⊏	⊓	⊏	⊔	⊐	⊔	⊔	⊐	⊐	⊓	⊏	⊓	⊐	⊏
4	⊔	⊏	⊓	⊐	⊐	⊏	⊐	⊓	⊓	⊐	⊐	⊐	⊏	⊔	⊐	⊐	⊓	⊔	⊔	⊓	⊏	⊐	⊐	⊔	⊏	⊐	⊓	⊔	⊐	⊐	⊏	⊏	⊓	⊏	⊏	⊔	⊓	⊓	⊔	⊐
5	⊐	⊔	⊓	⊐	⊓	⊏	⊔	⊏	⊐	⊓	⊏	⊓	⊔	⊓	⊔	⊏	⊔	⊔	⊏	⊏	⊏	⊔	⊔	⊐	⊏	⊏	⊏	⊐	⊐	⊐	⊐	⊓	⊔	⊏	⊓	⊏	⊐	⊔	⊓	⊓
6	⊏	⊏	⊏	⊔	⊓	⊐	⊔	⊓	⊐	⊔	⊔	⊐	⊔	⊐	⊓	⊐	⊔	⊏	⊐	⊓	⊓	⊏	⊏	⊐	⊓	⊔	⊔	⊏	⊓	⊐	⊐	⊓	⊐	⊐	⊔	⊓	⊏	⊔	⊓	⊐
7	⊏	⊔	⊏	⊏	⊐	⊓	⊐	⊏	⊐	⊔	⊐	⊓	⊐	⊓	⊐	⊐	⊏	⊓	⊔	⊔	⊏	⊐	⊐	⊓	⊐	⊏	⊔	⊐	⊐	⊐	⊔	⊔	⊏	⊓	⊔	⊐	⊓	⊓	⊐	⊏
8	⊏	⊐	⊓	⊓	⊐	⊐	⊐	⊓	⊏	⊐	⊏	⊔	⊐	⊐	⊔	⊔	⊏	⊐	⊐	⊔	⊔	⊓	⊐	⊏	⊓	⊐	⊓	⊔	⊓	⊓	⊓	⊏	⊔	⊏	⊓	⊔	⊏	⊔	⊐	⊏
9	⊔	⊓	⊐	⊏	⊔	⊔	⊓	⊔	⊏	⊓	⊓	⊏	⊔	⊓	⊏	⊏	⊔	⊓	⊓	⊐	⊐	⊐	⊏	⊓	⊏	⊓	⊏	⊐	⊐	⊏	⊏	⊐	⊓	⊏	⊔	⊔	⊔	⊓	⊔	⊓
10	⊐	⊓	⊓	⊓	⊏	⊔	⊔	⊓	⊓	⊔	⊔	⊏	⊔	⊔	⊐	⊏	⊓	⊓	⊔	⊐	⊐	⊔	⊏	⊏	⊓	⊓	⊏	⊐	⊔	⊐	⊐	⊐	⊐	⊐	⊔	⊐	⊏	⊏	⊐	⊓
11	⊓	⊏	⊓	⊐	⊐	⊔	⊏	⊓	⊔	⊐	⊔	⊔	⊓	⊐	⊓	⊓	⊏	⊔	⊐	⊏	⊐	⊐	⊐	⊏	⊐	⊓	⊓	⊐	⊐	⊔	⊐	⊏	⊔	⊓	⊓	⊔	⊏	⊐	⊏	⊔
12	⊔	⊏	⊔	⊓	⊓	⊔	⊏	⊔	⊐	⊓	⊓	⊓	⊔	⊓	⊏	⊓	⊔	⊔	⊐	⊓	⊐	⊏	⊔	⊏	⊓	⊔	⊏	⊏	⊏	⊏	⊐	⊐	⊔	⊓	⊓	⊓	⊏	⊔	⊏	⊏
13	⊔	⊏	⊏	⊐	⊐	⊐	⊏	⊐	⊐	⊏	⊐	⊏	⊏	⊏	⊐	⊏	⊔	⊓	⊐	⊓	⊐	⊐	⊐	⊓	⊓	⊓	⊏	⊔	⊐	⊓	⊔	⊓	⊔	⊔	⊏	⊔	⊐	⊓	⊔	⊏
14	⊓	⊔	⊏	⊐	⊓	⊏	⊔	⊓	⊔	⊏	⊓	⊏	⊓	⊐	⊓	⊏	⊓	⊏	⊏	⊓	⊓	⊔	⊏	⊓	⊔	⊐	⊐	⊔	⊐	⊐	⊏	⊐	⊔	⊏	⊏	⊏	⊐	⊐	⊔	⊐
15	⊐	⊔	⊏	⊐	⊔	⊓	⊐	⊓	⊓	⊔	⊔	⊏	⊏	⊏	⊏	⊓	⊏	⊔	⊐	⊏	⊓	⊏	⊓	⊏	⊓	⊓	⊏	⊔	⊓	⊐	⊔	⊓	⊏	⊏	⊐	⊐	⊓	⊐	⊔	⊔
16	⊏	⊓	⊏	⊔	⊐	⊐	⊔	⊐	⊐	⊐	⊐	⊓	⊐	⊐	⊓	⊓	⊓	⊔	⊏	⊔	⊏	⊐	⊐	⊐	⊓	⊏	⊓	⊔	⊐	⊐	⊏	⊐	⊔	⊔	⊏	⊏	⊐	⊐	⊔	⊓
17	⊓	⊔	⊏	⊐	⊏	⊔	⊔	⊐	⊔	⊏	⊏	⊐	⊓	⊐	⊔	⊓	⊓	⊐	⊐	⊏	⊏	⊔	⊓	⊓	⊔	⊐	⊓	⊔	⊐	⊓	⊏	⊏	⊓	⊓	⊔	⊐	⊐	⊔	⊏	⊐
18	⊔	⊏	⊓	⊐	⊐	⊔	⊐	⊓	⊓	⊓	⊏	⊓	⊓	⊔	⊏	⊐	⊔	⊏	⊓	⊏	⊔	⊏	⊔	⊏	⊓	⊐	⊐	⊓	⊏	⊔	⊓	⊓	⊐	⊏	⊏	⊔	⊓	⊔	⊔	⊏
19	⊔	⊓	⊔	⊓	⊐	⊓	⊓	⊔	⊐	⊐	⊔	⊔	⊐	⊔	⊏	⊓	⊔	⊓	⊔	⊏	⊏	⊏	⊏	⊓	⊏	⊓	⊏	⊐	⊔	⊐	⊔	⊏	⊔	⊐	⊓	⊓	⊐	⊏	⊓	⊏
20	⊐	⊐	⊏	⊔	⊓	⊓	⊓	⊔	⊏	⊓	⊐	⊐	⊏	⊐	⊓	⊏	⊔	⊓	⊔	⊓	⊔	⊏	⊏	⊔	⊏	⊔	⊐	⊓	⊐	⊏	⊏	⊏	⊔	⊔	⊐	⊔	⊔	⊔	⊏	⊏
21	⊐	⊐	⊔	⊐	⊓	⊓	⊏	⊐	⊔	⊐	⊓	⊔	⊓	⊏	⊔	⊏	⊓	⊐	⊏	⊓	⊔	⊔	⊔	⊓	⊓	⊓	⊔	⊓	⊏	⊐	⊔	⊐	⊏	⊏	⊔	⊓	⊔	⊔	⊏	⊏
22	⊓	⊏	⊔	⊐	⊔	⊏	⊓	⊐	⊓	⊔	⊔	⊏	⊓	⊐	⊐	⊐	⊔	⊓	⊐	⊏	⊏	⊓	⊓	⊓	⊏	⊔	⊔	⊔	⊏	⊏	⊔	⊓	⊏	⊏	⊔	⊓	⊔	⊏	⊔	⊓
23	⊔	⊏	⊏	⊐	⊓	⊓	⊓	⊔	⊓	⊔	⊐	⊓	⊏	⊔	⊓	⊓	⊔	⊔	⊔	⊐	⊓	⊐	⊐	⊐	⊐	⊐	⊐	⊔	⊏	⊔	⊏	⊏	⊔	⊓	⊔	⊏	⊐	⊔	⊐	⊏
24	⊔	⊐	⊓	⊐	⊓	⊏	⊓	⊐	⊏	⊐	⊓	⊏	⊓	⊔	⊏	⊐	⊔	⊏	⊏	⊐	⊔	⊔	⊔	⊐	⊏	⊓	⊏	⊐	⊓	⊓	⊔	⊔	⊓	⊔	⊏	⊔	⊏	⊏	⊓	⊔
25	⊐	⊐	⊔	⊔	⊐	⊔	⊓	⊏	⊓	⊓	⊏	⊔	⊏	⊓	⊐	⊓	⊔	⊐	⊔	⊏	⊏	⊏	⊏	⊔	⊐	⊐	⊔	⊓	⊔	⊓	⊓	⊔	⊏	⊓	⊔	⊏	⊏	⊔	⊐	⊐
26	⊔	⊐	⊐	⊏	⊐	⊐	⊏	⊏	⊏	⊓	⊏	⊔	⊐	⊏	⊔	⊓	⊓	⊓	⊓	⊔	⊓	⊏	⊓	⊏	⊔	⊏	⊐	⊓	⊔	⊐	⊐	⊐	⊏	⊓	⊐	⊔	⊓	⊓	⊔	⊏
27	⊓	⊏	⊔	⊏	⊐	⊐	⊔	⊓	⊔	⊔	⊓	⊓	⊐	⊓	⊓	⊏	⊔	⊓	⊓	⊐	⊓	⊔	⊏	⊏	⊏	⊔	⊐	⊏	⊐	⊔	⊏	⊓	⊔	⊓	⊏	⊔	⊏	⊐	⊏	⊏
28	⊓	⊐	⊔	⊏	⊐	⊏	⊔	⊓	⊓	⊓	⊏	⊔	⊔	⊏	⊔	⊓	⊏	⊏	⊔	⊔	⊏	⊐	⊓	⊔	⊏	⊔	⊏	⊓	⊓	⊓	⊐	⊐	⊔	⊐	⊐	⊏	⊓	⊐	⊐	⊓
29	⊏	⊐	⊓	⊔	⊔	⊔	⊓	⊏	⊐	⊔	⊏	⊐	⊓	⊓	⊏	⊐	⊓	⊐	⊐	⊏	⊐	⊏	⊏	⊓	⊔	⊐	⊓	⊐	⊔	⊓	⊔	⊔	⊓	⊓	⊔	⊐	⊏	⊔	⊔	⊐
30	⊐	⊐	⊔	⊏	⊔	⊓	⊔	⊏	⊓	⊔	⊏	⊓	⊔	⊏	⊐	⊏	⊔	⊏	⊔	⊔	⊐	⊔	⊐	⊓	⊓	⊓	⊏	⊐	⊏	⊔	⊔	⊐	⊏	⊏	⊓	⊐	⊐	⊐	⊓	⊓
31	⊓	⊓	⊐	⊔	⊓	⊏	⊏	⊐	⊏	⊏	⊏	⊏	⊓	⊏	⊏	⊔	⊐	⊓	⊔	⊔	⊐	⊐	⊐	⊐	⊐	⊐	⊔	⊐	⊔	⊓	⊓	⊐	⊔	⊐	⊔	⊓	⊏	⊓	⊏	⊏
32	⊓	⊓	⊐	⊓	⊏	⊐	⊏	⊐	⊐	⊐	⊓	⊓	⊏	⊏	⊐	⊏	⊐	⊓	⊔	⊔	⊔	⊐	⊓	⊐	⊐	⊏	⊐	⊔	⊔	⊔	⊓	⊔	⊓	⊔	⊏	⊔	⊏	⊔	⊐	⊐
33	⊏	⊏	⊏	⊔	⊔	⊏	⊔	⊐	⊐	⊏	⊐	⊐	⊔	⊐	⊐	⊔	⊓	⊏	⊐	⊏	⊓	⊐	⊓	⊔	⊓	⊔	⊐	⊓	⊐	⊔	⊏	⊐	⊓	⊓	⊏	⊏	⊓	⊔	⊓	⊔
34	⊏	⊐	⊏	⊐	⊐	⊏	⊐	⊔	⊓	⊏	⊓	⊔	⊔	⊓	⊏	⊓	⊔	⊏	⊔	⊔	⊏	⊐	⊓	⊔	⊏	⊐	⊔	⊐	⊓	⊔	⊓	⊐	⊓	⊐	⊏	⊔	⊐	⊐	⊐	⊓
35	⊐	⊏	⊔	⊔	⊔	⊐	⊏	⊐	⊔	⊐	⊏	⊓	⊓	⊏	⊓	⊐	⊓	⊔	⊐	⊔	⊐	⊏	⊏	⊔	⊓	⊓	⊔	⊔	⊐	⊏	⊏	⊓	⊏	⊏	⊓	⊓	⊐	⊔	⊓	⊔
36	⊐	⊓	⊓	⊐	⊐	⊓	⊏	⊐	⊏	⊓	⊔	⊓	⊔	⊏	⊓	⊔	⊔	⊐	⊏	⊐	⊐	⊔	⊏	⊐	⊐	⊓	⊏	⊔	⊓	⊏	⊓	⊏	⊐	⊐	⊔	⊓	⊔	⊐	⊏	⊓
37	⊓	⊐	⊓	⊐	⊐	⊔	⊏	⊐	⊏	⊔	⊐	⊏	⊔	⊓	⊓	⊏	⊔	⊐	⊐	⊔	⊓	⊓	⊔	⊓	⊔	⊔	⊐	⊔	⊔	⊓	⊏	⊏	⊓	⊓	⊔	⊏	⊐	⊓	⊔	⊏
38	⊐	⊏	⊓	⊓	⊐	⊓	⊏	⊐	⊐	⊏	⊏	⊐	⊔	⊓	⊏	⊔	⊓	⊓	⊔	⊔	⊐	⊏	⊐	⊐	⊔	⊏	⊐	⊓	⊓	⊏	⊓	⊏	⊔	⊔	⊏	⊔	⊓	⊓	⊔	⊏
39	⊔	⊔	⊓	⊏	⊐	⊐	⊓	⊓	⊓	⊔	⊓	⊐	⊏	⊐	⊐	⊔	⊔	⊐	⊔	⊓	⊏	⊔	⊔	⊐	⊏	⊏	⊔	⊐	⊏	⊔	⊓	⊓	⊏	⊐	⊐	⊏	⊐	⊔	⊏	⊐
40	⊐	⊓	⊓	⊔	⊓	⊏	⊔	⊐	⊓	⊓	⊔	⊓	⊏	⊏	⊏	⊐	⊓	⊓	⊐	⊏	⊔	⊏	⊐	⊔	⊓	⊐	⊏	⊓	⊔	⊔	⊐	⊏	⊔	⊓	⊓	⊐	⊐	⊔	⊔	⊏

Lösung 33

Markieren Sie jedes Zeichen, das gegenüber dessen Vorgänger um 90 Grad gegen den Uhrzeigersinn gedreht wurde: ⊐ ⊓̸ ⊐ ⊏ ⊔̸ ⊐̸ ⊔

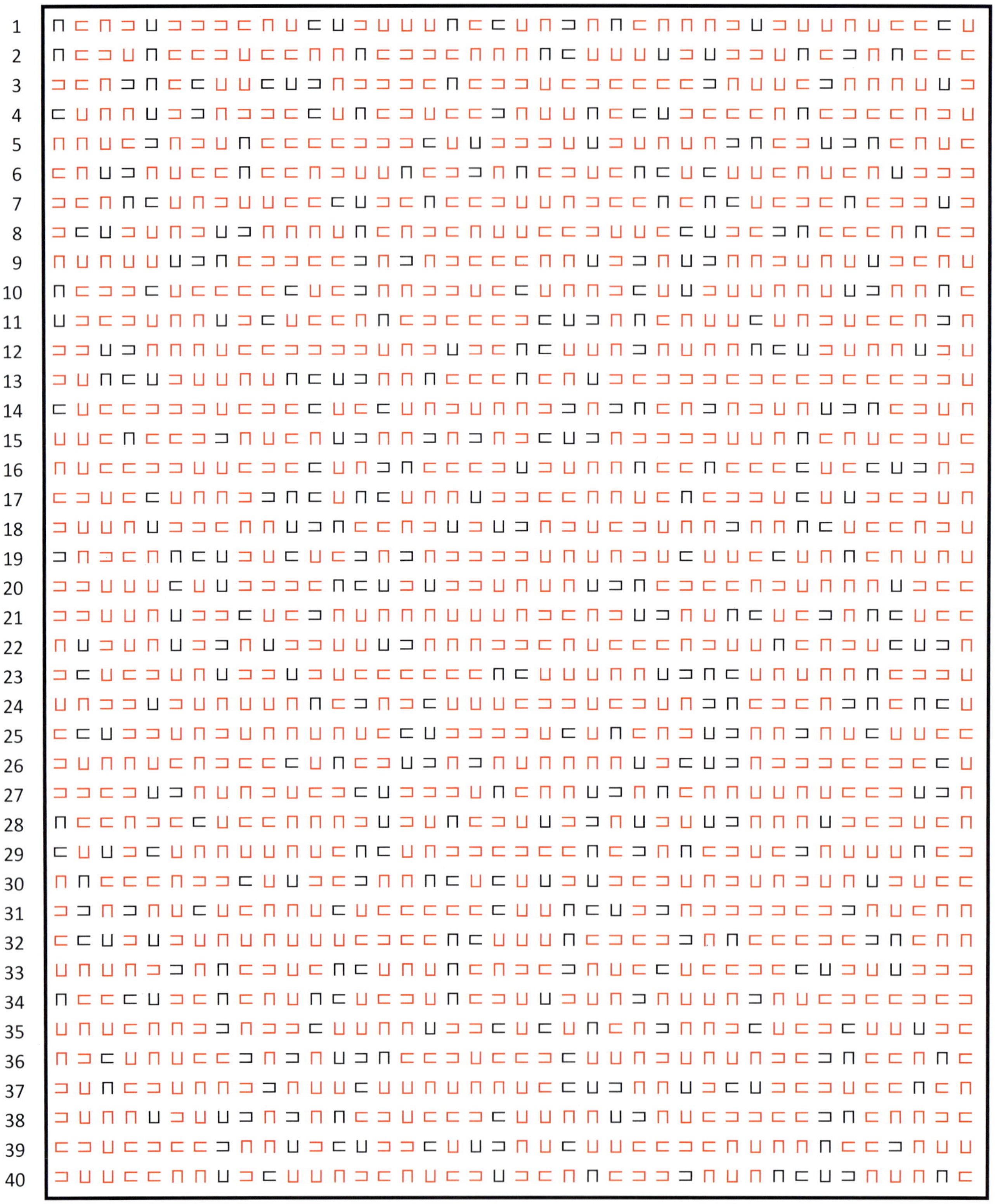

Übung 34 (8 Minuten)

Markieren Sie jedes Zeichen, das gegenüber dessen Nachfolger um 90 Grad gegen den Uhrzeigersinn gedreht wurde: ⊓̸ ⊐ ⊓̸ ⊐ ⊐̸ ⊔ ⊐

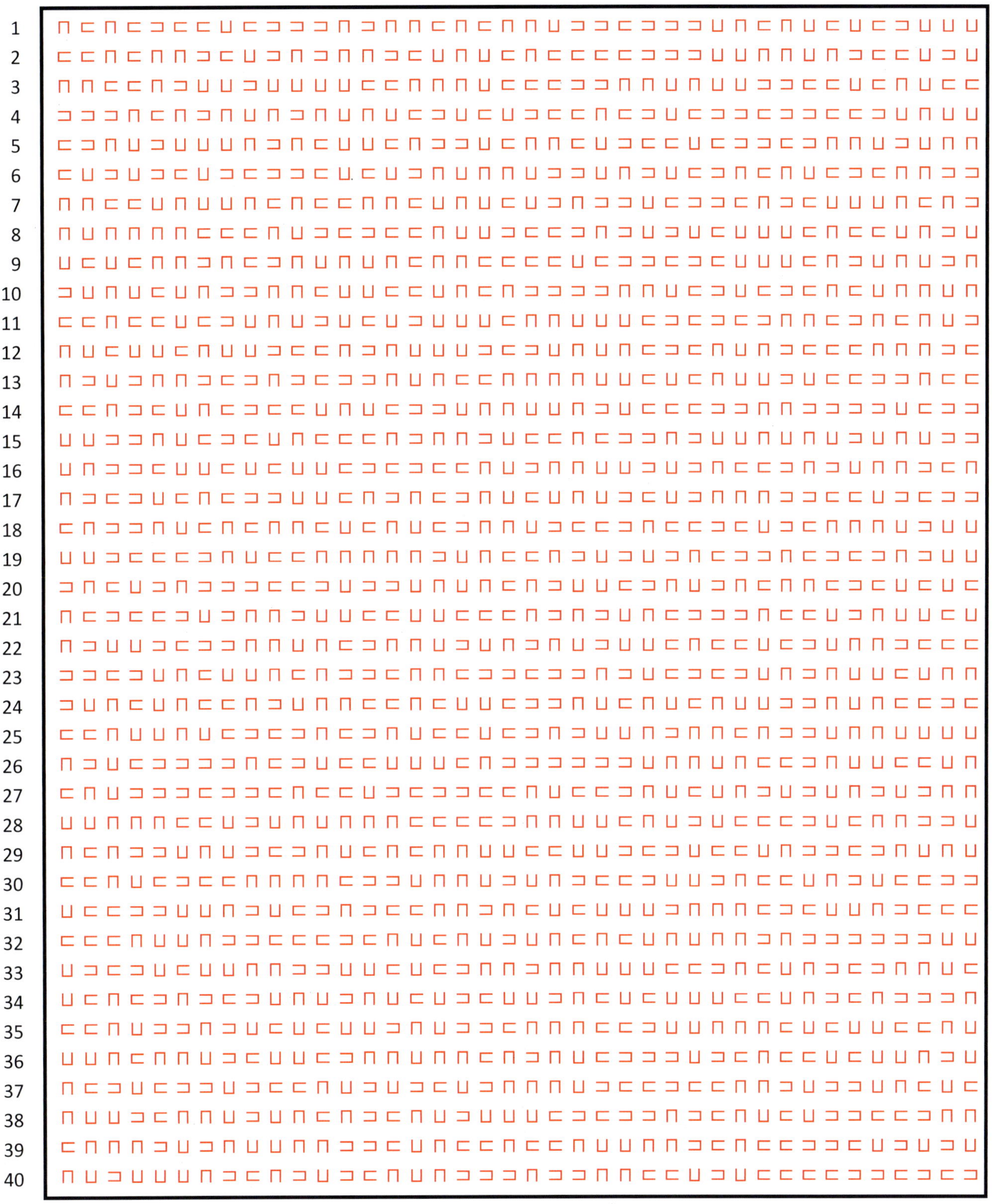

Lösung 34

Markieren Sie jedes Zeichen, das gegenüber dessen Nachfolger um 90 Grad gegen den Uhrzeigersinn gedreht wurde: ⊓̸ ⊐ ⊓̸ ⊐ ⊐̸ ⊔ ⊐

1	⊔ ⊔ ⊔ ⊏ ⊐ ⊔ ⊐ ⊔ ⊓ ⊐ ⊓ ⊔ ⊏ ⊏ ⊏ ⊐ ⊏ ⊏ ⊔ ⊓ ⊓ ⊐ ⊓ ⊐ ⊓ ⊓ ⊏ ⊓ ⊏ ⊏ ⊏ ⊐ ⊔ ⊐ ⊐ ⊏ ⊐ ⊓ ⊐ ⊓
2	⊔ ⊏ ⊔ ⊐ ⊐ ⊏ ⊓ ⊔ ⊓ ⊓ ⊔ ⊔ ⊏ ⊏ ⊏ ⊐ ⊐ ⊐ ⊐ ⊓ ⊐ ⊔ ⊓ ⊔ ⊐ ⊏ ⊓ ⊓ ⊏ ⊓ ⊏ ⊔ ⊐ ⊏ ⊓ ⊓ ⊐ ⊓ ⊐ ⊐
3	⊐ ⊐ ⊔ ⊓ ⊐ ⊔ ⊐ ⊐ ⊏ ⊏ ⊔ ⊔ ⊓ ⊔ ⊓ ⊓ ⊏ ⊏ ⊐ ⊐ ⊐ ⊔ ⊓ ⊓ ⊓ ⊐ ⊐ ⊔ ⊔ ⊔ ⊔ ⊏ ⊔ ⊔ ⊏ ⊓ ⊐ ⊐ ⊓ ⊓
4	⊔ ⊔ ⊓ ⊔ ⊏ ⊐ ⊐ ⊏ ⊏ ⊐ ⊏ ⊏ ⊐ ⊔ ⊏ ⊐ ⊓ ⊐ ⊐ ⊏ ⊔ ⊐ ⊔ ⊏ ⊐ ⊔ ⊓ ⊔ ⊓ ⊏ ⊓ ⊔ ⊓ ⊏ ⊓ ⊐ ⊓ ⊏ ⊏ ⊏
5	⊓ ⊓ ⊔ ⊏ ⊔ ⊓ ⊓ ⊏ ⊐ ⊏ ⊏ ⊐ ⊔ ⊐ ⊐ ⊏ ⊔ ⊐ ⊓ ⊓ ⊐ ⊔ ⊏ ⊏ ⊓ ⊐ ⊔ ⊔ ⊐ ⊓ ⊏ ⊓ ⊔ ⊔ ⊔ ⊏ ⊔ ⊓ ⊏ ⊐
6	⊏ ⊏ ⊓ ⊓ ⊐ ⊏ ⊐ ⊔ ⊓ ⊐ ⊓ ⊏ ⊐ ⊔ ⊏ ⊓ ⊔ ⊏ ⊏ ⊔ ⊓ ⊓ ⊔ ⊓ ⊏ ⊔ ⊐ ⊔ ⊐ ⊏ ⊏ ⊐ ⊏ ⊔ ⊐ ⊏ ⊔ ⊏ ⊔ ⊐
7	⊏ ⊓ ⊐ ⊓ ⊔ ⊔ ⊔ ⊐ ⊏ ⊓ ⊐ ⊏ ⊏ ⊐ ⊔ ⊏ ⊏ ⊓ ⊏ ⊔ ⊐ ⊔ ⊓ ⊔ ⊐ ⊓ ⊓ ⊐ ⊐ ⊓ ⊐ ⊓ ⊔ ⊔ ⊓ ⊔ ⊐ ⊐ ⊓ ⊓
8	⊔ ⊏ ⊓ ⊔ ⊐ ⊐ ⊓ ⊐ ⊔ ⊔ ⊔ ⊐ ⊔ ⊏ ⊔ ⊏ ⊓ ⊏ ⊐ ⊐ ⊏ ⊔ ⊔ ⊓ ⊐ ⊐ ⊏ ⊐ ⊏ ⊔ ⊓ ⊐ ⊐ ⊐ ⊓ ⊓ ⊓ ⊓ ⊔ ⊓
9	⊓ ⊏ ⊔ ⊓ ⊔ ⊏ ⊓ ⊐ ⊔ ⊔ ⊔ ⊐ ⊏ ⊐ ⊏ ⊏ ⊐ ⊔ ⊐ ⊐ ⊐ ⊐ ⊓ ⊓ ⊐ ⊓ ⊔ ⊓ ⊔ ⊓ ⊏ ⊐ ⊓ ⊏ ⊓ ⊓ ⊐ ⊔ ⊐ ⊔
10	⊓ ⊔ ⊓ ⊓ ⊔ ⊐ ⊓ ⊐ ⊏ ⊐ ⊔ ⊏ ⊐ ⊔ ⊓ ⊓ ⊏ ⊏ ⊏ ⊏ ⊓ ⊐ ⊓ ⊔ ⊐ ⊐ ⊔ ⊔ ⊐ ⊓ ⊓ ⊏ ⊏ ⊓ ⊔ ⊐ ⊔ ⊓ ⊔ ⊏
11	⊏ ⊔ ⊓ ⊐ ⊓ ⊏ ⊐ ⊓ ⊓ ⊏ ⊐ ⊏ ⊐ ⊏ ⊐ ⊔ ⊔ ⊔ ⊓ ⊓ ⊐ ⊔ ⊔ ⊔ ⊏ ⊔ ⊐ ⊔ ⊏ ⊔ ⊓ ⊔ ⊏ ⊐ ⊔ ⊐ ⊐ ⊓ ⊐ ⊐
12	⊐ ⊏ ⊓ ⊓ ⊓ ⊐ ⊐ ⊐ ⊏ ⊓ ⊔ ⊓ ⊐ ⊏ ⊐ ⊓ ⊔ ⊓ ⊔ ⊏ ⊐ ⊏ ⊔ ⊔ ⊔ ⊓ ⊏ ⊓ ⊐ ⊐ ⊏ ⊔ ⊔ ⊓ ⊐ ⊔ ⊔ ⊐ ⊔ ⊓
13	⊐ ⊐ ⊓ ⊏ ⊏ ⊐ ⊐ ⊔ ⊏ ⊔ ⊔ ⊓ ⊐ ⊔ ⊐ ⊔ ⊔ ⊓ ⊓ ⊓ ⊓ ⊐ ⊐ ⊓ ⊔ ⊓ ⊏ ⊏ ⊐ ⊏ ⊓ ⊏ ⊐ ⊏ ⊓ ⊓ ⊏ ⊔ ⊏ ⊓
14	⊏ ⊏ ⊐ ⊔ ⊏ ⊏ ⊏ ⊏ ⊓ ⊓ ⊏ ⊏ ⊐ ⊐ ⊐ ⊔ ⊏ ⊓ ⊔ ⊔ ⊓ ⊓ ⊔ ⊏ ⊏ ⊐ ⊔ ⊓ ⊔ ⊐ ⊐ ⊏ ⊐ ⊓ ⊔ ⊐ ⊏ ⊓ ⊐ ⊐
15	⊏ ⊏ ⊔ ⊓ ⊔ ⊏ ⊔ ⊓ ⊔ ⊓ ⊔ ⊔ ⊏ ⊓ ⊏ ⊏ ⊐ ⊓ ⊐ ⊐ ⊔ ⊏ ⊓ ⊓ ⊏ ⊓ ⊐ ⊐ ⊐ ⊓ ⊔ ⊐ ⊏ ⊐ ⊔ ⊓ ⊏ ⊏ ⊔ ⊔
16	⊓ ⊐ ⊏ ⊓ ⊓ ⊔ ⊏ ⊓ ⊏ ⊐ ⊐ ⊓ ⊏ ⊔ ⊏ ⊔ ⊔ ⊓ ⊓ ⊏ ⊔ ⊓ ⊐ ⊐ ⊏ ⊐ ⊏ ⊐ ⊔ ⊔ ⊐ ⊔ ⊐ ⊔ ⊔ ⊐ ⊏ ⊏ ⊓ ⊔
17	⊏ ⊏ ⊐ ⊏ ⊔ ⊐ ⊐ ⊏ ⊏ ⊓ ⊓ ⊓ ⊏ ⊔ ⊐ ⊏ ⊔ ⊓ ⊔ ⊐ ⊔ ⊓ ⊏ ⊐ ⊓ ⊏ ⊓ ⊐ ⊔ ⊔ ⊏ ⊏ ⊐ ⊓ ⊐ ⊔ ⊏ ⊐ ⊏ ⊓
18	⊔ ⊔ ⊏ ⊔ ⊓ ⊓ ⊓ ⊐ ⊏ ⊔ ⊐ ⊏ ⊐ ⊐ ⊓ ⊏ ⊐ ⊐ ⊏ ⊔ ⊓ ⊓ ⊏ ⊐ ⊔ ⊓ ⊐ ⊔ ⊐ ⊓ ⊓ ⊐ ⊓ ⊐ ⊔ ⊓ ⊏ ⊏ ⊓ ⊐
19	⊔ ⊔ ⊏ ⊓ ⊏ ⊐ ⊏ ⊐ ⊓ ⊏ ⊏ ⊐ ⊓ ⊏ ⊔ ⊏ ⊔ ⊏ ⊓ ⊐ ⊐ ⊓ ⊔ ⊏ ⊓ ⊓ ⊓ ⊓ ⊓ ⊐ ⊐ ⊔ ⊓ ⊏ ⊐ ⊐ ⊐ ⊏ ⊔ ⊔
20	⊐ ⊔ ⊐ ⊔ ⊐ ⊏ ⊐ ⊓ ⊓ ⊐ ⊓ ⊏ ⊔ ⊓ ⊏ ⊐ ⊔ ⊔ ⊏ ⊓ ⊐ ⊓ ⊔ ⊓ ⊔ ⊏ ⊏ ⊔ ⊏ ⊐ ⊐ ⊏ ⊏ ⊏ ⊓ ⊏ ⊔ ⊐ ⊓ ⊏
21	⊔ ⊐ ⊔ ⊔ ⊓ ⊏ ⊔ ⊐ ⊐ ⊓ ⊏ ⊏ ⊏ ⊐ ⊓ ⊔ ⊏ ⊓ ⊏ ⊓ ⊐ ⊐ ⊐ ⊔ ⊔ ⊐ ⊐ ⊔ ⊔ ⊏ ⊓ ⊓ ⊏ ⊔ ⊏ ⊐ ⊐ ⊏ ⊐ ⊓
22	⊐ ⊐ ⊐ ⊏ ⊓ ⊓ ⊔ ⊏ ⊐ ⊔ ⊐ ⊐ ⊓ ⊐ ⊔ ⊔ ⊏ ⊔ ⊓ ⊏ ⊓ ⊔ ⊏ ⊔ ⊓ ⊓ ⊏ ⊐ ⊓ ⊔ ⊓ ⊓ ⊏ ⊏ ⊐ ⊏ ⊔ ⊔ ⊏ ⊓
23	⊓ ⊓ ⊔ ⊐ ⊔ ⊔ ⊓ ⊏ ⊓ ⊔ ⊏ ⊐ ⊏ ⊐ ⊔ ⊏ ⊓ ⊏ ⊏ ⊐ ⊏ ⊏ ⊐ ⊓ ⊓ ⊐ ⊏ ⊏ ⊓ ⊐ ⊓ ⊔ ⊔ ⊐ ⊓ ⊔ ⊏ ⊐ ⊏ ⊏
24	⊐ ⊏ ⊐ ⊐ ⊓ ⊔ ⊓ ⊏ ⊏ ⊔ ⊔ ⊓ ⊐ ⊔ ⊓ ⊐ ⊔ ⊓ ⊏ ⊏ ⊐ ⊔ ⊔ ⊐ ⊓ ⊐ ⊐ ⊓ ⊓ ⊔ ⊏ ⊓ ⊐ ⊐ ⊓ ⊔ ⊐ ⊓ ⊔ ⊏
25	⊔ ⊔ ⊔ ⊔ ⊓ ⊓ ⊔ ⊏ ⊏ ⊓ ⊐ ⊓ ⊓ ⊏ ⊓ ⊔ ⊔ ⊏ ⊓ ⊏ ⊐ ⊔ ⊐ ⊐ ⊔ ⊓ ⊏ ⊐ ⊓ ⊏ ⊐ ⊏ ⊐ ⊔ ⊓ ⊔ ⊔ ⊓ ⊐ ⊐
26	⊓ ⊔ ⊐ ⊐ ⊔ ⊔ ⊓ ⊏ ⊐ ⊐ ⊓ ⊔ ⊓ ⊓ ⊔ ⊏ ⊏ ⊏ ⊏ ⊏ ⊏ ⊓ ⊐ ⊔ ⊔ ⊔ ⊐ ⊐ ⊔ ⊏ ⊐ ⊓ ⊏ ⊏ ⊏ ⊏ ⊐ ⊔ ⊏ ⊓
27	⊓ ⊓ ⊏ ⊔ ⊏ ⊓ ⊔ ⊏ ⊔ ⊏ ⊓ ⊔ ⊐ ⊔ ⊓ ⊏ ⊐ ⊐ ⊔ ⊓ ⊐ ⊐ ⊏ ⊏ ⊐ ⊏ ⊔ ⊐ ⊐ ⊓ ⊐ ⊏ ⊏ ⊐ ⊏ ⊏ ⊏ ⊔ ⊓ ⊐
28	⊔ ⊏ ⊏ ⊓ ⊓ ⊐ ⊔ ⊏ ⊐ ⊐ ⊐ ⊔ ⊏ ⊔ ⊓ ⊐ ⊔ ⊔ ⊓ ⊓ ⊏ ⊐ ⊐ ⊐ ⊐ ⊐ ⊓ ⊓ ⊓ ⊔ ⊓ ⊔ ⊏ ⊔ ⊐ ⊐ ⊓ ⊓ ⊔ ⊔
29	⊔ ⊓ ⊔ ⊓ ⊏ ⊐ ⊏ ⊏ ⊓ ⊔ ⊐ ⊐ ⊔ ⊏ ⊐ ⊏ ⊔ ⊔ ⊐ ⊐ ⊔ ⊔ ⊓ ⊓ ⊐ ⊓ ⊐ ⊔ ⊓ ⊏ ⊐ ⊏ ⊔ ⊓ ⊔ ⊏ ⊏ ⊓ ⊐ ⊓
30	⊏ ⊏ ⊐ ⊐ ⊔ ⊏ ⊓ ⊔ ⊐ ⊐ ⊓ ⊏ ⊔ ⊔ ⊏ ⊐ ⊐ ⊏ ⊓ ⊔ ⊏ ⊔ ⊓ ⊓ ⊔ ⊏ ⊏ ⊐ ⊓ ⊓ ⊓ ⊓ ⊐ ⊐ ⊏ ⊐ ⊔ ⊓ ⊐ ⊐
31	⊐ ⊐ ⊐ ⊏ ⊓ ⊔ ⊔ ⊐ ⊏ ⊐ ⊓ ⊓ ⊓ ⊏ ⊔ ⊔ ⊔ ⊐ ⊔ ⊐ ⊓ ⊏ ⊓ ⊓ ⊐ ⊐ ⊏ ⊓ ⊏ ⊐ ⊔ ⊏ ⊓ ⊔ ⊔ ⊏ ⊏ ⊐ ⊐ ⊔
32	⊔ ⊔ ⊏ ⊏ ⊏ ⊏ ⊏ ⊏ ⊓ ⊏ ⊓ ⊓ ⊔ ⊓ ⊔ ⊐ ⊓ ⊐ ⊓ ⊔ ⊏ ⊔ ⊓ ⊐ ⊔ ⊓ ⊐ ⊏ ⊐ ⊐ ⊐ ⊏ ⊏ ⊓ ⊔ ⊔ ⊓ ⊐ ⊐ ⊐
33	⊐ ⊔ ⊓ ⊓ ⊏ ⊐ ⊏ ⊓ ⊔ ⊐ ⊓ ⊏ ⊐ ⊐ ⊔ ⊔ ⊔ ⊓ ⊓ ⊏ ⊓ ⊓ ⊏ ⊐ ⊔ ⊐ ⊔ ⊔ ⊏ ⊏ ⊓ ⊓ ⊔ ⊔ ⊐ ⊔ ⊏ ⊐ ⊏ ⊔
34	⊓ ⊏ ⊏ ⊏ ⊓ ⊐ ⊏ ⊓ ⊔ ⊐ ⊐ ⊔ ⊔ ⊔ ⊐ ⊔ ⊐ ⊓ ⊏ ⊔ ⊔ ⊐ ⊏ ⊔ ⊐ ⊔ ⊓ ⊏ ⊔ ⊓ ⊔ ⊏ ⊐ ⊏ ⊓ ⊏ ⊐ ⊓ ⊐ ⊔
35	⊔ ⊓ ⊐ ⊐ ⊔ ⊔ ⊐ ⊔ ⊐ ⊓ ⊓ ⊓ ⊔ ⊔ ⊏ ⊐ ⊐ ⊓ ⊓ ⊓ ⊐ ⊏ ⊏ ⊔ ⊓ ⊏ ⊔ ⊔ ⊐ ⊔ ⊐ ⊔ ⊏ ⊓ ⊏ ⊏ ⊔ ⊓ ⊐ ⊐
36	⊔ ⊏ ⊓ ⊔ ⊔ ⊐ ⊔ ⊐ ⊐ ⊓ ⊐ ⊏ ⊔ ⊏ ⊏ ⊏ ⊐ ⊔ ⊓ ⊏ ⊓ ⊐ ⊓ ⊓ ⊔ ⊓ ⊓ ⊏ ⊐ ⊔ ⊔ ⊐ ⊏ ⊔ ⊓ ⊓ ⊐ ⊓ ⊔ ⊔
37	⊐ ⊔ ⊐ ⊓ ⊔ ⊏ ⊏ ⊔ ⊏ ⊓ ⊓ ⊐ ⊐ ⊏ ⊐ ⊐ ⊏ ⊔ ⊓ ⊓ ⊓ ⊏ ⊔ ⊐ ⊏ ⊔ ⊏ ⊔ ⊓ ⊐ ⊐ ⊏ ⊔ ⊏ ⊏ ⊐ ⊔ ⊏ ⊐ ⊓
38	⊓ ⊓ ⊏ ⊐ ⊐ ⊏ ⊏ ⊔ ⊐ ⊔ ⊓ ⊐ ⊏ ⊓ ⊏ ⊏ ⊐ ⊏ ⊐ ⊔ ⊔ ⊔ ⊏ ⊔ ⊓ ⊐ ⊏ ⊓ ⊐ ⊓ ⊔ ⊏ ⊔ ⊓ ⊓ ⊐ ⊏ ⊔ ⊔ ⊓
39	⊔ ⊏ ⊔ ⊏ ⊔ ⊐ ⊏ ⊏ ⊐ ⊐ ⊓ ⊐ ⊏ ⊓ ⊓ ⊔ ⊔ ⊓ ⊐ ⊐ ⊓ ⊐ ⊐ ⊓ ⊔ ⊐ ⊏ ⊏ ⊓ ⊓ ⊔ ⊔ ⊓ ⊏ ⊔ ⊏ ⊓ ⊓ ⊓ ⊐
40	⊏ ⊐ ⊏ ⊐ ⊏ ⊏ ⊐ ⊐ ⊐ ⊐ ⊔ ⊏ ⊔ ⊐ ⊐ ⊓ ⊓ ⊏ ⊏ ⊓ ⊏ ⊏ ⊏ ⊓ ⊔ ⊓ ⊐ ⊏ ⊔ ⊏ ⊓ ⊐ ⊏ ⊓ ⊔ ⊔ ⊔ ⊏ ⊔ ⊓

Übung 35 (8 Minuten)

Markieren Sie jedes Zeichen, das gegenüber dessen Vorgänger an der y-Achse gespiegelt wurde: 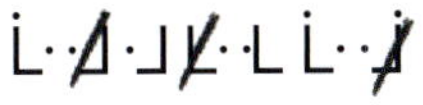

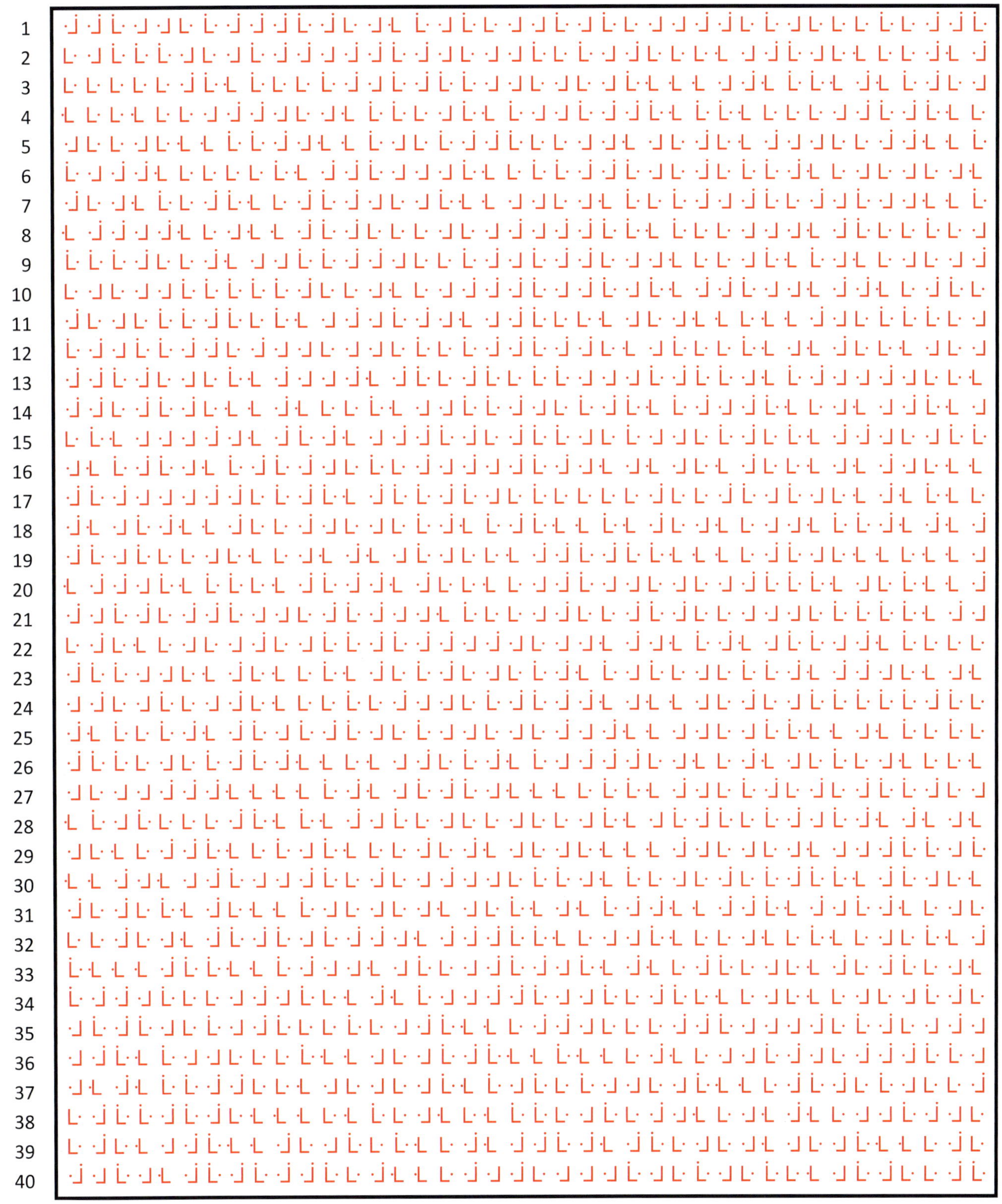

Lösung 35

Markieren Sie jedes Zeichen, das gegenüber dessen Vorgänger an der y-Achse gespiegelt wurde: 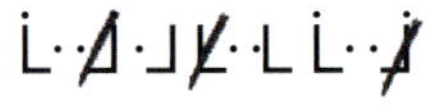

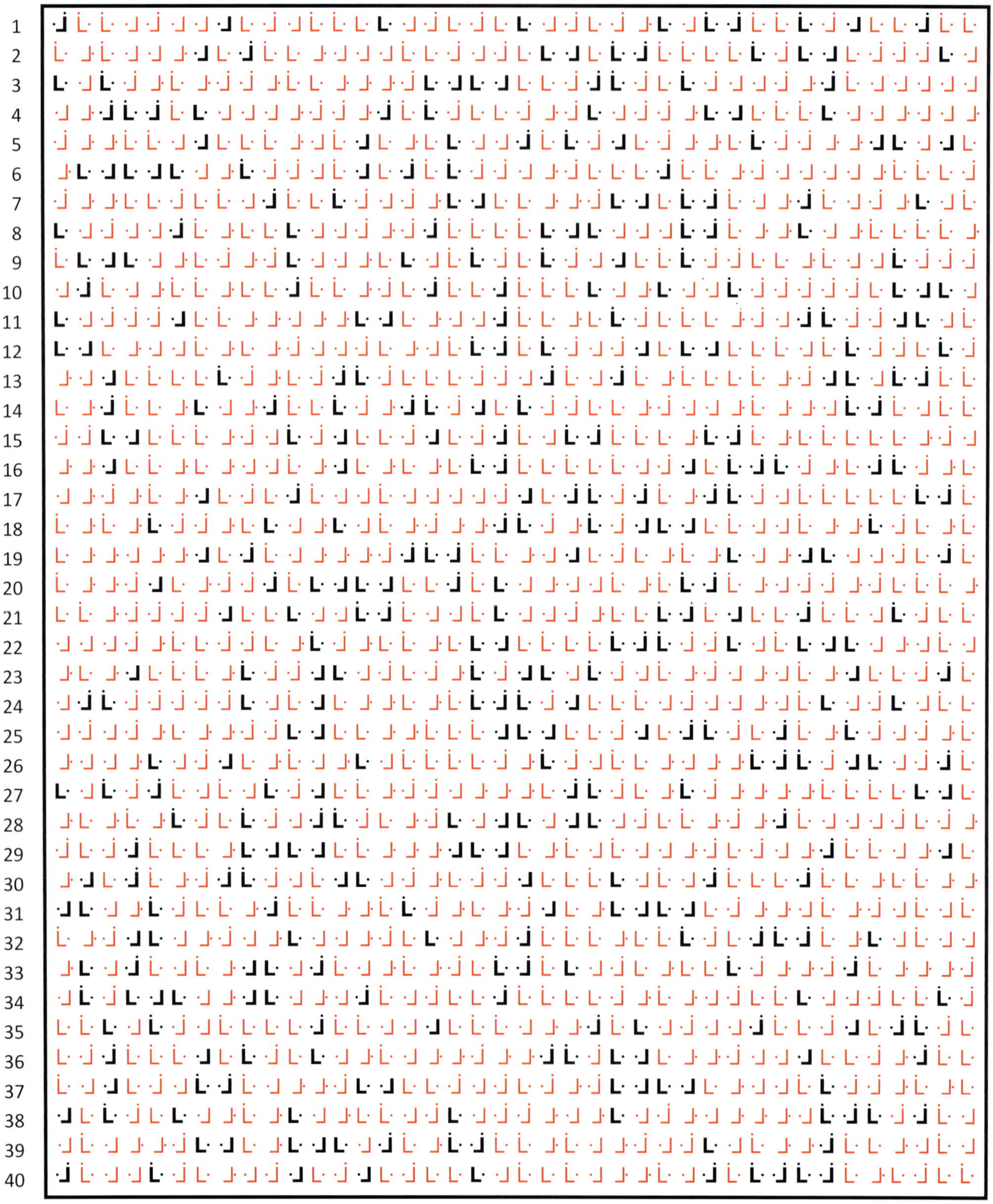

Übung 36 (8 Minuten)

Markieren Sie jedes Zeichen, das gegenüber dessen Vorgänger an der y-Achse gespiegelt wurde: L̇· ·J̸ ·J L̸· ·L L̇· ·J̸

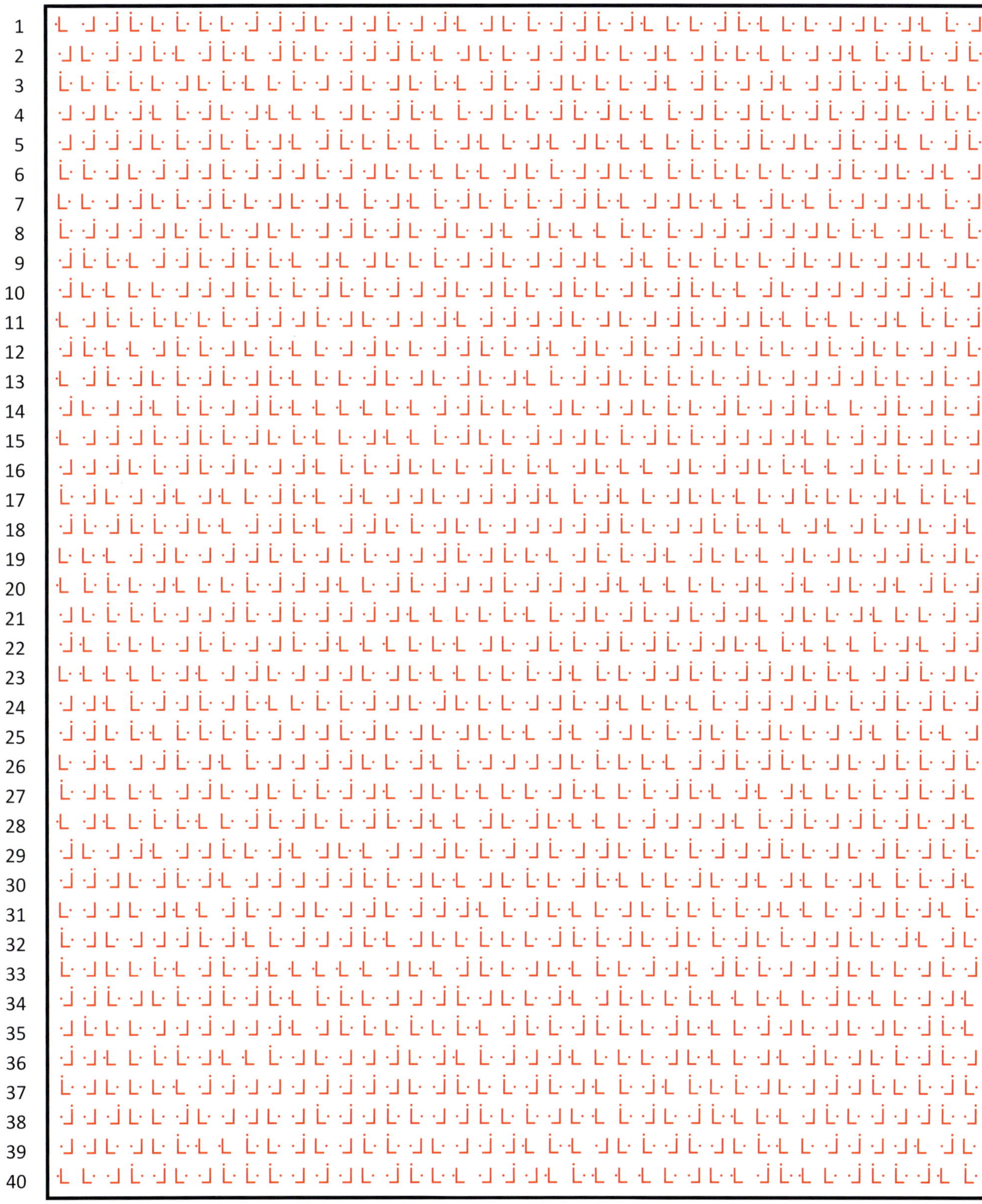

Lösung 36

Markieren Sie jedes Zeichen, das gegenüber dessen Vorgänger an der y-Achse gespiegelt wurde: L̇· ·J̸ ·J L̸· ·L L̇· ·J̸

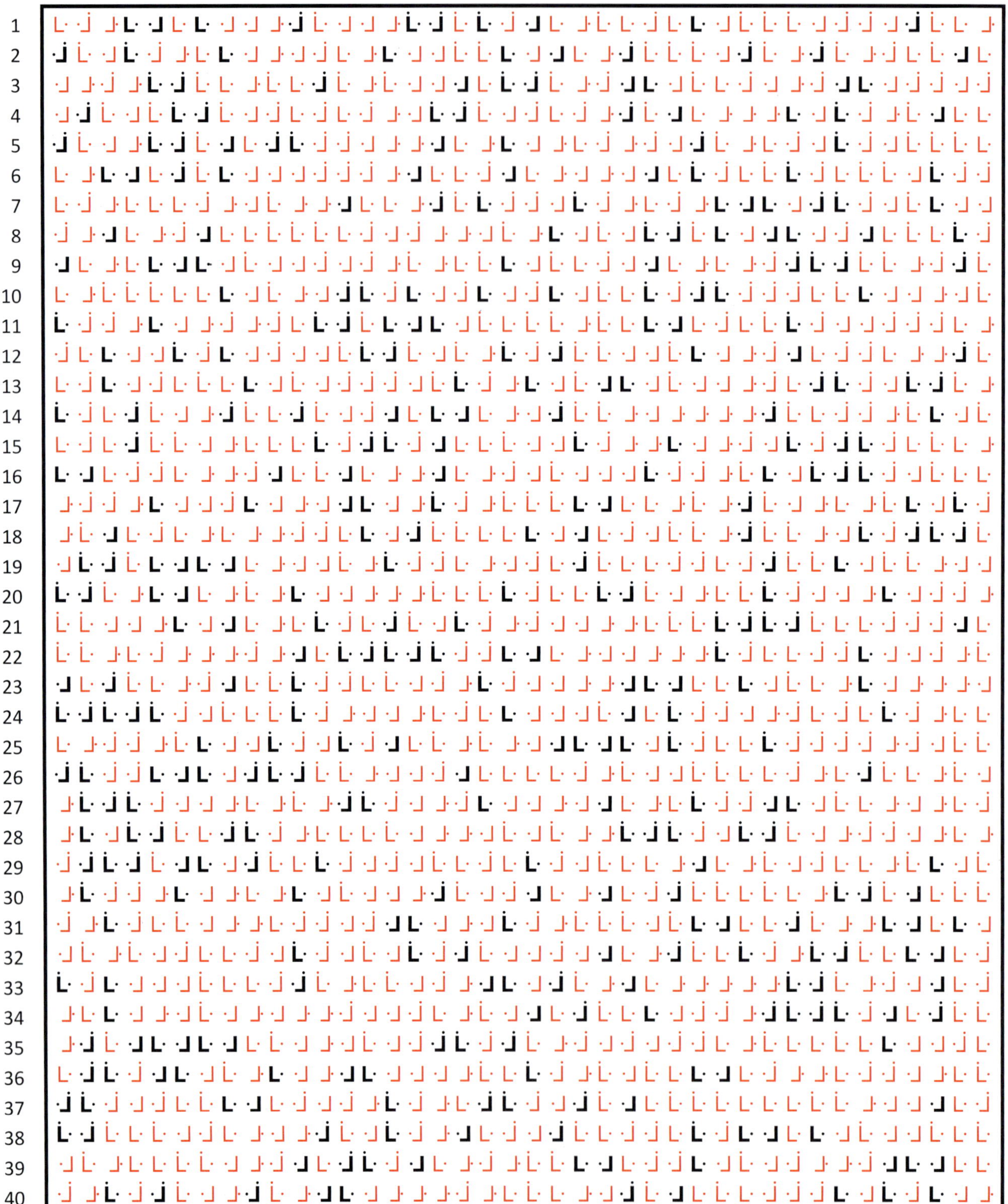